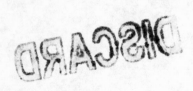

LA ENFERMEDAD DE PARKINSON

Cuerpo y salud

Últimos títulos publicados

16. D. y K. Zemach-Bersin y M. Reese - *Ejercicios de relajación*
17. Y. Sendowski - *Gimnasia suave*
18. J. Nice - *Hierbas medicinales y recetas caseras*
19. G. Vithoulkas - *Las leyes y principios de la homeopatía*
20. C. Rausch Herscovici - *La esclavitud de las dietas*
21. A. Gillanders - *Reflexología*
22. E. Sharp - *Espalda sin dolor*
23. A. Munné - *El amanecer del cuerpo*
24. S. Blasco Garma - *Una etapa vital. Menopausia*
25. M. Feldenkrais - *Autoconciencia por el movimiento*
26. R. Charles - *Mente, cuerpo y defensas naturales*
27. J. McKenna - *Remedios naturales para combatir las infecciones*
28. N. Barnard - *Comer bien para vivir más años*
29. P. Nuernberger - *La transformación del estrés
    en energía vital positiva*
30. T. Bertherat - *Las estaciones del cuerpo*
31. G. Alexander - *La eutonía*
32. M. E. Nelson y S. Wernick - *Mujer fuerte, mujer joven*
33. T. Bertherat - *La guarida del tigre*
34. J. Heinerman - *Las 7 supermedicinas de la naturaleza*
35. M. Bühring y P. Saz - *Introducción a la medicina naturista*
36. G. Vithoulkas - *Esencia de la materia médica homeopática*
37. N. Barnard - *Alimentos que combaten el dolor*
38. V. Goldsmit - *La salud de tus piernas*
39. J. Fitzgibbon - *Las alergias y su tratamiento*
40. A. Munné - *La evidencia del cuerpo*
41. M. E. Nelson y S. Wernick - *Mujer fuerte, mujer en forma*
42. T. Bertherat y C. Bernstein - *Correo del cuerpo*
43. T. Neuman - *El masaje sentado*
44. M. Tisserand - *Aromaterapia para mujeres*
45. T. Bertherat y C. Bernstein - *El cuerpo tiene sus razones*
46. D. Chopra y D. Simon - *Manual de plantas medicinales.
    Centro Chopra*
47. M. Hage - *El gran libro del dolor de espalda*
48. W. Barlow - *El principio Matthias Alexander*
49. M. E. Nelson y S. Wernick - *Mujer fuerte, huesos fuertes*
50. J. W. Farquhar y G. A. Spiller - *Enfermedades cardíacas*
51. W. Molloy y P. Caldwell - *La enfermedad de Alzheimer*
52. W. J. Weiner, L. M. Shulman y A. E. Lang - *La enfermedad
    de Parkinson*

William J. Weiner
Lisa M. Shulman
Anthony E. Lang

LA ENFERMEDAD
DE PARKINSON

Una guía completa para pacientes y familiares

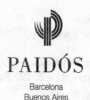

PAIDÓS

Barcelona
Buenos Aires
México

Título original: *Parkinson's Disease*
Publicado en inglés, en 2001, por The Johns Hopkins University Press,
Baltimore y Londres

Traducción de Bibiana Lienas Massot

Cubierta de Julio Vivas

© 2001 The Johns Hopkins University Press
© 2002 de la traducción, Bibiana Lienas Massot
© 2002 de todas las ediciones en castellano
Ediciones Paidós Ibérica, S.A.,
Mariano Cubí, 92 – 08021 Barcelona
y Editorial Paidós, SAICF,
Defensa, 599 – Buenos Aires
http://www.paidos.com

ISBN: 84-493-1299-X
Depósito legal: B-39.993/2002

Impreso en Gràfiques 92, S.A.
Av. Can Sucarrats, 91 – 08191 Rubí (Barcelona)

Impreso en España – Printed in Spain

A Monica y Miriam Weiner. ¡Ojalá se cumplan todos vuestros sueños y objetivos!

W. J. W.

A Joshua y Corey Shulman. Continuaremos aprendiendo juntos.

L. M. S.

A Matthew, Stephen y Kathryn Lang. Su felicidad y dicha en la vida están siempre presentes en mis pensamientos y oraciones. Y en recuerdo de la notable inspiración y amor de su abuelo, Thomas Lang.

A. E. L.

Sumario

Agradecimientos 11
Prólogo 13

PRIMERA PARTE
INTRODUCCIÓN

1. ¿Qué es la enfermedad de Parkinson? 19
2. ¿Quién puede padecer la enfermedad de Parkinson? . . 37

SEGUNDA PARTE
SIGNOS Y SÍNTOMAS DE LA ENFERMEDAD
DE PARKINSON

3. Síntomas precoces o estadio inicial 51
4. Enfermedad de Parkinson en estadio moderado. . . . 65
5. Enfermedad de Parkinson en estadio avanzado 83
6. Cambios conductuales y síntomas psiquiátricos. . . . 101
7. Enfermedad de Parkinson de inicio en el adulto joven . 115

TERCERA PARTE
DIAGNÓSTICO DE LA ENFERMEDAD DE PARKINSON

8. Cómo se establece el diagnóstico 127
9. Tipos de parkinsonismo. 141
10. Diagnóstico de otros problemas neurológicos 151

Cuarta parte
TRATAMIENTO DE LA ENFERMEDAD DE PARKINSON

11. Cómo funciona el cerebro y cómo funciona
    el tratamiento 167
12. Elección de las medicaciones correctas 181
13. Tratamiento con fármacos 197
14. Dieta, ejercicio y tratamientos complementarios
    alternativos 233
15. Tratamientos quirúrgicos 247

Quinta parte
OTROS PROBLEMAS

16. Enfermedades, hospitalización y enfermedad
    de Parkinson 265
17. Investigación sobre la enfermedad de Parkinson . . . 271
18. Preguntas y respuestas 285

Recursos 301

Índice analítico y de nombres 305

Agradecimientos

Deseamos expresar nuestro agradecimiento a todos los pacientes y a sus familias, a los que hemos atendido durante años, por compartir con nosotros sus percepciones y respuestas a la enfermedad de Parkinson. El espíritu mostrado por la comunidad de pacientes con enfermedad de Parkinson representa una fuente perdurable de inspiración. Esperamos comunicar satisfactoriamente la información transmitida por nuestros pacientes a la mayor comunidad de personas y familias afectadas por la enfermedad.

Agradecemos la diligente ayuda de Maria Macias con sus habilidades administrativas durante la preparación de este libro. También damos las gracias a nuestros editores de la Johns Hopkins University Press, Jacqueline Wehmueller, Alice Lium y Linda Strange, que nos ayudaron a transformar el manuscrito inicial en un texto ameno y agradable para el paciente. También damos las gracias a los benefactores especiales que han financiado generosamente nuestra investigación sobre este tema, como muchos otros proyectos relacionados con la enfermedad de Parkinson: Rosalyn Newman, Morton Shulman y Jack y Mary Clark.

Prólogo

Este libro ha permanecido en un estadio de planificación durante un período considerable de tiempo. Cada uno de nosotros ha participado durante muchos años en el tratamiento de pacientes con enfermedad de Parkinson y hemos sido muy conscientes de la necesidad de escribir un libro que ayude a los pacientes y a sus familias a desarrollar una comprensión más completa de lo que significa vivir con la enfermedad de Parkinson. Cuando una persona conoce por primera vez el diagnóstico de esta enfermedad, en general apenas sabe nada de ella. Comprensiblemente, se plantea un buen número de preguntas. Muchos pacientes y sus familias se alarman a medida que trasladan su experiencia y sus conocimientos limitados a sí mismos. El hecho es que el efecto de la enfermedad de Parkinson sobre la vida de los pacientes se ha alterado fundamentalmente en los últimos años, a medida que han estado disponibles tratamientos nuevos y mejores.

En realidad, en las últimas décadas la enfermedad de Parkinson se ha convertido en un proceso que no impide que las personas afectadas disfruten de una vida productiva y satisfactoria durante muchos años. La comprensión de los síntomas de la enfermedad de Parkinson y su tratamiento es clave para la capacidad que tiene cada persona para preservar su sensación de estabilidad y control. Existen numerosos ejemplos de enfermedades que son crónicas, incluyendo la artritis, el asma, la diabetes y la propia enfermedad de Parkinson. En cada uno de estos ejemplos, la receta para vivir bien con la enfermedad incluye tener una clara comprensión tanto de la enfermedad como del papel fundamental que una persona preparada puede asumir en el control de su propia salud. Por ejemplo, en la toma de decisiones clínicas, el médico se basa en la historia y en la información que el paciente y sus cuidadores le proporcionan. No existe una sola fórmula para el tratamiento satisfactorio de la enfermedad de Parkinson. En lugar de ello, el éxito se basa en un plan individualizado y global de tratamiento basado en la toma compartida de decisiones entre el médico experto y el paciente preparado.

Hemos escrito un libro que examina la enfermedad de Parkinson desde un punto de vista simple y sincero. Hemos explicado lo que funciona mal en el cerebro dando lugar a la enfermedad e igualmente describimos cómo el médico establece el diagnóstico de esta enfermedad. Describimos las sutilezas relacionadas con el diagnóstico, de modo que las personas con la enfermedad de Parkinson y sus familias comprendan los retos que en ocasiones se plantean antes de llegar a establecer un diagnóstico correcto.

La enfermedad de Parkinson es un problema progresivo, que empeora gradualmente con el tiempo. En los diferentes capítulos, abordamos los problemas comunes asociados al estadio inicial, medio y avanzado de la enfermedad de Parkinson. No sólo se describen estos problemas con considerable detalle, sino que también se ofrecen numerosas sugerencias basadas en nuestras experiencias en relación con la forma de vivir mejor con estos problemas.

La mayoría de las personas cree que las dificultades principales de la enfermedad de Parkinson se relacionan con problemas en el movimiento, incluyendo el típico temblor y la deambulación. Sin embargo, los pacientes con largos años de experiencia con esta enfermedad también están familiarizados con diversos síntomas que no son de índole motriz. Por esta razón, hemos revisado extensamente los numerosos síntomas no motores, comunes, que puede desarrollar un paciente, como depresión, apatía, ansiedad, sudoración, disfunción sexual, problemas de memoria, trastornos del sueño, problemas de la vejiga urinaria y estreñimiento.

En esta obra se describe en profundidad el papel del tratamiento con fármacos de la enfermedad de Parkinson. En los últimos treinta años se han hecho importantes avances en el tratamiento de esta enfermedad. Se informa sobre cuál es el mecanismo de acción de los medicamentos, por qué son útiles, los efectos secundarios asociados a los mismos y lo que pueden esperar los pacientes de cada uno de estos fármacos. También se revisa con detalle cómo utilizar de forma segura y eficaz estas medicaciones y las diversas combinaciones de fármacos, además de abordar el tratamiento farmacológico de los diversos síntomas no motores.

El papel de la cirugía en el tratamiento de la enfermedad de Parkinson evoluciona con rapidez. Revisamos los diferentes tipos de tratamientos quirúrgicos que pueden ser valiosos en la enfermedad de Parkinson. Y lo que es más importante todavía, presentamos las preguntas clave que los pacientes y sus familias deben plantearse y exponer a su médico antes de considerar el tratamiento quirúrgico como una opción.

El libro termina con un extenso capítulo dedicado a las preguntas que, con más frecuencia, los pacientes formulan durante la visita al médico. A pesar de la dificultad de muchas de ellas, las respuestas son claras y concisas. (El tema de cada pregunta y la respuesta se abarcan con mucho mayor detalle en los diferentes capítulos del libro.)

Nuestra experiencia con pacientes afectados por esta enfermedad nos ha enseñado que los pacientes bien informados, que entienden bien su enfermedad, evolucionan mejor con el tiempo. Nuestro objetivo al escribir este libro ha sido contribuir a proporcionar una base de conocimientos para las personas que viven con esta enfermedad, con la finalidad de ayudarles a hacer ajustes saludables a estos cambios, a desarrollar experiencia en el autocontrol y el autotratamiento, y a compartir la toma de decisiones con sus médicos. Los capítulos de este libro se pueden leer por orden, pero también por separado. Para hacer posible esta estrategia, hemos incorporado cierto grado de duplicación en la información suministrada. Para las personas que lean los capítulos por orden, esto servirá para reforzar los importantes aspectos abarcados.

Primera parte

INTRODUCCIÓN

Capítulo 1
¿Qué es la enfermedad de Parkinson?

- ¿Cuáles son los síntomas de la enfermedad de Parkinson?
- ¿Cuál es la causa de estos síntomas?
- ¿Cuál es la diferencia entre esta dolencia y el parkinsonismo?
- ¿Cuándo es apropiado revelar a los demás que padezco esta enfermedad neurodegenerativa?

Siempre que se establece el diagnóstico de enfermedad de Parkinson, los pacientes y sus familias naturalmente preguntan: «¿Qué *es* la enfermedad de Parkinson?». Sin duda, como médicos que tratamos a pacientes con esta enfermedad, abordamos esta pregunta con numerosos pacientes. Sin embargo, nosotros y ellos somos conscientes de que la respuesta es, al mismo tiempo, sencilla y ambigua.

La enfermedad de Parkinson es un proceso neurológico degenerativo. *Degenerativo* significa «disminución de la calidad» y, por consiguiente, la gravedad de la enfermedad aumenta con el tiempo; *neurológico* hace referencia al sistema nervioso. Por consiguiente, se puede afirmar sin ningún genero de dudas que esta dolencia es un proceso del sistema nervioso que empeora con el tiempo.

También describimos la enfermedad de Parkinson como una enfermedad neurológica progresiva, crónica. *Crónica* significa «de larga duración»; *progresiva* significa «que avanza por etapas» o «que continúa». La enfermedad de Parkinson nunca se cura y empeora de manera gradual.

Esta enfermedad lleva el nombre del célebre médico inglés, James Parkinson, que la describió por primera vez. Su artículo original, que describía la enfermedad, publicado en 1817, se titulaba «Essay on the Shaking Palsy» [«Ensayo sobre la parálisis agitante»] y, hasta la fecha, en ocasiones, sigue haciéndose referencia a esta enfermedad con el nombre de «parálisis agitante». Así pues, los términos de *enfermedad de Parkinson* y *parálisis agitante* hacen referencia a la misma enfermedad.

Sin embargo, la enfermedad de Parkinson progresa muy lentamente. Incluso después de que los síntomas más graves se han puesto de manifiesto como para permitir que se establezca un diagnóstico definitivo, habitualmente una persona tarda años, quizás una década o más, antes de experimentar una discapacidad severa. Además, los tratamientos disponibles pueden aliviar los síntomas, de modo que suelen transcurrir años, en ocasiones también una década o más, antes de que los síntomas de un paciente tengan un impacto significativo en su calidad de vida.

En las personas con enfermedad de Parkinson, unos grupos específicos de células cerebrales llamadas *neuronas* se lesionan lenta y progresivamente hasta que al final degeneran o mueren selectivamente. Este proceso da lugar a los síntomas típicos de la enfermedad de Parkinson, a los que el médico hace referencia como «síntomas característicos» porque son los principales rasgos de la enfermedad. (En este libro, cuando mencionamos que los síntomas son «característicos» o «que caracterizan» a una enfermedad, queremos decir que son típicos de este proceso concreto y que se distinguen de otras dolencias.)

Los síntomas característicos de la enfermedad de Parkinson son el temblor involuntario, la rigidez muscular y la pérdida de la capacidad para hacer movimientos espontáneos, rápidos. Las personas afectadas por esta enfermedad andan de una manera peculiar, con una marcha típica en la que el paciente anda con el tronco doblado y suele tener dificultades para mantener el equilibrio. Los síntomas característicos de la enfermedad de Parkinson en un estadio moderado pueden recordarse con el acrónimo TRAP: *T* para el *temblor* y *R* para la *rigidez*; *A* para la *acinesia* (que significa literalmente ausencia de movimiento), que hace referencia a la pérdida de movimiento espontáneo o voluntario y a la pérdida de movimiento fluido (el enlentecimiento más que la pérdida completa de movimiento se conoce como *bradicinesia*); *P* para la *postura inestable* o inestabilidad postural que incluye dificultades de equilibrio y el riesgo de caídas

Tabla 1.1: Signos y síntomas característicos de la enfermedad de Parkinson.

T	Temblor	Temblor involuntario de las extremidades.
R	Rigidez	Rigidez de los músculos.
A	Acinesia	Falta de movimiento o lentitud en su inicio y en el mantenimiento del movimiento.
P	Postura: inestable	Encorvamiento o flexión característica del cuerpo asociada a la dificultad para mantener el equilibrio y a las alteraciones de la marcha.

(véase la tabla 1.1). La enfermedad de Parkinson no tiene curación ni se dispone de ningún tratamiento que retrase su progresión.

Además, los signos y síntomas* de la enfermedad de Parkinson sólo son sutilmente diferentes de los de otras dolencias, algunas de mayor gravedad y otras de menor gravedad que esta enfermedad. Las similitudes entre estas enfermedades hacen difícil establecer el diagnóstico y, por frustrante que pueda ser para una persona con síntomas de Parkinson, a menudo el único medio para identificar la enfermedad de forma segura es esperar y ver cómo evoluciona (véase el cap. 8).

¿QUÉ OCURRE EN LA ENFERMEDAD DE PARKINSON?

En la enfermedad de Parkinson se ven afectadas principalmente las neuronas (o células nerviosas) del área del cerebro conocida como *sustancia negra* (véase la fig. 1.1). Cuando las neuronas de la sustancia negra degeneran, se altera la capacidad del cerebro para generar movimientos corporales y esta alteración produce los signos y síntomas característicos de la enfermedad de Parkinson: temblor, rigidez, acinesia o hipocinesia (ausencia de movimientos o pérdida de movimientos espontáneos) y bradicinesia (lentitud del movimiento); y problemas con la marcha y la postura.

* Los *síntomas* son las molestias de las que se queja el paciente; los *signos* son lo que el médico observa en el examen del paciente. La enfermedad de Parkinson se caracteriza tanto por signos como por síntomas que son típicos de la enfermedad. Se abordarán con profundidad en los próximos capítulos.

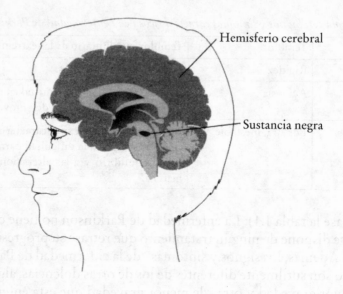

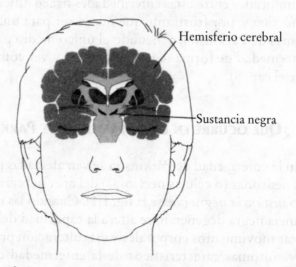

Figura 1.1: En esta figura se muestra el lugar en el que se localiza la sustancia negra (el área del cerebro que contiene las neuronas dopaminérgicas) en el sistema nervioso, situada profundamente dentro del cerebro. Los grandes hemisferios cerebrales cubren la sustancia negra, igual que otras sustancias profundas del llamado mesencéfalo.

Los síntomas de cualquier enfermedad cerebral están determinados en parte por la localización de las neuronas que degeneran. Por ejemplo, la enfermedad de Alzheimer implica la degeneración de las neuronas de la corteza cerebral y da lugar a una pérdida de memoria y a un deterioro mental. En la esclerosis lateral amiotrófica (ELA, o enfermedad de Lou Gehrig), la muerte selectiva de las neuronas motrices de la médula espinal y del cerebro da lugar a una profunda debilidad motriz. Una vez más, en la enfermedad de Parkinson las neuronas afectadas se localizan en la sustancia negra, un área del cerebro que es importante para el control y la regulación de la actividad motriz (o movimiento).

¿QUÉ CAUSA LOS SÍNTOMAS?

La sustancia negra es un área muy pequeña localizada profundamente dentro del cerebro. Existe una sustancia negra en el lado derecho del cerebro y otra en el izquierdo, pero, para facilitar la descripción, los estudios médicos publicados hacen referencia a la misma como si fuera una estructura individual. Los síntomas de la enfermedad de Parkinson no son perceptibles hasta que han muerto aproximadamente el 80% de las células de la sustancia negra porque el sistema nervioso humano se caracteriza por tener múltiples factores de seguridad y superfluidad elaborados. Durante largo tiempo, estos factores de seguridad son capaces de hacerse cargo de las actividades de las células que mueren.

En las autopsias de pacientes con enfermedad de Parkinson, el cerebro parece relativamente normal excepto porque la sustancia negra ha perdido su pigmento habitual (véase la fig. 1.2). Bajo el microscopio, se observa un número claramente menor de células en esta sustancia negra que en la de cerebros sanos, y a menudo las células restantes manifiestan signos de anomalías. Una de las características de la enfermedad de Parkinson es la presencia de pequeños corpúsculos conocidos como *cuerpos de Lewy*, dentro de las células residuales de la sustancia negra.

La sustancia negra representa un porcentaje sumamente pequeño del peso del cerebro, pero, debido a sus importantes conexiones electroquímicas con los centros motores (centros cerebrales que controlan el movimiento), es un componente vital en el

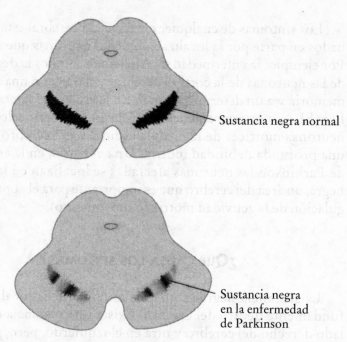

Sustancia negra normal

Sustancia negra
en la enfermedad
de Parkinson

Figura 1.2: En el dibujo superior se muestra la sustancia negra normal que es el pigmento oscuro que le confiere el color negro característico. Éste es el aspecto real que se observa a simple vista cuando se examina esta región del cerebro. En el dibujo inferior se muestra el área pálida en la región de la sustancia negra que es el hallazgo característico observado a simple vista durante la autopsia en el cerebro de un paciente con enfermedad de Parkinson. La pérdida de las células con pigmento negro que contienen dopamina dentro de la sustancia negra es la característica patológica esencial de la enfermedad de Parkinson.

sentido de cómo nos movemos. Específicamente, una serie de complejos acontecimientos eléctricos y químicos dentro del cerebro transmite información de una neurona a otra. Las sustancias químicas que las células cerebrales utilizan para comunicarse entre sí se conocen con el nombre de *neurotransmisores* o *sustancias neuroquímicas*. El neurotransmisor específico producido y utilizado por la sustancia negra es la *dopamina*. Cuando las células de la sustancia negra degeneran y mueren, se pierde la dopamina y los mensajes transmitidos por ésta no pueden avanzar hasta otros centros motores. Ésta es la causa principal de los síntomas motores de la enfermedad de Parkinson.

Aunque la pérdida de las células productoras de dopamina es la principal alteración neuroquímica en la enfermedad de Parkinson, las alteraciones neuroquímicas no se limitan a las células de la sustancia negra y a la pérdida de dopamina. Otros pequeños centros nucleares dentro del cerebro (por ej., las regiones llamadas *núcleo motor dorsal del vago* y *locus ceruleus*) también están afectados por la degeneración. En esta enfermedad, a medida que disminuye la concentración de dopamina en el cerebro, desciende igualmente la concentración de otros neurotransmisores, como la noradrenalina y la serotonina, a pesar de que los cambios de estos otros neurotransmisores no son tan significativos como la pérdida de dopamina. Estos cambios de los neurotransmisores y de las células se extienden por todo el cerebro, lo que puede contribuir a explicar la razón de que la sustitución de dopamina deficitaria no corrija todos los problemas originados por la enfermedad de Parkinson. En otras palabras, la enfermedad de Parkinson no sólo es un estado de déficit de dopamina.

A pesar de que se dispone de algunos conocimientos sobre las alteraciones neuroquímicas que dan lugar a los síntomas de Parkinson, todavía no conocemos lo que origina la neurodegeneración, a pesar de que se ha llevado a cabo una extensa investigación científica en esta área. Por esta razón, en ocasiones la enfermedad se denomina *idiopática* (de causa desconocida). En el capítulo 2 examinaremos lo que indica la investigación actual y en el capítulo 6 investigaremos algunas pistas que pueden arrojar luz sobre las causas.

Puesto que los neurotransmisores cerebrales, en especial la dopamina, son tan importantes para el control de los músculos por parte del sistema nervioso central, cuando se pierden estos neurotransmisores, los músculos actúan de manera extraña. Se altera el mecanismo central que controla el tono muscular. Los músculos se contraen en momentos inapropiados y la rápida contracción y relajación de los músculos produce el temblor. En ocasiones los músculos se contraen y se vuelven rígidos. Con una comunicación inadecuada entre el cerebro y los músculos, el movimiento también se hace más lento: los músculos no pueden hacer movimientos espontáneos, fluidos y rápidos. El mecanismo central que controla el tono muscular no funciona de la manera adecuada para la delicada interacción de los músculos necesaria para ayudarnos a ponernos de pie, andar y mantener el equilibrio. Además, puesto que la enfermedad de Parkinson también afecta al sistema nervioso autónomo (el sistema nervioso en su mayor parte inconsciente que controla nuestra temperatura corporal, el sistema digestivo, la función sexual y la función vesical, entre otras funciones), estos sistemas también actúan de manera extraña.

En la verdadera enfermedad de Parkinson, los primeros síntomas difieren muy poco del estado normal y progresan lentamente, quizá durante décadas. Diferentes personas presentan distintas combinaciones de síntomas.

PARKINSONISMO

Se considera que cualquier persona que presenta los signos y síntomas característicos de la enfermedad de Parkinson (temblor, rigidez, lentitud de movimientos o pérdida de movimientos espontáneos y afectación postural) padece un *parkinsonismo*, pero no todo paciente con parkinsonismo sufre la enfermedad de Parkinson. El parkinsonismo tiene múltiples causas posibles y la enfermedad de Parkinson sólo es una de las posibilidades. Por ejemplo, el parkinsonismo puede ser consecuencia de una apoplejía o del efecto secundario de algunos medicamentos. Hay muchos otros tipos de trastornos neurodegenerativos que dan lugar a un parkinsonismo, a pesar de que la enfermedad de Parkinson es la más frecuente. En muchos casos, el parkinsonismo identificado en estas otras alteraciones se debe a una lesión de la sustancia negra, y muy frecuentemente la lesión también se extiende a otras áreas cerebrales. Las personas con parkinsonismo pueden experimentar síntomas de alteración del movimiento, el pensamiento, la conducta y otras funciones corporales (como la presión arterial y la función sexual, vesical e intestinal) que quienes padecen una verdadera enfermedad de Parkinson tienen menos probabilidades de desarrollar.

Incluso considerando dichas diferencias, la enfermedad de Parkinson puede ser muy difícil de distinguir de otras formas de parkinsonismo. Los pacientes y sus familias han de entender el parkinsonismo, ya que de un 20 a un 25% de personas a las que se les diagnostica una enfermedad de Parkinson en último término se les descubre otra forma de parkinsonismo. El parkinsonismo puede tener las características de la enfermedad de Parkinson, pero con el tiempo la dolencia no se comporta del mismo modo. A menudo las diferencias, que son sutiles al principio de la enfermedad, se hacen más pronunciadas a medida que ésta progresa. Para las personas con parkinsonismo, los síntomas pueden llegar a ser más discapacitantes con más rapidez o progresar más lentamente que en la enfermedad de Parkinson. Los síntomas de parkinsonismo pueden responder o no a los medicamentos utilizados para tratar la enfermedad de Parkinson.

Otras enfermedades que incluyen un temblor involuntario no son, hablando estrictamente, un tipo de parkinsonismo, pero sus síntomas se pueden confundir con la enfermedad de Parkinson.

Si le han diagnosticado una enfermedad de Parkinson pero observa que sus síntomas no son característicos de la enfermedad tal como se describen en este libro, es posible que sufra otra forma de parkinsonismo o un tipo diferente de enfermedad (véase la tabla 1.2 y también los caps. 8, 9 y 10).

¿QUÉ ME OCURRIRÁ SI SUFRO UNA ENFERMEDAD DE PARKINSON?

Puesto que la enfermedad de Parkinson es un proceso progresivo, en general es previsible que cada año los signos y los síntomas de la enfermedad sean más pronunciados. Nadie, ni siquiera un médico, puede predecir con precisión cómo, o con qué rapidez, progresará la enfermedad en un paciente específico. Simplemente no se dispone de un medio fiable para evaluar el grado de pérdida de células en la sustancia negra, ni de ninguna prueba de laboratorio o examen de diagnóstico por imagen como un escáner que nos pueda indicar cuántas células se han perdido o el grado de rapidez de la progresión.

Se *puede* afirmar que la enfermedad de Parkinson no es el tipo de dolencia en la que, al cabo de un período de doce meses, una persona que es capaz de andar y de actuar con independencia súbitamente se encontrará discapacitada y confinada a una silla de ruedas. En el paciente promedio, la enfermedad tiene un curso muy lento y gradualmente progresivo con los años, con cambios relativamente leves y sutiles que se producen desde los primeros meses a los siguientes años de la enfermedad.

Tabla 1.2: Enfermedades que en ocasiones pueden confundirse con la enfermedad de Parkinson.

Enfermedad	Signos, síntomas y características que la distinguen de la enfermedad de Parkinson.
Parálisis supranuclear progresiva (PSP).	Parkinsonismo junto con caídas incipientes y dificultades para mover los ojos.
Atrofia multisistémica (AMS). Síndrome de Shy-Drager. Degeneración estriadonígrica. Degeneración olivoponto-cerebelosa.	Parkinsonismo junto con problemas de regulación de la presión arterial (mareo o desvanecimiento y síncope al ponerse de pie), problemas urinarios (mayor número de micciones y necesidad imperiosa de orinar), disfunción sexual, escasa respuesta a los medicamentos antiparkinsonianos.
Pequeñas apoplejías múltiples.	Sin una historia clara de apoplejía súbita; afecta a las piernas más que a los brazos; apenas temblor.
Secundaria a algunos medicamentos, como los tranquilizantes mayores, antipsicóticos y agentes que afectan a la motilidad gastrointestinal.	Los síntomas empiezan a ambos lados del cuerpo; curso relativamente rápido con síntomas significativos al cabo de uno o dos meses; historia de tratamiento con las medicaciones sospechosas.
Enfermedad difusa de los cuerpos de Lewy.	Parkinsonismo junto con problemas destacados de la personalidad y cognitivos; las alucinaciones pueden representar un problema.
Enfermedad de Alzheimer.	Cambios de la personalidad y pérdida destacada y precoz de la memoria, a menudo asociados a un parkinsonismo leve.

Aunque no podemos predecir cómo progresará la enfermedad en un paciente individual, tratamos de responder a las preguntas que naturalmente los pacientes plantean sobre el curso de su enfermedad. ¿Por qué? Porque la gente necesita saber cuánto tiempo es de prever que podrá seguir trabajando o ser por completo autosuficiente. Necesitan saber cómo progresará su enfermedad por razones económicas, laborales y de planificación social.

La progresión de la enfermedad varía enormemente de una persona a otra. En algunos pacientes tiene un curso relativamente rápido y empiezan a experimentar una discapacidad física significativa al cabo de cinco años; otros no alcanzan este estado de discapacidad durante quince años. En ocasiones estos diferentes cursos de la enfermedad se dividen en formas «benignas» y «malignas». En nuestra experiencia, la mayor parte de los llamados casos malignos de enfermedad de Parkinson han resultado ser otras enfermedades, que en sus estadios iniciales mimetizaban dicha enfermedad (véanse los caps. 9 y 10).

La historia de un individuo con la enfermedad es la mejor guía de las características de su dolencia en el futuro. En otras palabras, habitualmente la enfermedad de una persona progresa más o menos al mismo ritmo ya experimentado por ella. Esto significa que las predicciones son especialmente difíciles para los pacientes a los que se les acaba de diagnosticar la enfermedad porque no disponemos de información sobre cómo ha progresado ésta hasta la fecha. La información general puede ser lo mejor que les podemos ofrecer. En general, decimos que, cuando la enfermedad de Parkinson se diagnostica precozmente y cuando la medicación se utiliza con precaución, las personas afectadas pueden experimentar entre cinco y diez años de síntomas motores que no interfieren significativamente con su calidad de vida. Una vez más, la enfermedad de Parkinson no es el tipo de dolencia en la que se produce un deterioro rápido en unos pocos meses.

Aunque todavía no disponemos de terapias capaces de retrasar o atajar la *progresión* de la enfermedad, los tratamientos actuales alivian con eficacia los *síntomas*, en especial en los primeros años. Muchos pacientes que son tratados adecuadamente apenas perciben una progresión de los síntomas durante los primeros años o no la perciben en absoluto. Sin embargo, con el tiempo el grado de discapacidad motriz del paciente tiene tendencia a aumentar, y después de cinco a diez años de enfermedad, los síntomas alterarán su vida diaria. En este punto, necesitará medicaciones administradas en dosis más altas que es preciso regular y ajustar con mayor frecuencia.

Tratamiento

En los últimos treinta años se han hechos progresos espectaculares en el tratamiento de esta enfermedad. Como se ha mencionado con anterioridad, el tratamiento actual suele aliviar significativamente los síntomas y mejora de forma notable la calidad de vida de los pacientes, pero lamentablemente todavía no se dispone de una cura. (El tratamiento se describe con mayor detalle en los caps. 12 al 15.)

El primer estadio de un tratamiento para la enfermedad de Parkinson es establecer un diagnóstico preciso. Como ya se ha mencionado, esto es complejo, en especial al principio de la enfermedad, cuando distinguirla de otras dolencias con síntomas similares resulta especialmente difícil. Es útil consultar a un neurólogo experto en lo que nosotros denominamos *trastornos del movimiento*. Un especialista en trastornos del movimiento tiene experiencia en el diagnóstico y el tratamiento de la enfermedad de Parkinson y trastornos relacionados. También es aconsejable pedir hora de visita a un centro especializado en trastornos del movimiento o en enfermedades neurológicas. Muchos de estos centros están asociados al departamento de neurología de una facultad de medicina y los centros tienen acceso a servicios apropiados de rehabilitación y suelen participar en los estudios de investigación.

Creemos que la participación de los pacientes en los estudios de investigación es una buena idea por diversas razones. En primer lugar, el tratamiento de la enfermedad de Parkinson puede mejorar cuando los pacientes con esta enfermedad dan su consentimiento para participar en programas que estudian fármacos, de modo que es un motivo altruista para algunas personas. En segundo lugar, en los *ensayos de investigación clínica* se prueban nuevos tratamientos en pacientes incluidos en estudios planificados de modo concienzudo, diseñados o controlados por médicos y profesionales de la estadística, y los pacientes incluidos en estos ensayos tienen acceso a medicamentos útiles muchos años antes de que estos fármacos estén disponibles para el público en general. Por último, los pacientes que participan en los ensayos clínicos tienden a evolucionar mejor que las personas que no participan, aun cuando los pacientes incluidos en los ensayos reciban un placebo en lugar de un medicamento activo, ya que los participantes en los ensayos clínicos reciben una atención médica y un control intensos, están en contacto con personas que tienen un interés especial en su enfermedad, participan activamente en el control de su enfermedad y se sienten mejor (véase el cap. 17 para mayor información sobre la investigación médica y los ensayos clínicos).

Puede encontrar los nombres de especialistas en trastornos del movimiento consultando las organizaciones de pacientes con enfermedad de Parkinson o llamando a hospitales docentes asociados a facultades de medicina. En muchos sitios de la Red sobre la enfermedad de Parkinson están disponibles listas de neurólogos especializados en trastornos del movimiento.

Incluso si usted vive lejos de un centro especializado en neurología, es conveniente que viaje hasta un centro especializado en una o más ocasiones para confirmar el diagnóstico, una segunda opinión o el plan de tratamiento. Con frecuencia, un especialista consultado de esta forma seguirá estando disponible para su internista o su médico de familia para una consulta por teléfono. En ocasiones los pacientes que viven lejos de un centro de neurología o un especialista controlan sus síntomas y, más que consultar por teléfono, mandan por fax sus preguntas a la consulta del especialista. Acto seguido, el especialista les manda por fax las respuestas y las recomendaciones. Éste no es el mejor sistema posible pero en ocasiones es el que mejor puede controlarse.

En Estados Unidos, las personas que pertenecen a una organización de mantenimiento de la salud o a una mutua se suelen ver obligadas a utilizar los médicos de estas organizaciones a menos que se les remita a un especialista ajeno. Estas organizaciones y mutuas tienen sus propios neurólogos. Si forma parte de una entidad que carece de neurólogo, insista en que le remitan a un especialista.

¿Cuándo debo decir a mi familia, amigos y compañeros de trabajo que sufro la enfermedad de Parkinson?

Como se menciona más adelante en este libro, a menudo los miembros de la familia —el cónyuge, los hijos y los hermanos— son los que primero se dan cuenta de los síntomas en un paciente con la enfermedad de Parkinson. Perciben un cambio en la forma en que la persona anda, se mantiene en pie o en su expresión. Pero incluso si los miembros de la familia todavía no se han dado cuenta de ningún síntoma en un paciente que tiene esa enfermedad, los percibirán a medida que transcurra el tiempo. Si le han diagnosticado la enfermedad de Parkinson, más que dejar que las personas más cercanas se pregunten qué es lo que va mal y se preocupen, en general es mejor explicarles que sufre la enfermedad y que está recibiendo tratamiento. También es conveniente que les diga que no es una enfermedad contagiosa y que apenas se dispone de pruebas de que puede transmitirse de una generación a la siguiente.

Como es natural, los miembros de su familia compartirán sus preocupaciones, concretamente sobre la incertidumbre del futuro: la progresión de los síntomas. Pero compartir sus preocupaciones con la familia es casi siempre mejor que «tratar de afrontarlo solo», de este modo, la familia puede hacer planes para el futuro, quizás haciendo aquel viaje por todo el país ahora en lugar de posponerlo durante años, o incluso empezando a ahorrar.

Tampoco podrá ocultar los síntomas de la enfermedad a su familia indefinidamente; por esta y otras razones, nuestro consejo es que les diga la verdad. Escoja el lugar y el momento en que se sientan más cómodos, sin ningún factor de estrés, y asegúrese de que disponen de tiempo para hablar y compartir sus sentimientos. Si en su familia existen problemas o tensiones que pueden hacer difícil o incluso traumático revelarles la verdad, solicite la ayuda de un consejero profesional o un trabajador social que le sugerirá cómo dar la noticia o permanecerá junto a usted y su familia durante ese momento.

A menudo es difícil decidir el mejor momento para decirlo a su jefe o a sus colegas. Una persona con responsabilidades laborales muy diversas naturalmente estará preocupada de que los demás pongan en duda su capacidad para actuar si conocen el diagnóstico de una enfermedad crónica. Y a veces la gente reacciona de esta forma. Sin embargo, si se encuentra en esta situación, no es una buena idea omitir la información sobre su enfermedad durante demasiado tiempo. Si sus compañeros de trabajo no saben que está enfermo, pueden hacerse una idea equivocada. Por ejemplo, pueden pensar que su temblor significa un estado de nerviosismo o ansiedad, que su cara estática (de máscara), inexpresiva traduce su aburrimiento y que el hilo de voz con el que habla indica una falta de convicción en sus tareas o responsabilidades.

Por otra parte, esta enfermedad es una dolencia difícil de ocultar. Una persona con temblor necesitará inventarse excusas de la razón de que sus manos tiemblen; o bien, si trata de ocultar ese temblor, puede aumentar su ansiedad, lo que, a su vez, empeorará el temblor. Por eso muchos pacientes deciden que lo mejor es decir la verdad: «Sufro la enfermedad de Parkinson».

A pesar de que esta enfermedad es una dolencia muy frecuente, lo que la mayoría de la gente «sabe» de ella a menudo se basa en su experiencia con un familiar o un amigo enfermo algunos años atrás. Probablemente desconocen que los nuevos medicamentos son mucho más eficaces en el control de los síntomas o que contribuyen a que los pacientes afectados sigan desempeñando bien sus actividades. Así pues, una vez haya tomado la decisión de compartir esta noticia con sus compañeros de trabajo, tenga en cuenta que reaccionarán mejor si usted les educa un poco con respecto a cómo le afecta o no le afecta la enfermedad.

Por otra parte, hay otras consideraciones que es preciso abordar. En Estados Unidos, la Americans with Disabilities Act (ADA), aprobada como ley en 1990, establece que en una compañía con más de cincuenta empleados, la firma tiene la obligación de darle «facilidades razonables» en el lugar de trabajo, de modo que la persona que tenga una discapacidad pueda continuar trabajando. La ADA prohíbe la discriminación en el empleo contra personas cualificadas con discapacidades.

Cuando las presentaciones orales forman una parte importante de su trabajo, puede tener dificultades si su voz se vuelve más débil y más monótona. Utilice sistemas de micrófonos y altavoces para que la presentación sea audible incluso para un público muy numeroso, de modo que no deba renunciar a su trabajo.

Si para su trabajo le resulta indispensable un pulso firme, sus colegas se sentirán alarmados por su temblor aun cuando desaparezca cuando usted mueve las manos. Finalmente, si el temblor se convierte en un problema, necesitará asumir diferentes tareas y responsabilidades y abandonar las actividades que requieren un pulso firme. Asimismo, si el estrés y las emociones empeoran el temblor, es preciso que procure evitar las situaciones que le estresan.

Los cambios de humor que en ocasiones aparecen precozmente en la enfermedad de Parkinson plantean un problema para algunos pacientes en las situaciones laborales. Un paciente con depresión puede considerar muy difícil trabajar con eficacia; por ejemplo, en general el tratamiento médico para la depresión es útil para los síntomas de la depresión y confiere beneficios con respecto a la eficacia en el trabajo. Una persona que se vuelve inusitadamente ansiosa en situaciones que antes no le generaban ansiedad se dará cuenta de que estas medicaciones contribuyen a aliviarla (véase el cap. 13). Para muchos pacientes, continuar trabajando y siendo productivo es un factor importante en el ajuste al diagnóstico de la enfermedad de Parkinson.

A partir de lo que se acaba de describir, queda clara la razón de que tanto médicos como pacientes consideren que la definición de la enfermedad de Parkinson es al mismo tiempo sencilla y compleja. La parte sencilla es que podemos describir esta enfermedad como un trastorno neurológico específico en el que la destrucción de centros concretos del cerebro afecta al control del movimiento de los pacientes. El proceso incluye principalmente una deficiencia química de un neurotransmisor, la dopamina y (como se describirá en el cap. 12) el tratamiento de sustitución de la dopamina alivia significativamente las características de la enfermedad: el temblor, la rigidez, la lentitud del movimiento y las dificultades para mantener el equilibrio y la postura.

Lo que sigue siendo complejo es una definición y una descripción precisas de la enfermedad de Parkinson, como la comprensión de su causa o causas fundamentales. Además, la progresión de la enfermedad varía significativamente de un paciente a otro con los mismos signos y síntomas, y quizá con el mismo diagnóstico, y no conocemos la razón de ello.

En este momento el modo más preciso de definir la enfermedad de Parkinson es decir que se trata de una enfermedad neurodegenerativa lentamente progresiva cuyos síntomas característicos son: temblor, rigidez, lentitud del movimiento y problemas de la marcha y el equilibrio. Estos síntomas pueden aliviarse administrando medicaciones antiparkinsonianas. En la enfermedad de Parkinson la degeneración afecta a la sustancia negra y a las regiones del sistema de control motor del cerebro situado bajo la sustancia negra. En otras enfermedades se identifican algunas de estas características pero sólo en la enfermedad de Parkinson se observan todas ellas. A medida que conozcamos mejor la enfermedad, comprenderemos no sólo sus causas sino también los medios de tratarla con más eficacia y, algún día, sabremos cómo prevenirla.

En el siguiente capítulo examinaremos a quién afecta la enfermedad de Parkinson y en el capítulo 3 describiremos sus síntomas iniciales.

Capítulo 2

¿Quién puede padecer la enfermedad de Parkinson?

- ¿Cuál es la frecuencia de la enfermedad?
- ¿Se relaciona esta enfermedad con el envejecimiento?
- ¿Es hereditaria?
- ¿Está desencadenada por factores medioambientales?
- ¿Cuáles son los conocimientos disponibles sobre las causas de la enfermedad?

Cuando los médicos establecen el diagnóstico de una enfermedad grave, a menudo los pacientes y sus familias se preguntan: «¿Por qué a mí?». En el caso de la enfermedad de Parkinson, en realidad la pregunta «¿por qué a mí?» tiene profundas connotaciones, ya que las tentativas de contestarla han mantenido ocupados a los investigadores clínicos durante muchos años.

La respuesta más breve y más directa es que, hasta la fecha, no conocemos la razón de que una persona desarrolle la enfermedad y otra no. La ciencia y la medicina nos han indicado algunos elementos sobre la enfermedad de Parkinson, pero todavía nos queda mucho que aprender. Por ejemplo, aunque la enfermedad parece ser una de las dolencias neurodegenerativas más frecuentes en Estados Unidos y Canadá, incluso después de extensos estudios, todavía no estamos seguros de cuántas personas la padecen, la padecerán o por qué.

En este capítulo describiremos los conocimientos y algunas teorías cultas actuales sobre la razón de que determinadas personas contraigan esta enfermedad. Sin embargo, en primer lugar es útil considerar las dos principales categorías de la causación (lo que causa una enfermedad concreta) de todas las enfermedades, la genética y los factores medioambientales. Las enfermedades *hereditarias* o *genéticas* se producen con carácter familiar y se transmiten de padres a hijos como parte del ADN, el material genético que hace que una persona sea exclusiva. Las enfermedades *medioambientales* están causadas por algo ajeno al individuo. En esta obra las enfermedades medioambientales se consideran como enfermedades causadas por factores ajenos a un individuo, diferentes del material genético de cada uno de nosotros. Las toxinas, los fármacos e incluso los virus o bacterias pueden ser causas medioambientales de una enfermedad.

Sólo se dispone de pruebas circunstanciales que sugieren que la enfermedad de Parkinson está causada exclusivamente por factores genéticos o medioambientales. La mayoría de los pacientes que tienen esa enfermedad no puede recordar a nadie de su familia afectado por esta dolencia, lo que parece descartar una causa genética. Y si los factores medioambientales fueran la causa, sería previsible que, en una pareja casada desde muchos años atrás que comparte un entorno similar, ambos miembros se vieran afectados por igual, pero este tipo de casos de la enfermedad son excepcionales.

Por consiguiente, el panorama es complejo: la enfermedad de Parkinson estaría originada por una combinación de factores. Algunas características hereditarias harían más o menos probable que una persona desarrollara la enfermedad. Por ejemplo, una persona heredaría una predisposición a la enfermedad de Parkinson, pero no la desarrollaría a menos que se expusiera a un desencadenante medioambiental de la enfermedad, como por ejemplo una toxina. Otra persona podría tener una dotación genética que la protegería frente a la enfermedad de Parkinson aun exponiéndose a la misma toxina. Diversas combinaciones e intensidades de factores genéticos y medioambientales también explicarían las diferencias entre los síntomas de las personas y el curso de la enfermedad.

Dicho de otro modo, una persona A con una predisposición genética A y un desencadenante medioambiental A podría desarrollar síntomas más graves de Parkinson que una persona B, con una predisposición genética A y un desencadenante medioambiental B. Una persona C podría disponer de un componente genético protector C y no contraer la enfermedad, incluso después de exponerse a los desencadenantes A o B. Otras combinaciones de los elementos mencionados depararían diferentes grados (o ningún grado) de la enfermedad.

Las enfermedades degenerativas no suelen estar originadas por infecciones o alteraciones metabólicas o por un riego sanguíneo insuficiente en la región afectada (en este caso, la sustancia negra). La causa de la mayoría de enfermedades neurodegenerativas sigue siendo desconocida y constituye el centro de atención de una investigación considerable (véase el cap. 17). Médicos y científicos continúan buscando respuestas a la pregunta aún muy compleja de qué es lo que origina la enfermedad de Parkinson, y casi sin ninguna duda descubrirán algunos de los misterios.

¿Qué frecuencia tiene la enfermedad de Parkinson en la población?

Se trata de una dolencia muy frecuente. El diagnóstico de esta enfermedad se ha establecido en un número bien conocido de personas, muchas de las cuales siguen trabajando y haciendo cosas para la sociedad. Se calcula que en Estados Unidos sufren la enfermedad entre setecientas cincuenta mil y un millón de personas, con una proporción ligeramente mayor de varones que de mujeres. Por diversas razones, no sabemos exactamente cuántas. Una razón es que en muchas personas se diagnostica erróneamente: o bien no se ha reconocido todavía su enfermedad o se ha establecido un diagnóstico de enfermedad de Parkinson pero en realidad padecen otra dolencia. E incluso habrá otras personas que todavía no hayan solicitado atención médica para sus síntomas. Lo mejor que podemos hacer son estimaciones basadas en los resultados muy variables de entrevistas puerta a puerta, diagnósticos de personas ingresadas en hospitales, recetas de medicamentos para la enfermedad e información proporcionada en los certificados de defunción.

Tampoco se sabe si la enfermedad de Parkinson es más frecuente en algunos grupos raciales que en otros. Diversos estudios han sugerido que la frecuencia de la enfermedad es mayor en poblaciones americanas blancas que en las afroamericanas, pero los resultados de estos estudios son difíciles de aceptar. En general, los afroamericanos tienen un menor acceso a la asistencia médica que los americanos blancos, en especial a la asistencia neurológica; y para establecer un diagnóstico preciso de esta enfermedad se requiere a una persona experta y familiarizada con las patologías neurológicas. Por consiguiente, las diferencias raciales descritas pueden ser consecuencia de la desigualdad en la distribución de la asistencia sanitaria en Estados Unidos. Hay otros estudios que se han diseñado para evitar este sesgo. Uno de ellos, una entrevista puerta a puerta en un condado multirracial en Mississippi, puso de manifiesto que la frecuencia de la enfermedad en personas negras y blancas es esencialmente la misma. Otros sondeos fiables indican una mayor incidencia de Parkinson en personas de raza blanca. Por consiguiente, la distribución racial de la enfermedad todavía no se ha dilucidado.

ENFERMEDAD DE PARKINSON Y ENVEJECIMIENTO

Un actor que tenga que representar a una persona de edad avanzada se moverá lentamente y andará encorvado, quizás incluso arrastrando los pies, cogiendo cualquier objeto con manos temblorosas. La utilización por parte del actor de las características que frecuentemente se desarrollan en la enfermedad de Parkinson refleja al mismo tiempo la asociación entre el envejecimiento y esta enfermedad en la mente del actor y refuerza dicha asociación en la imaginación popular.

La edad media de inicio de esta dolencia es aproximadamente la sexta década de la vida. A principios del siglo XX, sesenta años parecían una edad mucho más avanzada de lo que parece hoy día y la edad media de inicio de la enfermedad era la misma antes que en nuestros días. Esto explicaría la prolongada asociación entre la enfermedad de Parkinson y el envejecimiento. No obstante, hoy, no podemos decir que esta enfermedad sólo afecta a los ancianos, a pesar de que el número de personas con la enfermedad aumente a medida que envejece la población, por lo que la posibilidad de desarrollar la enfermedad aumenta a medida que envejecemos. Del mismo modo, sesenta años sólo es la edad *promedio* de inicio. Alrededor del 80% de todas las personas con la enfermedad la desarrolla entre la cuarta y la séptima década de la vida, y cerca de un 5% la desarrolla entre la tercera y la cuarta década. Este último tipo, la llamada enfermedad de Parkinson de inicio en el adulto joven, es difícil de diagnosticar principalmente porque ni el médico ni el paciente suelen pensar en esta dolencia en personas que están en la tercera década de la vida (véase el cap. 7).

La relación entre el envejecimiento normal y el curso y las características de la enfermedad es el tema de un acalorado debate. Algunos investigadores argumentan que cualquier persona acabaría por desarrollar la enfermedad si viviera lo suficiente porque, en el proceso normal de envejecimiento, las neuronas que contienen dopamina de la sustancia negra, esenciales para una función motriz normal, se vuelven disfuncionales y mueren. Esta opinión apenas está respaldada por las pruebas actuales, que indican que por sí solo el envejecimiento normal no origina la enfermedad de Parkinson. Es verdad que una vez que la sustancia negra se ve afectada, sea cual sea la causa de la enfermedad, la pérdida normal relacionada con la edad de células de la misma área contribuye al desarrollo de los signos de la enfermedad y posiblemente a su progresión.

Sigue siendo el tema de un acalorado debate hasta qué punto el envejecimiento normal contribuye a los signos, síntomas y curso de la enfermedad de Parkinson.

¿LA ENFERMEDAD DE PARKINSON ES HEREDITARIA?

Como se ha mencionado previamente, no sabemos si esta enfermedad es hereditaria. Por ejemplo, cuando un paciente con la enfermedad sugiere que en su familia hay varios casos y un neurólogo experto en el diagnóstico de los trastornos del movimiento examina a los familiares afectados, con frecuencia el clínico llega a la conclusión de que estos miembros de la familia padecen otra dolencia neurológica, pero no la enfermedad de Parkinson. Para la mayoría de personas que tienen la enfermedad, la historia familiar no presenta un patrón que sugiera un problema genético. Incluso si en algunas familias se observa más frecuentemente la enfermedad en más de una generación o en hermanos y hermanas, debemos recordar que la enfermedad es tan frecuente como para que la coincidencia pueda desempeñar un papel.

Los estudios en gemelos idénticos parecen indicar que por sí solos los factores hereditarios no causan la enfermedad de Parkinson. La profesión médica considera que estos estudios son el mejor examen posible, o patrón oro, para determinar si una enfermedad es genética. Los gemelos idénticos heredan el mismo material genético, de modo que, si un gemelo desarrolla una enfermedad hereditaria, las posibilidades de que el otro finalmente la desarrolle también son muy altas. Un gran estudio de los National Institutes of Health sobre enfermedad de Parkinson identificó a cuarenta y tres pares de gemelos en los que uno padecía la enfermedad, diagnosticada por expertos en trastornos del movimiento. Cuando estos expertos evaluaron al otro gemelo observaron que, entre los cuarenta y tres pares, sólo en uno ambos gemelos padecían la enfermedad. Otros dos estudios en gemelos, uno llevado a cabo en Inglaterra y otro en Finlandia, han descrito hallazgos similares.

Estas pruebas, que indican que la herencia probablemente no desempeña un papel predominante en la enfermedad de Parkinson, se confirmaron mediante el hallazgo de que tras un nuevo examen de dichos gemelos algunos años más tarde, momento en el cual habría hecho su aparición algún síntoma de Parkinson no observado previamente, la incidencia de la enfermedad en ambos gemelos seguía siendo muy baja.

Un estudio más reciente realizado en gemelos en el que se utilizó un registro sobre los mismos, iniciado por el gobierno federal durante la Segunda Guerra Mundial, también demostró una incidencia muy baja de la enfermedad en gemelos idénticos. Además, en este estudio se examinó a los gemelos a una edad mucho más avanzada, de modo que es poco probable que se hubiera pasado por alto una influencia genética en la enfermedad de Parkinson.

Todos estos hallazgos indican que la enfermedad no tiene un carácter familiar y que los hijos de una persona afectada por la enfermedad sólo corren un riesgo ligeramente mayor de desarrollarla que la población en conjunto. Hay excepciones, y en algunas familias la enfermedad de Parkinson se transmite de una generación a la siguiente. En una familia italoamericana muy extensa se ha descubierto un «gen» de la enfermedad de Parkinson. En esa familia la desarrollarán casi la mitad de los hijos de cualquier miembro del clan con la enfermedad. Esta familia puede rastrear su historia para muchas generaciones tanto en Estados Unidos como en Italia, y estos datos han permitido a los investigadores localizar por primera vez una anomalía genética responsable de un tipo determinado de enfermedad de Parkinson.

En esa familia, la anomalía genética se identifica en el gen de la alfa-sinucleína, es decir, el gen que dirige la síntesis de alfa-sinucleína, una proteína cerebral localizada, entre otros lugares, en las membranas sinápticas, que son vitales para la transmisión de las señales químicas o impulsos nerviosos dentro del cerebro. La alfa-sinucleína también está presente en unas estructuras celulares anómalas conocidas como cuerpos de Lewy identificados en las células cerebrales de los pacientes con enfermedad de Parkinson.

¿Hasta qué punto es relevante esta anomalía genética para otros pacientes que tienen esa enfermedad? Puesto que en la mayoría de las familias de los pacientes sólo se detecta un débil patrón familiar de la enfermedad o éste es inexistente y puesto que la historia de esta familia italiana es insólita, no sabemos si esta anomalía es importante para la mayoría de pacientes que sufren la enfermedad. De hecho, los científicos no han logrado encontrar este gen anómalo en una serie de personas con la enfermedad típica.

Otro gen descubierto recientemente, el gen Parkin, es responsable de una rara forma de parkinsonismo de inicio en el adulto joven. Fue descubierto por primera vez en Japón, pero desde entonces los investigadores han localizado este gen en diversas poblaciones de todo el mundo.

A pesar de que el descubrimiento de genes relacionados con el Parkinson puede parecer importante sólo para los casos familiares de la enfermedad, es probable que los estudios adicionales sobre estas familias proporcionen mayores conocimientos generales sobre los cambios físicos, químicos o eléctricos en el cerebro relacionados con la enfermedad de Parkinson más habitual. Esto podría ser el principio de unos conocimientos nuevos muy amplios sobre la base molecular de la enfermedad.

FACTORES MEDIOAMBIENTALES Y PARKINSON

Cuando los pacientes que padecen la enfermedad se preguntan «¿por qué a mí?», a menudo empiezan a pensar si se han expuesto a algún «factor» que podría haber activado su enfermedad. Más adelante se describen los hechos que conocemos sobre la influencia de las toxinas medioambientales, drogas, virus o bacterias en el desarrollo de la enfermedad.

TOXINAS INDUSTRIALES

Las pruebas demuestran un «quizá definitivo» para la probabilidad de que las toxinas medioambientales sean la causa de la enfermedad de Parkinson. Se ha demostrado que una serie de toxinas, incluyendo el polvo de manganeso, el disulfuro de carbono y el monóxido de carbono, causan parkinsonismo pero, de acuerdo con la investigación llevada a cabo hasta la fecha, no producen la enfermedad de Parkinson.

Aunque los síntomas de la enfermedad son característicos y se reconocen fácilmente, en los estudios publicados antes del artículo de James Parkinson de 1817 se observa una sorprendente ausencia de descripción de los síntomas. En parte debido a esto, se ha avanzado la teoría de que la frecuencia de la enfermedad ha aumentado desde la Revolución Industrial. Si se demuestra que este concepto fascinante es verdad, la enfermedad quizá podría relacionarse con algún tipo de toxina industrial. Sin embargo, sabemos que la frecuencia de la enfermedad no se ha modificado desde finales de 1890 hasta ahora, el período de aumento más rápido de la industrialización, y esto parece ser una razón en contra de las toxinas industriales como factor causal importante.

La idea de que la industrialización aumentaría la incidencia de la enfermedad también sugiere que los habitantes de las ciudades, que tienen mayores probabilidades que los de áreas rurales de estar expuestos a determinados contaminantes industriales, tendrían más probabilidades de desarrollar la enfermedad. Algunos estudios publicados demuestran que los habitantes de ciudades tienen una mayor incidencia de la enfermedad, pero un número mayor de estudios sugiere que la vida rural predispone a la gente a esta enfermedad. La vida en el campo podría incluir diferentes exposiciones medioambientales, como algunas sustancias identificadas en el agua de pozo. Una vez más, las pruebas son poco claras.

Los estudios medioambientales son difíciles de diseñar y llevar a cabo con precisión. Numerosos estudios medioambientales todavía están en curso y podrían revelar la causa de la enfermedad pero, por interesantes que puedan ser sus conclusiones, esta investigación sigue siendo un estudio en curso. En ocasiones los medios de comunicación publican que una toxina específica podría causar la enfermedad, lo que suscita la preocupación de la gente. Hasta la fecha, en cada uno de los casos los estudios repetidos sobre la misma toxina no han respaldado los hallazgos previos.

DROGAS ILEGALES

Varios años atrás, un trágico error en la producción casera de una droga que produce alteraciones mentales proporcionó pruebas fascinantes sobre cómo las toxinas medioambientales pueden inducir un parkinsonismo. Estos drogodependientes jóvenes fabricaron una droga llamada meperidina, que produce una alteración eufórica del estado de conciencia. Sin embargo, cometieron un error en su fabricación y produjeron una sustancia similar a la heroína denominada MFTP (metilfeniltetrahidropiridina). Esta sustancia causa una lesión súbita y espectacular en las células productoras de dopamina de la sustancia negra. Algunos de los jóvenes que se inyectaron la droga por vía intravenosa desarrollaron súbitamente (al cabo de dos a cuatro semanas) síntomas de enfermedad de Parkinson avanzada.

Esta tragedia ha generado numerosos estudios científicos a medida que los científicos tratan de comprender *cómo* la MFTP lesiona las neuronas y si en el medio ambiente están presentes otras sustancias similares (véase el cap. 9 para mayor información sobre la MFTP).

PAPEL DE LOS VIRUS Y LAS BACTERIAS

No se dispone de pruebas de que la enfermedad de Parkinson sea consecuencia directa de una infección por algún tipo de virus o de bacteria. En ocasiones, aunque rara vez, una persona que ha sufrido una encefalitis (una infección cerebral provocada por diversos virus) desarrolla un parkinsonismo, pero los síntomas suelen remitir al cabo de unos días o de un mes.

Sin embargo, históricamente encontramos algunas pruebas de un parkinsonismo asociado tal vez a un virus. Durante la pandemia de gripe de 1917 a 1920, las personas afectadas desarrollaron un tipo especial de parkinsonismo llamado encefalitis de von Economo. Algunas de estas personas desarrollaron súbitamente (de la noche a la mañana) lo que llamamos parkinsonismo y otras lo padecieron al cabo de dos o tres años. A diferencia de las personas con el parkinsonismo postencefalítico más habitual, estos pacientes no mejoraron. En general, aunque la encefalitis puede inducir a un parkinsonismo, no provoca una enfermedad de Parkinson verdadera.

No se dispone de pruebas que sugieran que la enfermedad de Parkinson sea contagiosa. Una persona que cuida de un paciente con Parkinson o vive con él no corre mayor riesgo de desarrollar la enfermedad que la población en general.

¿Cómo activarían los factores ajenos al organismo los síntomas de Parkinson?

Aun cuando no conocemos las causas de la enfermedad, es útil saber cuál es el mecanismo a través del que un factor o factores pueden provocar la enfermedad de Parkinson. ¿Cómo causa un factor medioambiental la enfermedad de Parkinson? Se han formulado numerosas teorías. Por ejemplo, si un feto en desarrollo se expone a una toxina, el futuro bebé tendrá un menor número de neuronas en la sustancia negra. Es decir, tendrá el número suficiente de neuronas para un desarrollo motor y una conducta motriz normales durante las primeras décadas de la vida, pero en último término el déficit de neuronas provocará síntomas a medida que pierda las células productoras de dopamina durante el proceso normal de envejecimiento. Un mecanismo similar podría ser la base de la pérdida de neuronas de la sustancia negra más tarde en la vida, lo que, aunque no provocaría síntomas en el momento de la pérdida, los produciría a medida que progresara el envejecimiento.

En otro escenario, con el tiempo una serie de exposiciones a una toxina lesionaría repetidamente las neuronas, produciendo una disminución tardía del número total de neuronas de la sustancia negra. Aunque cada exposición individual no sería suficiente para pro-

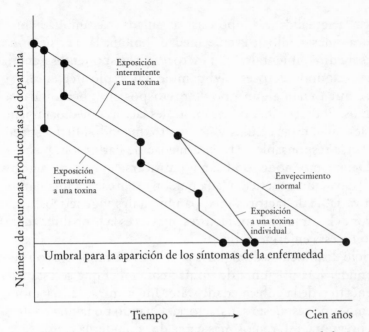

Figura 2.1: Este diagrama ilustra los posibles mecanismos a través de los que la exposición a diversas toxinas medioambientales o endógenas daría lugar al desarrollo de la enfermedad de Parkinson. Los signos y síntomas de la enfermedad empiezan a emerger en una persona cuando dejan de ser funcionales un 60 o 70% de neuronas dopaminérgicas en la sustancia negra. Algunos expertos consideran que, si cualquier persona viviera lo suficiente, el envejecimiento normal y la pérdida ulterior de neuronas dopaminérgicas daría lugar a los síntomas de la enfermedad. En la figura, este concepto se indica como envejecimiento normal. El diagrama es teórico y sugiere que, a los cien años de edad, todos podríamos desarrollar síntomas de la enfermedad. Las otras líneas del diagrama indican los mecanismos por los que una exposición individual intermitente o incluso intrauterina podrían lesionar las neuronas dopaminérgicas y, en último término, dar lugar a la aparición de síntomas de la enfermedad.

vocar síntomas, las pérdidas acumuladas, junto con el proceso normal de envejecimiento, darían lugar en último término al inicio de la enfermedad.

También es posible un mecanismo en el que una toxina pudiera activar una disminución rápida constante y no natural del número de células durante muchos años. La pérdida del número suficiente de células forzaría a que el cerebro actuase más allá del umbral de lo «normal» y produciría los síntomas que conocemos como enfermedad de Parkinson (véase la fig. 2.1).

En la actualidad, la hipótesis formulada más ampliamente que explica el desarrollo de la enfermedad combina la exposición a factores medioambientales con factores predisponentes genéticos. Quizás algunos factores medioambientales sólo afecten a las personas que tienen algún tipo de predisposición hereditaria a los mismos. Podemos identificar múltiples factores medioambientales que lesionan estas células y no una toxina individual, específica, que sea la responsable de la enfermedad de Parkinson.

Del mismo modo, podrían identificarse múltiples factores de predisposición genética. Cada persona representa una combinación variable de factores medioambientales y genéticos. Cuanto mayor es la carga de estos factores, mayor es la probabilidad de desarrollar esta enfermedad.

Sólo disponemos de algunas pruebas y de hipótesis con las que responder a la pregunta de un paciente en el que se establece el diagnóstico de la enfermedad: «¿Por qué a mí?». Hasta ahora, no tenemos una respuesta satisfactoria. Cuando podamos contestar a esta pregunta, estaremos más cerca de entender la causa de la enfermedad de Parkinson.

Segunda parte

SIGNOS Y SÍNTOMAS DE LA ENFERMEDAD DE PARKINSON

Capítulo 3

Síntomas precoces o estadio inicial

- ¿Qué síntomas aparecen antes de que un médico diagnostique la enfermedad?
- ¿Cuáles son los síntomas frecuentes, aunque a menudo no se reconozcan, como característicos de la enfermedad?

Con frecuencia es difícil indicar cuándo un paciente empezó a manifestar los signos y los síntomas de la enfermedad. Muchas personas recuerdan vívidamente cuándo se dieron cuenta por primera vez de su temblor, pero, cuando les plantea preguntas más concretas, a menudo el médico se da cuenta de que los signos sutiles de esta enfermedad estaban presentes incluso antes de que el paciente se diera cuenta del temblor.

Cuando estos síntomas iniciales aparecen por primera vez, son muy similares a los de otras enfermedades y, por consiguiente, no son útiles como indicios a favor o en contra de la enfermedad de Parkinson, y a menudo no sirven para establecer un diagnóstico precoz. Las personas que consultan a un médico por síntomas iniciales leves de la enfermedad se sienten frustradas con la profesión médica, ya que el médico no puede establecer un diagnóstico inmediato. Algunos pacientes tienen la sensación de que se está pasando por alto la causa de sus síntomas y, en consecuencia, visitan a muchos profesionales sanitarios en busca de un diagnóstico definitivo. Esto es comprensible, pero el hecho es que el diagnóstico de la enfermedad de Parkinson basado en síntomas muy precoces rara vez es posible.

Tabla 3.1: Signos y síntomas precoces de la enfermedad de Parkinson.

Cambio de la expresión facial (mirada perdida y falta de parpadeo).

Falta de balanceo de los brazos al andar.

Postura en flexión (tronco encorvado).

Hombro «congelado» doloroso.

Cojera o marcha arrastrando la pierna o pie.

Sensación de entumecimiento, hormigueo, dolor o malestar en el cuello o las extremidades.

Voz débil.

Sensación subjetiva de temblor interno.

Temblor de reposo.

No obstante, si un médico sospecha la enfermedad, revisar retrospectivamente estos signos precoces le ayudará a confirmar o a descartar el diagnóstico. Una vez se establece el diagnóstico de la enfermedad, muchos pacientes expresan su alivio de que se haya resuelto este período de incertidumbre.

La tabla 3.1 resume algunos de los signos y síntomas precoces de la enfermedad de Parkinson.

SÍNTOMAS SOLAMENTE EN UN LADO DEL CUERPO

Por razones que se desconocen, en general los síntomas precoces de la enfermedad de Parkinson se inician en un lado del cuerpo. Por ejemplo, se ve afectada una pierna, mientras que la otra permanece como siempre durante dos años o más. A veces las personas afectadas se preguntan si el lado de inicio de los síntomas tiene alguna relación con la preferencia manual, pero no se ha establecido ninguna relación. Los médicos con poca experiencia con la enfermedad desconocen que la incidencia de síntomas precoces sólo en un lado del cuerpo es habitual en esta dolencia.

TEMBLOR INTERNO

Desde muy pronto, muchas personas con Parkinson observan un temblor interno, una sensación de temblor en una extremidad o en el tronco. Casi la mitad de pacientes mencionan la sensación de que tiembla una de sus piernas o brazos, o su abdomen, aunque el paciente y el médico no observan ningún movimiento. Es probable que el temblor interno lo induzca la enfermedad de Parkinson, que ha adquirido la fuerza suficiente para que el paciente lo perciba pero no el grado suficiente para provocar un movimiento visible. La presencia de un temblor interno puede ayudar al médico a establecer el diagnóstico, de modo que es importante mencionar cualquier sensación de dicho temblor.

TEMBLOR LEVE

Cuando un paciente experimenta el temblor leve, involuntario, que es característico del estadio inicial de la enfermedad, algunos médicos le restan importancia considerando que es un signo de ansiedad o envejecimiento. Los pacientes también pueden mencionar un temblor leve, intermitente, junto con diversos síntomas poco precisos, que incluyen fatiga, debilidad, dolores musculares, problemas de concentración y alteraciones del sueño. Sin embargo, estos síntomas también son característicos de la depresión y la ansiedad (como se describe más adelante en este capítulo), por lo que a veces el médico tiene dificultades para saber cuál es su causa.

EFECTOS SEXUALES

El temblor de la enfermedad de Parkinson aumenta de intensidad con cualquier tipo de emoción fuerte, incluyendo la excitación sexual. En ocasiones los pacientes se alarman y piensan que esto significa que su enfermedad está empeorando, pero no es así. Tan pronto como su nivel emocional, o su excitación sexual, se normaliza, mejora el temblor. Es necesario tranquilizar a los pacientes e indicarles que mantengan relaciones sexuales, ya que en general forman parte de una relación afectiva y de apoyo.

DOLOR Y OTROS EFECTOS SENSORIALES

En el estadio precoz de la enfermedad el paciente puede quejarse de dolor alrededor del cuello, hombros, brazos, piernas o en la región lumbar. Muchas personas sufren estos dolores, de modo que parte de la tarea del médico es distinguir entre un dolor corriente ocasional y el generado por la enfermedad de Parkinson. En el lado afectado por la enfermedad, alrededor del 10% de los pacientes desarrollan un hombro doloroso y rígido llamado *hombro congelado*. En ocasiones, éste es el primer signo de que algo va mal con la función del brazo. El hombro congelado está provocado por los síntomas de rigidez y lentitud, que aumentan poco a poco; estos síntomas, a su vez, limitan gradualmente la extensión de los movimientos normales de la articulación del hombro. Un medio que tiene el médico para saber si el dolor del hombro, cuello o brazo está causado por la enfermedad de Parkinson es verificar si este dolor se alivia con las medicaciones antiparkinsonianas. Los dolores como consecuencia de la rigidez muscular se alivian cuando se prescribe la medicación antiparkinsoniana apropiada (véase el cap. 4).

Los pacientes también describen otros efectos sensoriales asociados a la enfermedad de Parkinson. Frecuentemente se refieren a sensaciones de entumecimiento, hormigueo, quemazón, frialdad o dolor en los brazos, piernas, espalda, abdomen o en la región pélvica. En general, estas sensaciones van y vienen y no son constantes. En ocasiones se desarrollan cuando están haciendo efecto los medicamentos antiparkinsonianos, pero más frecuentemente cuando no son eficaces. Aunque estos fenómenos sensoriales no suelen ser discapacitantes, pueden ser molestos y desagradables.

CALAMBRES EN EL PIE

De vez en cuando, en el estadio precoz de la enfermedad, los pacientes se quejan de calambres en el pie por la mañana que pueden o no ser dolorosos. Estos calambres se conocen como *espasmo distónico* o *distonía* (*dis* es un prefijo que significa «dificultad», «mal estado» o «imperfección» y *tónico* hace referencia al tono muscular). Los dedos del pie se flexionan hacia abajo pero el dedo gordo se flexiona hacia arriba, al contrario que los otros. Menos a menudo, la mano se ve afectada de un modo similar, habitualmente cuando el paciente realiza actividades como escribir, de modo que los dedos de la mano o toda la muñeca adoptan una postura anómala (véase más adelante y cap. 4).

CARA DE MÁSCARA

De forma precoz, en el estadio inicial de la enfermedad, los miembros de la familia observan cambios en la expresión facial del paciente. Los médicos utilizan el término de *cara de máscara* para describir la pérdida de la expresión facial espontánea y la disminución de la frecuencia del parpadeo que hace que las personas con enfermedad de Parkinson parezcan estar ausentes. Los médicos pueden interpretar erróneamente esta falta de animación facial como una prueba de depresión pero, de hecho, está provocada por la rigidez y el enlentecimiento de los músculos faciales causados por este proceso neurodegenerativo, en especial de los músculos que producen la expresión facial y el parpadeo.

CAMBIOS DE LA VOZ

Los pacientes con Parkinson a menudo explican que su voz ha perdido «fuerza» y que tienen que hacer esfuerzos para mantener el volumen de la misma pero que les cuesta alzarla. El marido o la mujer suelen observar que la voz de su cónyuge se ha vuelto más débil, quizá tanto que muchas veces le ha de pedir que repita lo que acaba de decir. (En ocasiones esto hace que la persona con enfermedad de Parkinson piense que la audición de su cónyuge está disminuyendo.) Los pacientes con este trastorno tienen muchas dificultades para hablar por teléfono y en el lugar de trabajo tienen problemas para expresar sus ideas en las reuniones o cuando hacen una presentación formal.

PÉRDIDA DE LA DESTREZA MANUAL

Puesto que la enfermedad de Parkinson afecta a la fluidez y rapidez de los movimientos, a menudo las tareas rutinarias que incluyen una destreza manual se hacen difíciles a medida que empiezan a emerger los síntomas. Los pacientes empiezan a tener dificultades para utilizar el teclado del ordenador o se sienten torpes cuando sacan sus llaves o el monedero del bolsillo.

Muchos pacientes con síntomas precoces tienen dificultades con el flujo de su letra, en especial si los síntomas se inician en el lado dominante (el lado derecho para los diestros). Los pacientes mencionan que su letra se hace más lenta y laboriosa, y que al empezar a escribir las palabras son de tamaño normal pero gradualmente su letra se hace más pequeña; esta escritura de letra pequeña recibe el nombre de *micrografía*. Si se examina y se compara con atención la firma de un paciente a lo largo de los años, por ejemplo en su tarjeta de crédito o en los cheques, se observa un patrón de micrografía progresiva.

La gente necesita una destreza fina para abrocharse los botones de la camisa o para aplicarse el maquillaje, y las dificultades con estas tareas se manifiestan precozmente en la enfermedad. Si, como ocurre a menudo, un lado se ve afectado antes que el otro, el paciente tendrá dificultades para abrocharse la manga de la camisa del lado afectado pero no la del otro. Las tareas que requieren movimientos de rotación, repetitivos a nivel de la muñeca, como batir un huevo o cepillarse los dientes, también resultan cada vez más difíciles a medida que aparecen los síntomas iniciales.

POSTURA ENCORVADA

En el estadio inicial de la enfermedad se puede observar una ligera postura encorvada. En los pacientes con Parkinson el tronco se flexiona cada vez más con el tiempo. Ése es un signo normal del envejecimiento, de modo que, por sí mismo, no proporciona pruebas suficientes para que un médico diagnostique dicha enfermedad.

DIFICULTADES PARA ANDAR Y OTROS MOVIMIENTOS CORPORALES

Los cambios en los movimientos de los brazos al andar son sutiles pero a menudo el paciente y los miembros de la familia se dan cuenta enseguida de estos cambios. Normalmente, cuando andamos, balanceamos de manera espontánea los brazos de manera alternante. Algunos pacientes indican que sus brazos parecen pegados a ambos lados del cuerpo cuando andan o bien permanecen ligeramente flexionados a nivel del codo, por lo que no observan el balanceo natural alternante al andar. Cuando piensan en ello, pueden balancear ambos brazos, pero sus miembros recuperan el estado inmóvil si dejan de hacer este esfuerzo consciente.

De forma parecida, cuando una pierna deja de moverse con fluidez, algunos pacientes tienen la sensación de que la arrastran. El ritmo de su marcha se altera por lo que pueden manifestar como una ligera cojera.

Debido sobre todo a la lentitud del movimiento en la enfermedad de Parkinson, los pacientes que están en un estadio precoz también consideran cada vez más difícil levantarse de un sillón o de un sofá muy blando. Asimismo, les resulta difícil entrar y salir del automóvil.

PÉRDIDA DEL EQUILIBRIO

El término utilizado para describir los numerosos reflejos necesarios para mantener el equilibrio cuando nos ponemos de pie o andamos es el de *reflejo postural*. A pesar de que la pérdida de equilibrio y las caídas rara vez son un problema hasta un estadio mucho más avanzado de la enfermedad, algunos pacientes desarrollan precozmente una inestabilidad en el curso de la misma. Cuando una persona pierde el equilibrio y cae antes del inicio de cualquiera de los signos y síntomas típicos de la enfermedad de Parkinson real, esto a menudo es una indicación de otra enfermedad, posiblemente una de las que mimetizan la enfermedad de Parkinson (véase el cap. 10).

Las personas con enfermedad de Parkinson tienen una sensación sutil de carecer de estabilidad cuando están de pie y, por esta razón, les resulta difícil para darse la vuelta con rapidez. Su falta de equilibrio les causa dificultades cuando se ponen de pie para ponerse los pantalones, los calcetines o las medias. Esta falta de equilibrio es más evidente cuando caminan por una superficie desigual o cuando se levantan después de haber estado agachados (mientras cuidan de sus plantas). En los estadios avanzados de la enfermedad, los problemas de equilibrio adquieren la suficiente gravedad como para que el paciente caiga sin ninguna razón evidente, como un mareo o una visión doble (véanse los caps. 4 y 5).

Como se ha mencionado previamente, una historia de caídas no suele asociarse a la enfermedad típica de Parkinson. Sin embargo, los médicos se toman muy en serio este problema y siempre dicen a los estudiantes de medicina y a los residentes de neurología que un adulto no sufre caídas de repetición sin una razón.

DEPRESIÓN

Recibir el diagnóstico de enfermedad de Parkinson es difícil, y a menudo la noticia da lugar a un estadio normal de depresión transitoria por la pérdida de salud. Es posible que el paciente se concentre tanto en la preocupación por su bienestar y su futuro que pierda interés por otras cosas. En ocasiones tiene dificultades para mirar hacia delante pero con el tiempo, a medida que acepta gradualmente su enfermedad, muchos de estos sentimientos *remiten*.

Una depresión intensa y persistente es muy diferente de estos sentimientos relacionados con la mala noticia sobre su salud. Esta enfermedad es una dolencia grave que requiere atención médica. Una persona afectada por este tipo de depresión tiene sentimientos dominantes de tristeza y desconsuelo, junto con otros síntomas que incluyen una sensación de miedo, de ansiedad, de no ser capaz de tomar decisiones, de tener poca energía y de sentir poco placer por las cosas que antes solían interesarle (apatía), alteraciones del sueño (un sueño excesivo o insomnio), alteraciones del apetito (aumento o disminución) y dolores poco precisos.

La depresión inducida por un acontecimiento de la vida como el diagnóstico de la enfermedad de Parkinson se denomina *depresión reactiva* o *depresión secundaria*. Es diferente de la *depresión endógena* o *depresión primaria* que parece surgir súbitamente sin una causa clara.

A pesar de que la depresión es un síntoma precoz de la enfermedad de Parkinson, pocos médicos la reconocen como tal. La depresión es frecuente en la población y afecta a varones y mujeres de todas las edades y grupos raciales. Además, algunos síntomas propios de la depresión se superponen a los de la enfermedad de Parkinson. Por ejemplo, la lentitud de movimientos y la pérdida de animación facial son síntomas tanto de depresión como de la enfermedad de Parkinson. En personas con depresión o con la enfermedad de Parkinson puede aparecer una multitud de síntomas imprecisos que incluyen fatiga, debilidad, dolores musculares, falta de concentración y alteraciones del sueño. La depresión puede diagnosticarse erróneamente como una enfermedad de Parkinson, y viceversa. En otras palabras, se requiere una historia y un examen detallados para identificar la causa de los síntomas. Una vez que la enfermedad ha progresado, a menudo un examen retrospectivo nos permite ver que la depresión fue uno de los síntomas iniciales.

Muchas veces los médicos visitan a pacientes con Parkinson que han notado cambios significativos del humor y de la conducta antes de sospechar la presencia de una enfermedad como ésa o antes de que se estableciera el diagnóstico de la enfermedad. Una vez más, es importante distinguir entre los síntomas de dicha enfermedad de Parkinson y los de la depresión. Por ejemplo, al igual que una persona en un estadio precoz de la enfermedad de Parkinson, una persona deprimida puede manifestar una pérdida de la expresión facial, una lentitud en los movimientos, una postura encorvada y puede hablar de manera monótona. Un paciente con enfermedad de Parkinson también observa que ha perdido el interés por las aficiones que para él solían ser una fuente de placer, igual que las personas con depresión. Un paciente ansioso puede percibir un temblor, una sensación similar al temblor interno del estadio precoz de la enfermedad de Parkinson.

Las personas con enfermedad de Parkinson que siguen trabajando se dan cuenta de que tienen dificultades inusitadas con sus presentaciones orales o con las técnicas de ventas. Estas dificultades se podrían deber a los cambios de la voz relacionados con la enfermedad, pero los pacientes o sus médicos atribuyen dichas dificultades a la ansiedad emergente que acompaña a la fobia social.

Las personas jubiladas describen un malestar o una vacilación inusitada en las situaciones sociales y lo atribuyen a la jubilación más que a la enfermedad de Parkinson o a una depresión.

Las personas cuyos síntomas de Parkinson incluyen una depresión, en general se dan cuenta de que esa depresión continúa. Se dispone de numerosos tratamientos para la depresión que son eficaces para los pacientes con esta dolencia (véase el cap. 13).

ANSIEDAD

Como ya se ha mencionado previamente, los pacientes con esta enfermedad se dan cuenta de que se sienten más ansiosos, nerviosos y agitados en situaciones que antes no les habían angustiado. La ansiedad, hasta cierto punto, puede ser una reacción a los síntomas de Parkinson, como el temblor o las dificultades para hablar. Los pacientes también se preocupan por lo que los demás pensarán con respecto a su temblor, por sus dificultades para hablar en público o porque no pueden andar normalmente. Parte del sufrimiento emocional parece ser consecuencia del deterioro del sistema dopaminérgico.

La ansiedad general, la fobia social y los ataques de pánico se asocian a la enfermedad de Parkinson. Una persona con una *fobia social* experimenta ansiedad y malestar en ámbitos que requieren interacciones con los demás. Por ejemplo, puede suceder en el lugar de trabajo cuando una persona experimenta dificultades desacostumbradas para pronunciar su discurso de ventas, exponiendo sus argumentos, participando en una reunión o dando una charla en público. El paciente se da cuenta súbitamente de que se siente incómodo en las reuniones sociales o recibiendo a los amigos y a la familia en el hogar.

Los *ataques de pánico* son episodios agudos de ansiedad intensa. Pueden estar desencadenados por acontecimientos estresantes o presentarse de manera espontánea. Son aterradores: la persona se siente invadida por una sensación aguda de ansiedad y de muerte inminente. Durante un ataque de pánico, aumenta la frecuencia del pulso, el paciente tiembla y suda profusamente.

Afortunadamente, tanto las fobias sociales como los ataques de pánico responden bien a la medicación, en especial a los inhibidores selectivos de la recaptación de serotonina (ISRS), descritos con detalle en el capítulo 13.

APATÍA

Algunos pacientes con enfermedad de Parkinson pierden la motivación para continuar con actividades que ya hacían o para empezar nuevas actividades y manifiestan un retraimiento social. Esta apatía se asocia con depresión o puede ser un signo del desarrollo de una demencia. Lamentablemente, los medicamentos actuales no son tan eficaces como desearíamos en el tratamiento de la apatía (véase el cap. 6).

¿HAY UNA «PERSONALIDAD PARKINSONIANA»?

Se ha suscitado un debate sobre si existe una personalidad parkinsoniana. Este problema es muy interesante, aunque sigue siendo por completo una hipótesis. El interés real se relaciona con el problema de si el tiempo de incubación de la enfermedad de Parkinson es prolongado o breve.

De acuerdo con la descripción estándar, las personas con Parkinson tienden a ser muy estrictas, ciudadanos fervientes defensores de las normas, que no fuman ni beben y de una moralidad excesivamente estricta. Ésta es, obviamente, una simplificación excesiva de un problema muy complejo. Numerosos pacientes no manifiestan en absoluto estos rasgos pero ¿concuerda alguna combinación de los rasgos de la personalidad con un período de incubación de la enfermedad de Parkinson antes de que aparezcan los síntomas?

Si existe una tendencia parkinsoniana hacia determinados rasgos, quizá sea que el proceso patológico afecta a la conducta durante años y décadas antes de que se desarrolle algún signo evidente de la enfermedad. Las investigaciones científicas más recientes que han utilizado sistemas especiales de diagnóstico por imagen como la tomografía por emisión de positrones (TEP) y la tomografía por emisión de fotón único (TEFU) sugieren la existencia de un período presintomático de aproximadamente cinco años durante el cual ya se ha iniciado el proceso patológico pero el paciente no experimenta síntomas. Cuando por último los investigadores desarrollen fármacos para prevenir o retrasar la progresión de esta enfermedad, se dará mayor importancia a los medios para identificar a las personas con una enfermedad preclínica (es decir, presintomática).

EL DIAGNÓSTICO PRECOZ ES DIFÍCIL

No se dispone de exámenes de laboratorio o de técnicas radiológicas para el estudio de la enfermedad de Parkinson, de modo que el diagnóstico debe basarse en el juicio clínico del médico, que reconstruye todos los indicios de la historia y los hallazgos de un examen físico minucioso (véase el cap. 8). La enfermedad de Parkinson es una dolencia grave y su tratamiento incluye diversas elecciones sobre la medicación, de modo que ningún médico se siente tranquilo si diagnostica precipitadamente que el paciente padece una enfermedad de Parkinson. Puesto que los síntomas iniciales son muy sutiles y se pueden pasar por alto o confundirse con otros problemas médicos, en los estadios iniciales es difícil establecer un diagnóstico firme. En ocasiones, el único medio para diferenciar una enfermedad de Parkinson de otras dolencias es esperar y ver si empeoran los síntomas típicos de la enfermedad.

En nuestra consulta, cuando nos sentimos indecisos sobre la posibilidad de un trastorno neurológico de gravedad como la enfermedad de Parkinson, a menudo pedimos al paciente que regrese después de tres a seis meses para comprobar si los signos sutiles han progresado, si ha desarrollado nuevos signos y si han aparecido los signos y síntomas característicos de la enfermedad. Comprensiblemente, un paciente se siente frustrado con esta demora, pero a menudo es la única forma de diagnosticar la dolencia con precisión.

Un médico que establece el diagnóstico de la enfermedad de Parkinson debe ser experto en el diagnóstico neurológico. Si usted padece síntomas de tipo Parkinson, consulte a un neurólogo o incluso a un neurólogo experto en el diagnóstico y tratamiento de los trastornos del movimiento. Como se ha mencionado en el capítulo 1, los especialistas en trastornos del movimiento y los neurólogos que trabajan en centros para el estudio de los trastornos del movimiento poseen una formación especial en el diagnóstico y tratamiento de pacientes con problemas del movimiento.

A medida que aumenta la gravedad de los síntomas de la enfermedad, se suele poder establecer el diagnóstico definitivo y se prescriben las medicaciones que ayudarán al paciente a continuar con su vida más o menos normal. Este estadio de la enfermedad, denominado enfermedad de Parkinson moderada, se describe en el capítulo siguiente.

Capítulo 4

Enfermedad de Parkinson
en estadio moderado

- ¿Cuáles son los síntomas característicos del estadio moderado de la enfermedad de Parkinson?
- ¿Qué síntomas responden bien a la medicación y cuáles son los síntomas más difíciles de tratar?
- ¿Qué otros síntomas menos frecuentes pueden aparecer en el estadio moderado de la enfermedad de Parkinson?

En este capítulo describimos los síntomas motores de la enfermedad de Parkinson (los síntomas TRAP, como se indican en el cap. 1) y los síntomas no motores más comunes asociados a este estadio de la enfermedad. Empezaremos con los síntomas motores.

TEMBLOR

El temblor, o sacudidas rítmicas involuntarias de la mano, del pie o de la zona que rodea a la boca es sin ninguna duda el síntoma más frecuente de la enfermedad de Parkinson, aunque algunos pacientes nunca lo desarrollan. En el 75% de todos los pacientes la enfermedad se inicia con la aparición del temblor. Es más probable que empiece en una mano o un brazo, a pesar de que también se puede ver afectada una pierna y, mucho menos a menudo, la cara.

El temblor de esta enfermedad, al que en general se hace referencia como *temblor de reposo*, tiene características muy específicas y tiende a ser más intenso cuando la mano del paciente está en reposo por completo. El temblor suele disminuir y en ocasiones desaparece por completo cuando el paciente mueve las manos al emprender una tarea como extender el brazo para coger una taza, coger un tenedor o escribir. Incluso las personas con un temblor de reposo de moderado a intenso a menudo indican que este síntoma disminuye de manera destacada cuando se abrochan los botones de una prenda o empiezan a escribir.

Como se ha mencionado en el capítulo 3, muy pronto, en la enfermedad, este temblor puede provenir de una sensación interna, sin ningún movimiento visible para el médico o el paciente. Los pacientes que tienen esta enfermedad se dan cuenta por primera vez del temblor en reposo cuando están sentados con las manos en el regazo o cuando andan con los brazos colgando de manera natural a ambos lados del cuerpo. Otros pacientes se dan cuenta de que su pulgar y el resto de los dedos de la mano tiemblan cuando están sentados tranquilamente leyendo el periódico o concentrados mientras miran la pantalla del ordenador. En ocasiones, el temblor visible se inicia con movimientos involuntarios de los dedos y del pulgar, quizá como los de hacer rodar una canica entre los extremos del pulgar y el índice en oposición. El temblor también puede incluir movimientos rotatorios repetitivos de la muñeca o movimientos de los dedos del pie o de los tobillos, y, a veces, movimientos alrededor de la zona de los labios.

Como también se ha mencionado en el capítulo 3, el temblor siempre empieza en un lado del cuerpo. Con el tiempo, este temblor unilateral evoluciona frecuentemente hasta un temblor que afecta a ambos lados del cuerpo. El temblor tiene tendencia a empezar concentrado en una parte del cuerpo como un dedo y, más tarde, invariablemente progresa a otras áreas del mismo lado del cuerpo. Por ejemplo, si el temblor empieza en la mano derecha, es más probable que se extienda hasta la pierna derecha antes de afectar a cualquier parte del lado izquierdo del cuerpo. Inicialmente, el temblor puede ser intermitente o incluso fugaz y aparecer sólo como respuesta a los momentos de estrés o de fatiga. No obstante, con el tiempo se hace más evidente y más pronunciado durante las horas de vigilia del paciente.

En cualquier estadio de la enfermedad, el temblor varía durante el curso del día. Los estados emocionales y las variaciones en los patrones de sueño tienen una profunda influencia en el temblor. La excitación emocional, al margen de que se origine a partir de la cólera, la ansiedad, el entusiasmo o la excitación sexual, a menudo empeora el temblor.

Aunque esta experiencia puede ser alarmante, el empeoramiento del temblor sólo es temporal y no altera de ningún modo el curso de la enfermedad de Parkinson. A veces los pacientes creen que, puesto que la excitación agrava el temblor, es necesario que traten de evitar las preocupaciones o excitaciones para controlar mejor su enfermedad, pero esto no es verdad, afortunadamente, ya que sería una tarea imposible. Cuando un paciente recupera su estado emocional habitual, su temblor regresa a su nivel «normal». Aunque los estados emocionales intensos hacen que un temblor leve se vuelva moderado o que un temblor moderado se vuelva intenso, la mayor intensidad del temblor sólo persiste durante este estado de excitación emocional.

El temblor también se ve afectado por el sueño. Cuando el paciente se duerme, el temblor desaparece por completo. Sin embargo, con los movimientos producidos al despertarse (o un poco antes), el temblor reaparece. Por consiguiente, el sueño se asocia con altibajos del temblor. Algunos expertos consideran que esta variación del temblor es la prueba de que es un síntoma de origen psiquiátrico. Naturalmente, este concepto es falso por completo. Todos los pacientes y médicos que conocen bien la enfermedad de Parkinson reconocen la profunda influencia del sueño, del despertar y de los estados emocionales en la expresión del temblor relacionado con la enfermedad de Parkinson.

Para algunas personas que tienen esta enfermedad, el temblor es un síntoma perturbador que hace que se sientan muy azoradas o avergonzadas cuando están en público. Si padece usted un temblor que le hace sentir vergüenza en situaciones sociales o le produce un sufrimiento psicológico, hable con su médico para que le recete un medicamento antitemblor específico. Aunque estos medicamentos son útiles para la mejora del temblor, éste rara vez desaparece por completo.

Si bien el temblor puede llegar a ser discapacitante cuando interfiere con las actividades de la vida diaria, habitualmente no lo es. El temblor suele ser algo más que una molestia que llama una atención no deseada de la gente que rodea al paciente. Algunas personas con Parkinson prestan atención al temblor como su problema esencial, pero la causa real de las dificultades con la destreza manual es una rigidez y una lentitud de movimientos que son cada vez mayores.

RIGIDEZ

El paciente con esta enfermedad rara vez acude a la consulta del médico quejándose de rigidez muscular, aun cuando dicha rigidez provoca un agarrotamiento de los músculos y es responsable de un dolor cada vez mayor en el cuello, la espalda y las extremidades, así como una torpeza de las manos. Durante el examen físico, el médico explora el tono muscular mediante la flexión y extensión de los brazos y piernas del paciente para verificar una rigidez excesiva.

La enfermedad de Parkinson se asocia a dos tipos de rigidez. El Parkinson puede producir la llamada rigidez en *tubería de plomo*, una resistencia plástica e invariable que el médico que examina al paciente percibe como la resistencia a doblar una tubería de plomo blanda. Alternativamente, un paciente con Parkinson puede presentar la llamada *rigidez en rueda dentada*, que el médico percibe como un aumento del tono muscular que recuerda al giro de una rueda dentada cuando flexiona el codo del paciente hacia delante y hacia atrás y mueve arriba y abajo la muñeca. La rigidez en rueda dentada sugiere la presencia de un temblor subyacente, incluso si no es visible. Un médico puede percibirlo en el cuello, en las extremidades superiores y, en ocasiones, en las inferiores.

DOLOR

Una persona que no conozca esta enfermedad puede imaginarse que no es dolorosa, pero la mayoría de pacientes afectados desde muchos años atrás por ella le dirían que está en un error. Aunque el dolor es menos frecuente que los síntomas clásicos de Parkinson, esta enfermedad se asocia a muchas modalidades de dolor y malestar.

El dolor en el cuello y en la espalda, que muchas veces irradia a los hombros o a las caderas, habitualmente está provocado por posturas anómalas y por una disminución de la flexibilidad y de la movilidad del tronco y de las extremidades como consecuencia de la rigidez y la lentitud de movimientos. Un tipo característico de dolor asociado a la enfermedad de Parkinson es la experiencia de espasmos musculares dolorosos en el pie (véase más adelante). Son más frecuentes cuando el paciente se levanta por la mañana, momento en el que los niveles sanguíneos de la medicación antiparkinsoniana son bajos. Otro tipo de dolor es el *hombro congelado* doloroso. El hombro congelado es consecuencia de la ausencia de movimientos normales espontáneos, una secuela de la lentitud del movimiento (bradicinesia) y la rigidez.

El dolor atribuible a la enfermedad de Parkinson a menudo se alivia administrando la medicación antiparkinsoniana o bien aumentando la dosis o cambiando su pauta. En ocasiones el dolor es difícil de aliviar. A pesar de que inicialmente parece estar causado por la enfermedad, de hecho el dolor se podría deber a otras causas, como los cambios artríticos o los espasmos musculares que se producen en cualquier persona que envejece.

Un paciente puede ayudar a su médico a encontrar la mejor estrategia para abordar este problema manteniendo un diario de los síntomas dolorosos y registrando el momento del día en el que ocurren los síntomas. Por ejemplo, si el dolor suele aparecer cuando los niveles sanguíneos de la medicación antiparkinsoniana son bajos, será útil un aumento de la dosis o la adición de un fármaco de acción prolongada. Al contrario, algunos pacientes experimentan sensaciones desagradables causadas por la propia medicación antiparkinsoniana, como una sensación urente en el cuero cabelludo o dolor de cabeza, y para estos individuos es probable que un aumento de la dosis o la adición de medicación empeore el problema. La fisioterapia y un programa de ejercicios ligeros pueden ser beneficiosos. Si los síntomas dolorosos parecen no guardar relación con el momento de la administración de la medicación antiparkinsoniana, el médico recomendará analgésicos (medicamentos para el dolor como el ibuprofeno, naproxeno y paracetamol) para controlar el dolor.

Espasmos del pie

Los espasmos del pie y de las piernas observados en la enfermedad de Parkinson, llamados *espasmos distónicos*, pueden ser o no dolorosos. Los espasmos a menudo hacen que el pie adopte posturas anómalas. Debido al aumento del tono muscular, los dedos del pie permanecen flexionados hacia abajo, mientras que el dedo gordo queda flexionado hacia arriba, o todo el pie se flexiona a nivel del tobillo, o puede ocurrir todo esto a la vez. Estos espasmos musculares hacen difícil la marcha y a menudo son desagradables o incluso dolorosos.

Los espasmos suelen aparecer más frecuentemente cuando los niveles sanguíneos de la medicación antiparkinsoniana son bajos, tal como en el momento del despertar. A menudo los espasmos remiten después de tomar la dosis matutina de la medicación antiparkinsoniana pero pueden reaparecer de manera intermitente durante el día. Los espasmos se alivian con un cambio de medicación por un preparado antiparkinsoniano de acción prolongada o tomando otra dosis de la medicación que haga efecto durante toda la noche.

Acinesia o bradicinesia

En la enfermedad de Parkinson la lentitud del movimiento, llamada *bradicinesia*, empieza casi imperceptiblemente, produciendo una torpeza sutil. En su forma más grave, la lentitud del movimiento progresa hasta una incapacidad total para moverse, denominada *acinesia*. A pesar de que es muy discapacitante cuando está desarrollada plenamente, es uno de los síntomas que responden mejor a los medicamentos disponibles para tratar la enfermedad.

Juntas, la rigidez y la lentitud del movimiento plantean dificultades reales. En este apartado describiremos algunas de las áreas específicas en las que tienen probabilidades de afectar al paciente, junto con otros problemas relacionados con el estadio moderado de la enfermedad.

AISLAMIENTO SOCIAL Y PROBLEMAS DE COMUNICACIÓN

Aunque los problemas de comunicación no suelen asociarse a la enfermedad de Parkinson, muchos de sus síntomas trastornan la comunicación a diversos niveles. Muchas personas se basan en la expresión facial y en los gestos con las manos para establecer relaciones con otras personas y para conferir una mayor claridad y énfasis al significado de sus palabras. Una persona amigable suele tener una expresión jovial, habla con una voz sincera y amistosa y utiliza gestos de bienvenida. Algunos de los síntomas de la enfermedad de Parkinson, incluida la pérdida de la expresión facial, la disminución de los gestos espontáneos y la disminución del volumen de la voz (véase más adelante), hacen desaparecer todos estos indicios. Esto crea una situación de aislamiento social para el paciente, que deja de aparecer como una persona amigable, aun cuando se sienta así.

Además, algunos pacientes se vuelven apáticos, deprimidos o ansiosos. Las personas que experimentan estas dificultades psicológicas, muy a menudo están menos interesadas en comunicarse y socializarse y, por consiguiente, se aíslan todavía más (véase el cap. 6).

LENGUAJE CORPORAL, INCLUIDA LA EXPRESIÓN DE LA CARA

Debido a la mayor rigidez y acinesia, la cara de un paciente en el estadio moderado de la enfermedad recuerda en cierto modo la de una máscara y tiene la mirada perdida, su voz se vuelve débil y más monótona, y la combinación de la rigidez y la bradicinesia dificultan el lenguaje de los gestos. Estos síntomas propician que otras personas supongan que el paciente es una persona poco amigable, apática, poco inteligente o incluso hostil.

En un reciente simposio de pacientes con enfermedad de Parkinson, un hombre con una expresión de máscara confesó que a menudo decía a la gente que acababa de conocer: «Tengo este aspecto debido a la enfermedad de Parkinson. Sin embargo, soy una persona cordial y me interesa todo lo que me está diciendo».

Voz

Debido a la alteración de la producción del sonido (hipofonía) y a la naturaleza monótona de la voz, en el estadio moderado de la enfermedad de Parkinson, las personas que hablan con el paciente suelen pedirle que repita lo que acaba de decir. Además, la enfermedad también provoca cierto farfulleo del habla. Los pacientes que siguen trabajando pueden utilizar un micrófono con amplificador cuando hacen una presentación a un grupo. También deben hacer esfuerzos especiales para que los gráficos y tablas que presentan se entiendan con claridad.

En ocasiones los ajustes en la medicación mejoran el habla del paciente. Además, está disponible una logoterapia diseñada específicamente para satisfacer las necesidades de los pacientes con Parkinson, llamada método de la voz de Lee Silverman, que contribuye a hacer más fuerte la voz y a una mejor amplificación (véase el cap. 14).

Los pacientes también pueden suplementar los métodos estándar de comunicación para llevar una vida plena y dichosa. Los correos electrónicos suelen ser muy útiles para los pacientes que todavía pueden utilizar el teclado del ordenador. Un paciente, a principios de la novena década de su vida, desarrolló un habla tan incomprensible que se le hizo imposible comunicarse por teléfono con sus hijos y sus nietos. La posibilidad de mandar mensajes por correo electrónico le ayudó a restablecer el contacto con su familia.

Escritura y otras habilidades manuales

Junto con la lentitud del movimiento, la rigidez hace difícil que el paciente utilice sus dedos y manos para ejecutar movimientos fluidos. A medida que el Parkinson progresa, el proceso de escribir, por ejemplo, se vuelve muy lento y la escritura es cada vez más difícil. La letra del paciente se vuelve más y más pequeña y en ocasiones resulta difícil de leer, otra dificultad de comunicación (véase el cap. 5).

Para los pacientes con esta enfermedad, la rigidez y la lentitud del movimiento empiezan como un ligero problema. El paciente puede sentirse torpe cuando se abrocha los botones de la camisa o trata de escribir. La lentitud, la torpeza o la falta de ritmo también se observan en tareas manuales repetitivas comunes como cepillarse los dientes, cortar la verdura o batir un huevo.

A medida que transcurre el tiempo, aumenta la gravedad de esta falta de destreza e interfiere con las actividades diarias de la vida del paciente. Lo que empieza como una ligera lentitud para lavarse y vestirse se convierte en una lentitud significativa del movimiento que hace que el paciente tenga que confiar cada vez más en los otros para que le ayuden en actividades como abrocharse los botones o el sujetador, hacerse el nudo de la corbata, lavarse o cepillarse el pelo, abrocharse los zapatos, ponerse los pendientes, aplicarse el maquillaje, levantarse de una silla, levantarse de la cama, entrar o salir del automóvil y utilizar el teclado del ordenador.

Babeo y dificultades de deglución

Una serie de procesos que afectan al sistema nervioso central son causa de babeo, dificultades para controlar la saliva y problemas de deglución. Estos problemas rara vez se observan precozmente en el curso de la enfermedad de Parkinson, pero muchas personas que han sufrido la enfermedad durante dos o más años empiezan a notar un exceso de saliva en la boca durante el día. La razón de ello es que, al igual que otras acciones musculares, la deglución automática simplemente se produce con menos frecuencia y, con la disminución de la deglución, la saliva producida de forma natural en la boca empieza a acumularse.

El paciente se despierta por la mañana con la almohada mojada o la ropa de cama empapada debido a la acumulación de saliva mientras dormía, denominada *babeo nocturno*. Con la enfermedad en un estadio más avanzado, empieza a aparecer un babeo durante el día. A pesar de que el babeo no es un síntoma de mal pronóstico, hace que el paciente se sienta incómodo.

La gente con este problema suele llevar un pañuelo de papel en la mano con el objetivo de secarse el exceso de saliva que aparece alrededor de la boca. Algunos pacientes encuentran útil tratar de chupar un caramelo para estimular una deglución frecuente de la saliva, aunque otros no lo consideran eficaz porque la succión del caramelo aumenta la cantidad de saliva en la boca. Muchas de las medicaciones utilizadas para el tratamiento del Parkinson tienen tendencia a provocar sequedad de boca, de modo que el problema del babeo se trata de esta forma.

Si experimenta un molesto babeo que no responde a estos tratamientos y es muy intenso, pregunte a su médico si puede prescribirle una nueva terapia que consiste en la administración de una inyección (de toxina botulínica) en las glándulas salivales que puede contribuir a aliviarlo.

Para algunas personas, la deglución se hace tan difícil que tienen problemas para tragar los comprimidos o bien tosen o incluso se ahogan después de comer o beber. Si la deglución se convierte en un problema difícil, plantea problemas de alimentación para nutrirse adecuadamente y tomar la medicación; y estos problemas acaban por dar lugar a una pérdida de peso. Si el reflejo de la deglución está afectado, el paciente puede aspirar en los pulmones partículas de alimentos y éste es un problema potencialmente peligroso. Es preciso que mencione al médico cualquier problema significativo con la deglución (véase el cap. 5).

Por fortuna, está disponible una serie de tratamientos eficaces para las dificultades de deglución en los diferentes estadios de la enfermedad de Parkinson. Los logopedas evalúan el mecanismo de la deglución, incluyendo la función de la boca, la faringe, y estructuras adyacentes, y pueden recomendar al paciente cambios en la consistencia de los alimentos o terapias útiles para la deglución (véase el cap. 5). Este síntoma también responde a las medicaciones utilizadas para tratar los síntomas motores de esta enfermedad.

INESTABILIDAD POSTURAL

Como se ha mencionado en el capítulo 3, el *reflejo postural* es la descripción médica de los numerosos reflejos necesarios para que un individuo mantenga su equilibrio cuando está de pie o anda. El *deterioro del reflejo postural* hace referencia a una pérdida de función de los reflejos que es habitual en la enfermedad de Parkinson. Esta pérdida suele aparecer primero cuando el paciente tiene dificultades de deambulación (marcha). Más tarde puede incluir una pérdida del equilibrio o caídas. Las caídas son un síntoma muy difícil de tratar en pacientes con esta enfermedad porque a menudo responde mal a la medicación. La tendencia a caer hace que el paciente corra un riesgo considerable e interfiere significativamente con las actividades de la vida diaria.

Las dificultades de equilibrio aparecen primero como una sensación de ligera inestabilidad cuando el paciente se da la vuelta. Además, el paciente súbitamente se da cuenta de que en ocasiones está a punto de caerse o se cae. Tiene más probabilidades de caerse cuando se da la vuelta, cuando anda por un terreno desigual, anda a empujones entre la muchedumbre, se levanta de una silla o sale del automóvil.

Estas caídas son especialmente desconcertantes porque a menudo se producen sin previo aviso, es decir, el paciente no tiene una sensación de mareo, de desvanecimiento o de vahído. Puesto que el paciente no siente ninguna señal que le alerte y pueda extender los brazos con el objeto de protegerse, las caídas pueden causar lesiones de gravedad como cortes en el cuero cabelludo, ojos morados, contusiones o incluso fracturas de la muñeca y la cadera (véase el cap. 5).

DIFICULTADES EN LA MARCHA

Como los otros signos de la enfermedad, las dificultades con la marcha emergen de manera insidiosa y gradual. A pesar de que inicialmente el paciente anda de manera normal, con el tiempo empieza a darse cuenta de pequeñas alteraciones. En primer lugar, los brazos del paciente no se balancean de manera natural o arrastra ligeramente una pierna. Los movimientos previamente fluidos relacionados con la marcha se vuelven algo torpes de manera indescriptible (véase el cap. 3). Debido al progreso de los síntomas, el paciente anda con más lentitud y tiene dificultades cada vez mayores para seguir el ritmo de los demás. Los pacientes a menudo comentan que solían ser los que andaban más deprisa en un grupo pero ahora son los más lentos.

A medida que los problemas con la marcha empeoran cada vez más, los pacientes con Parkinson andan arrastrando los pies, con pequeños pasos en los que apenas levantan el pie del suelo. En este estadio a menudo tienen graves problemas de equilibrio y caen.

Pueden sentirse inestables cuando están de pie, especialmente cuando tratan de darse la vuelta. Si su equilibrio se ha deteriorado de modo significativo, caen al suelo sin razón aparente.

Más tarde, en el curso de la enfermedad, a veces los pacientes notan que sus pies súbitamente parecen «pegados al suelo» y les resulta extremadamente difícil levantarlos para dar el siguiente paso. Esta forma de detención súbita del movimiento se denomina *bloqueo motor* o *congelación*. El bloqueo motor parece afectar a la marcha más que a otras actividades y es especialmente frecuente cuando el paciente empieza a andar, cambia de dirección, gira o anda por un espacio estrecho, como por una entrada. Cuando el paciente experimenta un bloqueo motor y también tiene dificultades de equilibrio, es mucho más probable que sufra una caída.

POSTURA ENCORVADA

El paciente en un estadio moderado de la enfermedad muestra una postura encorvada característica que afecta a la cabeza, cuello y tronco, que están encorvados, a la vez que mantiene los brazos ligeramente flexionados a nivel de los codos. La familia o los amigos, con la mejor intención, recuerdan repetidamente al paciente que se ponga derecho. Si bien al hacerlo se observa una ligera mejora muy limitada, la postura encorvada reaparece cuando el paciente deja de hacer un esfuerzo especial para mantenerse derecho.

Aunque las medicaciones para el Parkinson mejoran en cierto grado la postura, no se dispone de ninguna medida satisfactoria para prevenir el desarrollo de este problema.

SÍNTOMAS NO MOTORES DEL ESTADIO MODERADO DE LA ENFERMEDAD

SISTEMA NERVIOSO AUTÓNOMO

El sistema nervioso autónomo controla diversas funciones corporales, como la digestión, la temperatura, las secreciones glandulares y las hormonas, principalmente sin que seamos conscientes de su funcionamiento. En la enfermedad de Parkinson se deteriora el sistema nervioso autónomo, lo que da lugar a una variedad de síntomas.

Estreñimiento. El estreñimiento es una molestia muy frecuente entre personas afectadas por la enfermedad. Puede ser una molestia ligera o un problema más grave. El paciente a menudo se preocupa porque su frecuencia de evacuación es cada vez más reducida y lenta.

En primer lugar, es preciso destacar que incluso en personas sin la enfermedad, el estreñimiento es más frecuente a medida que envejecemos. Pero definitivamente la enfermedad de Parkinson ralentiza el sistema gastrointestinal de punta a punta, haciendo que la deglución, el vaciado del estómago y los movimientos intestinales sean cada vez más perezosos. La motilidad gastrointestinal, el movimiento del material de la digestión alimentaria a través del tracto intestinal, mejora con el ejercicio diario y, si el paciente se vuelve más sedentario debido a los problemas de la marcha y el equilibrio, empeora la lentitud de la motilidad intestinal. Además, muchos de los medicamentos utilizados para tratar los síntomas motores de la enfermedad de Parkinson producen un efecto de enlentecimiento del movimiento intestinal.

Unos simples cambios en el estilo de vida y las rutinas diarias suelen aliviar el problema. La mayoría de los pacientes considera que su función intestinal mejora activando el reflejo natural para la evacuación intestinal por la mañana consumiendo más fibra con el desayuno (junto con estimulantes intestinales naturales como las ciruelas y el café) y después dando un paseo matutino a un ritmo confortable. También es necesario que beban unas cantidades suficientes de agua, como mínimo cinco a seis vasos al día, y aumenten el consumo de fibra en la dieta. Los preparados ricos en fibra como la metilcelulosa (Metamucil o Konsyl) pueden ser útiles, junto con los ablandadores de las heces como el aceite mineral (Colace). Si estas medidas no sirven, algunos laxantes resultan eficaces, pero lo que es más importante todavía, los pacientes con Parkinson deben de aspirar a una evacuación regular, no frecuente.

El estreñimiento agudo puede dar lugar a una obstrucción intestinal, que es una urgencia médica. Llame a su médico o vaya a visitarse si le preocupa la falta de una evacuación regular.

Diarrea. La enfermedad de Parkinson y la medicación antiparkinsoniana rara vez provocan diarrea. Por esta razón, si un paciente desarrolla diarrea casi siempre debe suponer que su causa no tiene nada que ver con la medicación y es necesario que su médico busque otros procesos que afectan al intestino. Una excepción son los inhibidores de la catecol-O-metiltransferasa (COMT), la tolcapona (Tasmar) y la entacapona (Comtan), que a veces causan diarrea; en su forma más grave, la diarrea puede ser explosiva (véase el cap. 13). Si recibe tratamiento con tolcapona o entacapona y aparece diarrea, es preciso que hable con su médico.

Existe un tipo de diarrea que es una complicación de una forma extrema de estreñimiento. Con el estreñimiento agudo, las heces que permanecen retenidas en el intestino se vuelven duras, secas y se impactan obstruyendo casi por completo el intestino. Por consiguiente, las heces líquidas fluyen alrededor de la impactación, dando lugar a un tipo de diarrea llamada *incontinencia por rebosamiento*. La eliminación de las heces impactadas detendrá la «diarrea».

Disfunción sexual. El paciente con Parkinson tiene dificultades en sus relaciones sexuales porque su destreza ha disminuido, los movimientos no son tan espontáneos como antes y le resulta difícil cambiar de posición; además el temblor aumenta con la excitación. Su pareja puede ayudarle con algunas de estas dificultades. Recuerde que el aumento del temblor cesará tan pronto como disminuya el nivel de excitación y que este aumento del temblor no es en absoluto perjudicial.

Algunos varones con enfermedad de Parkinson tienen problemas para lograr y mantener la erección. El problema se observa en el estadio moderado de la enfermedad pero es más probable en los estadios avanzados (véase el cap. 5). Apenas se han llevado a cabo estudios sobre los problemas sexuales relacionados con la enfermedad de Parkinson en mujeres.

Disfunción vesical. Algunos pacientes en estadio moderado de la enfermedad tienen dificultades con la micción, incluyendo la necesidad de orinar con más frecuencia, la necesidad imperiosa de orinar o dificultades para retener la orina, a las que se hace referencia como *incontinencia urinaria*. Una vez más, este problema es más probable en el estadio avanzado de la enfermedad (véase el cap. 5).

Sudoración. Los episodios no provocados de sudoración excesiva son otro síntoma poco frecuente. Estos episodios pueden ser espectaculares. El paciente menciona que, al margen de su nivel de

actividad física o de la temperatura ambiente, súb.
empapado en un sudor profuso. El sudor dura desd.
minutos hasta quince o veinte minutos y puede ser tan
el paciente ha de cambiarse de ropa. En ocasiones, aunqu.
pre, el paciente nota que su piel enrojece o percibe una o.   . de
calor.

La sudoración excesiva es mucho más probable en un estadio
más avanzado de la enfermedad y en pacientes que toman múltiples medicaciones para el Parkinson. La disminución de la dosis de carbidopa/levodopa (Sinemet, Madopar) puede contribuir a aliviar estos episodios. A veces la sudoración se produce exclusivamente en los períodos *off*, cuando el nivel de medicación es bajo (véase el cap. 12 para una explicación de los períodos *on* y *off*). Sin embargo, muchos pacientes apenas observan una correlación entre el momento de tomar la medicación y los episodios de sudoración. La sudoración episódica puede aparecer y después desaparecer o mejorar notablemente de manera espontánea, incluso sin ajustes de la medicación.

ALTERACIÓN DE LOS PATRONES DE SUEÑO

Aunque nadie conoce la razón, la enfermedad de Parkinson se asocia con una alteración de los patrones de sueño. Algunos pacientes se sienten somnolientos durante el día y dan cabezaditas fácilmente, quedándose incluso dormidos en situaciones sociales y a la hora de las comidas. El problema puede tener suficiente gravedad como para denominarse *inversión día/noche*, en la cual el paciente está despierto por la noche y duerme durante el día.

Pero incluso los pacientes que duermen bien durante la noche pueden sentirse excesivamente somnolientos durante el día. Su somnolencia puede relacionarse con la falta de sueño nocturno o con los fármacos que están tomando. La carbidopa/levodopa y los agonistas dopaminérgicos pueden ser sedantes. Cuando estas medicaciones son las responsables, plantean una situación muy difícil. Un paciente con Parkinson necesita esta medicación para evitar la rigidez y los síntomas de bloqueo durante el día, aunque tenga un efecto sedante. En ocasiones, pero no siempre, la dosis y la pauta de los diferentes fármacos pueden ajustarse para aliviar la somnolencia. Lamentablemente, la utilización de estimulantes, como las anfetaminas o el metilfenidato (Ritalin), no es eficaz como tratamiento de este problema.

Cuando se enfrentan a este tipo de problema terapéutico, los médicos a menudo hacen un análisis del riesgo-beneficio. Por ejemplo, los pacientes sin una enfermedad de Parkinson verdadera no se benefician del tratamiento con carbidopa/levodopa o agonistas dopaminérgicos. Si los fármacos se suprimen gradualmente, mejora el estado de alerta mental y los síntomas motores no empeoran.

Otros fármacos, como los somníferos o los medicamentos utilizados para tratar la ansiedad, la depresión, los espasmos musculares, el dolor y la incontinencia urinaria, también contribuyen a la somnolencia diurna. La disminución de la dosis o la supresión de este tipo de medicación ayuda al paciente a sentirse más alerta.

El tipo más frecuente de alteración del sueño, conocido como *fragmentación del sueño*, se produce cuando el paciente se despierta varias veces por la noche y tiene dificultades para volver a conciliar el sueño. La fragmentación del sueño puede ser difícil de tratar. Algunos pacientes se despiertan porque se sienten incómodos, rígidos e incapaces de darse la vuelta en la cama o de arreglarse la ropa de cama. Para otros, el temblor es lo suficientemente intenso en los estadios más ligeros del sueño como para despertarles e impedir que vuelvan a conciliar el sueño. La rigidez, la inmovilidad y el temblor se alivian con medicaciones antiparkinsonianas de acción prolongada carbidopa/levodopa (Sinemet CR), comprimidos de liberación controlada, en el momento de acostarse.

Hay pacientes que no tienen dificultades para conciliar el sueño cuando se acuestan, pero se despiertan muchas veces y no pueden volver a dormirse. Si no padecen síntomas motores, es preciso buscar otras causas. ¿Han bebido demasiado café u otras bebidas con cafeína? ¿Han tomado deprenilo (Selegilina), que puede actuar como un estimulante por la noche? ¿Han echado varias siestas durante el día y no han hecho el suficiente ejercicio? (En este caso, es posible que no estén lo suficientemente cansados como para dormir por la noche.) Recuerde además que incluso las personas ancianas sanas hacen más siestas durante el día y por la noche duermen menos horas.

Nosotros somos reacios a prescribir sedantes a los pacientes con enfermedad de Parkinson para ayudarles a dormir. Ya toman medicaciones que afectan a la función cerebral y añadir otros medicamentos similares puede afectar a su mente. Las medicaciones para dormir, los somníferos, producen efectos de larga duración y las personas que las toman experimentan confusión y desorientación al día siguiente. Éste es un problema mucho más frecuente con las personas ancianas, que experimentan alteraciones cognitivas preexistentes.

Los cambios del estilo de vida son la primera y la mejor defensa frente a las alteraciones del sueño. La mayoría de los cambios son simples: evitar el consumo de bebidas con cafeína por la tarde y por la noche, hacer más ejercicio físico y mental, evitar las siestas durante el día, igual que dormir hasta tarde por la mañana, beber un vaso de vino con la cena y tomar un tentempié en el momento de acostarse, como unas galletas y un vaso de leche caliente. Para algunas personas, el estómago lleno induce al sueño.

ERUPCIONES CUTÁNEAS

Por razones desconocidas, muchos pacientes desarrollan un tipo especial de erupción cutánea denominada *dermatitis seborreica*. La piel del cuero cabelludo y los surcos faciales de la nariz y de la boca presentan un aspecto enrojecido, escamoso y grasiento. La erupción del cuero cabelludo responde bien a los champúes de brea, y si aparece una erupción, estos champúes deben utilizarse una o dos veces a la semana. La irritación facial se trata aplicando cremas de esteroides en el área afectada. Debe tenerse cuidado de evitar que la crema vaya a los ojos o a la boca.

Esta erupción de la piel no es grave, aunque puede ser molesta y muy antiestética. No remite con las medicaciones antiparkinsonianas que son útiles para tratar los síntomas motores de la enfermedad.

NERVIOSISMO INTERNO

Un fenómeno sensorial conocido como *acatisia* (*a* significa «sin» o «no» y *kathisis* hace referencia a la acción de sentarse) es una sensación de nerviosismo interno, tan desagradable que el paciente se levanta y da vueltas compulsivamente para tratar de aliviarla. Esta sensación es la combinación de una impresión de malestar e inquietud. El término yiddish *shpilkes*, que significa literalmente tener hormigas en el culo, no es una mala descripción de la experiencia de la acatisia.

Los pacientes y sus familias han de conocer este síntoma porque no es habitual y rara vez se reconoce como relacionado con la enfermedad de Parkinson. Una persona que nunca ha experimentado una agitación inusitada puede empezar a quejarse de una sensación de inquietud y desasosiego, y de que no puede estarse quieta. En ocasiones, la actividad ayuda al paciente a sentirse mejor, aunque no siempre es así.

Es preciso que el paciente trate de cualquier sensación de nerviosismo e inquietud interna con el médico. Esta sensación puede guardar relación con la medicación antiparkinsoniana o puede ser un síntoma de Parkinson que responderá a otras medicaciones.

En el capítulo siguiente describiremos los síntomas del estadio avanzado de la enfermedad. Sin embargo, es importante mencionar una vez más que el ritmo al cual los pacientes desarrollan los síntomas varía enormemente. Muchos de los pacientes con Parkinson que estén leyendo este libro nunca tendrán que enfrentarse a gran parte de los síntomas descritos aquí. Incluimos una descripción del estadio avanzado de la enfermedad porque tratamos de ofrecer un perspectiva global de esta dolencia.

Capítulo 5

Enfermedad de Parkinson
en estadio avanzado

- ¿Qué representa el estadio avanzado de la enfermedad?
- ¿Cuáles son los síntomas que más probablemente son graves y cómo afectan al paciente?
- ¿Fallecen los pacientes de la enfermedad de Parkinson?

La enfermedad de Parkinson es un trastorno progresivo: continúa empeorando. Por ejemplo, a medida que avanza, el paciente tiene más dificultades con el movimiento facial, el parpadeo, la sonrisa espontánea y la expresión facial. Asimismo, aparecen dificultades crecientes que complican el quehacer cotidiano de manera independiente. Sin embargo, muchos pacientes con la enfermedad jamás alcanzan este estadio, ya que llevan una vida normal y continúan beneficiándose significativamente de la medicación antiparkinsoniana; pero este libro no sería completo si no describiéramos el estadio avanzado de la enfermedad.

Los diferentes pacientes reaccionan de manera distinta, tanto desde un punto de vista físico como emocional, a la enfermedad de Parkinson. Los pacientes experimentan niveles diferentes de discapacidad *real* y también difieren por lo que respecta hasta qué punto un síntoma concreto les resulta más o menos abrumador. Además, el cuerpo de algunos pacientes responde bien a determinadas medicaciones, mientras que otros no las toleran.

Como se ha descrito en el capítulo 1, es imposible predecir cómo progresará la enfermedad de un paciente. Cualquier cosa que digamos sobre este tema sólo puede ser muy general. Por consiguiente, algunos pacientes con la enfermedad en estadio avanzado experimentarán una discapacidad significativa después de unos nueve o diez años, y otros no alcanzarán este estadio durante quince años o más. En nuestra experiencia, los pacientes con una discapacidad significativa experimentada en menos de cinco años a menudo padecen un parkinsonismo y no la enfermedad de Parkinson. Algunos pacientes llegan a estar tan discapacitados que requieren la asistencia en una residencia especializada pero, una vez más, es casi imposible predecir si esto ocurrirá en un paciente determinado.

Todos los adultos competentes y capaces de tomar decisiones sobre su asistencia sanitaria futura deberían crear un documento escrito al que se hace referencia como *órdenes anticipadas de asistencia sanitaria* o *testamento vital*, en el que el paciente indica a los profesionales sanitarios qué forma de asistencia médica aceptaría o rechazaría en circunstancias médicas específicas. Todos los adultos también deben disponer de un documento llamado *poderes perdurables de asistencia sanitaria*, que designa a un individuo como la persona que tomará las decisiones sobre su asistencia médica si el paciente es incapaz de tomar dichas decisiones por sí mismo. Cualquier adulto puede ser víctima de un accidente o ponerse gravemente enfermo de pronto y es mejor para él y su familia, igual que para los médicos, que estos documentos estén preparados. Los pacientes en los que se establece el diagnóstico de enfermedad de Parkinson no son una excepción. No posponga la preparación de estos documentos, que en general pueden crearse con la ayuda del departamento de salud estatal o de un notario.

La esperanza de vida del paciente con esta enfermedad neurodegenerativa sólo es algo menor que la de las personas del mismo grupo de edad. Habitualmente un paciente no fallece de la enfermedad, aunque puede fallecer de algunos de los problemas secundarios asociados a la misma, como una neumonía o una caída con sus consecuencias.

Alrededor de quince o veinte años atrás, los pacientes con enfermedad de Parkinson se enfrentaban a serias dificultades. Hoy día, las nuevas medicaciones ayudan al paciente a evitar algunos de los síntomas más graves asociados con esta dolencia. En la actualidad están en curso numerosos estudios clínicos y de investigación que producirán nuevas terapias eficaces que esperamos que en el

Tabla 5.1: Áreas problemáticas en el estadio avanzado de la enfermedad.

Declive cognitivo y problemas conductuales.
Comunicación.
Dificultades con la micción.
Caídas.
Deterioro del rendimiento en las actividades de la vida diaria.
Disfunción sexual.
Deglución.
Problemas de deambulación y equilibrio.
Pérdida de peso.

futuro hagan innecesarias las descripciones del estadio avanzado de la enfermedad. Con estas salvedades importantes, más adelante ofreceremos una descripción clara y franca de los tipos de problemas a los que se enfrenta el paciente que en la actualidad está en un estadio avanzado de la enfermedad, igual que sus cuidadores. La tabla 5.1 resume los problemas que son frecuentes en los estadios avanzados de la enfermedad.

TEMBLOR

El temblor puede ser más intenso a medida que la enfermedad progresa, a pesar de que en los estadios más avanzados no es frecuente un temblor discapacitante. Numerosos pacientes mencionan que su temblor no es tan perturbador como solía ser, principalmente gracias a la eficacia de la medicación utilizada para este síntoma. Para la situación poco común en la que el temblor es intenso y discapacitante, es preciso considerar un tratamiento quirúrgico con una estimulación cerebral profunda, una talamotomía o una palidotomía (véase el cap. 15). Este tratamiento quirúrgico no debe considerarse a la ligera.

RIGIDEZ Y LENTITUD DEL MOVIMIENTO

A medida que avanza la enfermedad de Parkinson, las señales o impulsos neurales facilitados por la dopamina se hacen menos fiables, la rigidez muscular más intensa y los movimientos extremadamente lentos. La medicación confiere muchos beneficios para estos síntomas, aunque a menudo es preciso ajustar el plan y la dosis de la medicación. La medicación antiparkinsoniana continúa siendo eficaz en el estadio avanzado de la enfermedad, pero la respuesta a los medicamentos no es tan espectacular o tan duradera como en los estadios iniciales de la misma.

DOLOR

Es probable que los pacientes que sienten dolor asociado a la enfermedad tengan más problemas con este síntoma a medida que avanza la dolencia. El dolor del paciente con Parkinson tiene tres causas principales.

Primero, a medida que progresa la enfermedad, los músculos se vuelven más rígidos y a veces producen un dolor persistente, vago y profundo. Este dolor suele aliviarse con un ajuste de la medicación.

En segundo lugar, los cambios en el tono muscular pueden originar espasmos musculares parkinsonianos o distonía, que induce un tipo diferente de dolor. Frecuentemente estos espasmos afectan a los pies, pero a veces a las manos (véase el cap. 4). A menudo los espasmos musculares aparecen a medida que disminuyen los efectos de la medicación, en especial por la mañana. La solución más común es garantizar que el nivel de medicación no llegue a ser demasiado bajo como para provocar los espasmos. En general, esto se consigue administrando una medicación de liberación controlada a la hora de acostarse o bien otra dosis de la medicación durante la noche. En ocasiones, las inyecciones de toxina botulínica en el músculo hiperactivo lo debilitarán, disminuyendo los espasmos y aliviando el dolor asociado a esta distonía.

En tercer lugar, las personas con Parkinson también experimentan otras dolencias habituales de los pacientes ancianos como la artritis, la bursitis o la tendonitis. Los tratamientos de dichos problemas incluyen analgésicos y son diferentes de las medicaciones para el Parkinson, de modo que el paciente y el médico han de establecer qué alteración está causando el problema.

Voz

A pesar de que los problemas del habla ya son frecuentes en los estadios leve y moderado de la enfermedad, en el estadio avanzado la comunicación puede deteriorarse significativamente. Después de años de padecer la enfermedad, la voz del paciente se vuelve progresivamente más débil, más vacilante y suave, casi un susurro o, quizá, rápida en exceso o apresurada. En último término, los demás tienen dificultades para entender lo que dice el paciente. A veces el grado de deterioro del habla oscila durante el día, ya que la medicación antiparkinsoniana actúa por ciclos confiriendo un mayor y un menor beneficio a lo largo de las veinticuatro horas. Algunos pacientes observan que su voz se vuelve más fuerte, firme y clara aproximadamente una hora después de tomar la dosis de la medicación. Para otros pacientes, su voz empeora con el efecto máximo de la medicación. Empiezan a hablar de forma rápida, con un lenguaje cada vez más vacilante. La voz también empeora cuando el paciente está cansado o nervioso.

Además de la medicación, también están disponibles dispositivos mecánicos y electrónicos que son útiles para la comunicación. Un micrófono portátil ayuda con el habla débil, aunque probablemente no sea útil para un paciente con un lenguaje titubeante. Recientemente se ha suscitado cierto interés en las inyecciones de colágeno en las cuerdas vocales y, para pacientes seleccionados, esta estrategia puede mejorar el volumen de la voz.

Más a menudo que otras personas de la misma edad, el paciente con Parkinson se queja de dificultades para encontrar la palabra que desea decir. Las pizarras o tableros con letras o palabras escritas permiten que el paciente señale la palabra que tiene en la punta de la lengua, y también son útiles para los pacientes que tienen dificultades para recuperar de su memoria la palabra que desean decir. Con teclados diseñados especialmente, una clave produce un mensaje programado en la pantalla del ordenador o un mensaje hablado por el ordenador. Un dispositivo consiste en la pantalla de un ordenador que muestra numerosos recuadros, conteniendo cada recuadro una frase. El paciente puede señalar la frase que desea decir. En la pantalla del ordenador cada paciente puede programarse sus propias frases.

ESCRITURA

En el estadio más avanzado de la enfermedad, la escritura llega a ser tan pequeña que en realidad es casi ilegible o imposible descifrar los garabatos que ha escrito el paciente. El proceso de escribir a mano también se hace más lento y penoso hasta que prácticamente se convierte en un medio poco útil de comunicación, aun cuando la escritura sea legible. Los problemas de escritura son especialmente graves cuando el paciente tiene que firmar un cheque u otros documentos.

El grado hasta el cual la escritura deteriorada constituye una discapacidad grave depende de una serie de factores, tal como si el paciente todavía sigue trabajando, si vive con un cuidador y si puede basarse en otros medios de comunicación como un dictáfono o un ordenador y su teclado. Para algunos pacientes este deterioro significa un problema gravísimo, mientras que para otros sólo representa un ligero inconveniente.

EQUILIBRIO Y DIFICULTADES DE MOVIMIENTO

Los pacientes con una enfermedad avanzada consideran difícil efectuar maniobras físicas comunes, como levantarse de una silla o entrar y salir de un vehículo, y pueden necesitar ayuda.

Las dificultades de deambulación empiezan como una marcha de pasos cortos, que progresa hasta arrastrar los pies, y en el estadio avanzado incluyen un bloqueo, en el que el paciente parece tener los pies pegados al suelo. Si el paciente se mueve o se da la vuelta cuando se produce el bloqueo, puede caerse. En realidad, el equilibrio es tan deficitario que el paciente tiene dificultades para mantenerlo simplemente cuando está de pie, sin moverse. Los pacientes con una pérdida extrema del equilibrio caen con una ligera provocación o incluso de manera espontánea. Estas caídas ocurren tan rápidamente y con tan poco aviso previo que el paciente no tiene tiempo de extender sus brazos para protegerse y a menudo se hace daño. Son frecuentes los traumatismos leves como las contusiones y las laceraciones de la piel, pero también son posibles otros más graves que incluyen traumatismos craneales y fracturas óseas de la cadera, el brazo, la muñeca o las costillas. El paciente con Parkinson necesita tomar precauciones y contar con una vigilancia cada vez mayor para evitar lesiones innecesarias. Para los pacientes que caen con frecuencia, son útiles las rodilleras y las coderas.

Puesto que el paciente en un estadio avanzado considera poco seguro o incluso imposible andar sin ayuda, puede progresar desde la utilización de un bastón para andar hasta quedar confinado en una silla de ruedas. En muchos pacientes con problemas de deambulación mejora su estabilidad y andan con más soltura simplemente apoyándose en un bastón. Algunos pacientes necesitan un andador, pero otros consideran que el andador interfiere con su capacidad para andar. Algunos pacientes piensan que un andador provisto de cuatro ruedas y un freno de mano les ayuda a conservar su capacidad para andar.

El paciente puede mostrarse reacio a utilizar una silla de ruedas porque la interpreta como un símbolo de la pérdida final de movilidad y de independencia. Sin embargo, no es así. Una silla de ruedas utilizada de manera apropiada permite al paciente en un estadio avanzado salir y socializarse y disfrutar yendo de compras, a conciertos y a espectáculos, en definitiva a sitios a los que de lo contrario le sería difícil acceder. La utilización de una silla de ruedas también protege al paciente frente a los traumatismos, algunos de los cuales son causa corriente de una discapacidad adicional.

El fisioterapeuta puede enseñar al paciente que se encuentra en un estadio avanzado, y también a su familia, nuevas estrategias de movimiento para utilizarlas cuando se levanta de una silla o de la cama, cuando se da la vuelta en la cama, y cuando da la vuelta y cambia de dirección mientras anda.

DEGLUCIÓN Y BABEO

La deglución es un acto que efectuamos sin pensar (inconsciente) y, cuando el reflejo se ralentiza progresivamente en la enfermedad de Parkinson, provoca babeo. El ser humano produce saliva permanentemente y, si no la tragamos, se acumula en la boca. Como se ha mencionado en el capítulo 4, el babeo suele empezar por la noche y el paciente se levanta por la mañana encontrando la almohada o la ropa de cama empapada por completo. Es frecuente el babeo intermitente, leve durante el día, pero sólo un reducido número de pacientes en estadio avanzado desarrolla problemas graves de babeo.

Si el babeo representa un problema significativo, el médico prescribirá medicamentos anticolinérgicos como el trihexifenidilo (Artane), benzatropina (Cogentin) y etopropacina (Parsitan y Parsidol). Los medicamentos anticolinérgicos tienen tendencia a producir sequedad de boca y a menudo son eficaces aliviando o reduciendo el babeo. No obstante, estas medicaciones producen otros efectos indeseables como somonolencia, confusión o retención urinaria. Si los efectos secundarios que afectan a la función cerebral (como la somnolencia y la confusión) constituyen una preocupación, se deben elegir los anticolinérgicos sin efectos sobre el sistema nervioso, como la oxibutinina (Ditropan) o la tolterodina (Detrol). Como se ha mencionado en el capítulo 4, en algunos pacientes es útil un nuevo tratamiento que consiste en la administración de inyecciones de toxina botulínica en las glándulas salivales.

Pueden producirse problemas significativos de la deglución, que se ponen de relieve por primera vez cuando el paciente tiene dificultades para tragar los comprimidos o nota que tose con frecuencia, o incluso se ahoga, durante o después de las comidas. Estos problemas pueden dar lugar a una pérdida de peso significativa.

Es preciso que los pacientes con estos tipos de dificultades de deglución pongan sobre aviso de inmediato a su médico debido al peligro de aspiración, proceso en el que las partículas de alimentos alcanzan los pulmones en lugar de descender por el esófago hasta el estómago. Un paciente que aspira alimentos corre el riesgo de desarrollar una *neumonía por aspiración*, un proceso infeccioso que produce dificultades de respiración. Si su médico sospecha que sus dificultades para deglutir le hacen correr un riesgo de aspiración, en general le remitirá a un logopeda con experiencia en la disfunción de la deglución.

En un examen diagnóstico de realización frecuente llamado *radiografía baritada* (o radiografía con bario, un contraste radiológico), el logopeda solicita al paciente que tome alimentos y líquidos de diversas consistencias. Los líquidos contienen bario y son visibles en una radiografía a medida que avanzan en el proceso de la deglución. El radiólogo y el logopeda observan cuidado-samente cómo se produce la deglución, anotan cualquier proble-ma, evaluando el riesgo de aspiración con diferentes consistencias de los alimentos y deciden el tipo de tratamiento que es preciso instituir.

En ocasiones el examen no demuestra un riesgo sustancial de aspiración o sólo pone de relieve un riesgo sustancial en ciertas circunstancias. Por ejemplo, un paciente es capaz de tragar alimen-tos de consistencia espesa y gelatinosa pero tiene dificultades con los líquidos claros o los alimentos que se desmenuzan fácilmente. El logopeda utilizará esta información para recomendar al pacien-te una dieta individual.

Los pacientes con problemas de deglución han de tomar ali-mentos blandos o cortar la comida en pequeños bocados. También han de beber líquidos con agentes espesantes o suplementos dieté-ticos líquidos como Ensure.

Para los pacientes cuyas dificultades de deglución y la pérdida de peso no se solucionan adecuadamente con este tratamiento con-servador, el médico puede llevar a cabo un procedimiento quirúr-gico, habitualmente de manera ambulatoria, en el cual inserta un tubo a través de la pared abdominal en el estómago. El procedi-miento, denominado *gastrostomía endoscópica percutánea* (GEP), se utiliza para suministrar nutrición y la medicación a un paciente que no puede tragar o para el que el peligro de aspiración es dema-siado grande cuando traga alimentos o líquidos.

La inserción de un tubo de GEP representa un paso serio y es preciso que el paciente y su familia se hayan asegurado de que pri-mero se han agotado todas las medidas terapéuticas menos invasi-vas, incluyendo el ajuste de la medicación antiparkinsoniana. Tam-bién es preciso tener en cuenta la calidad básica de vida del paciente cuando se considera una GEP. La inserción de un tubo de GEP permite que el paciente sea alimentado y reciba una nutrición apropiada, pero no todos los pacientes desean tomar estas medi-das. Es preciso que los miembros de la familia discutan el proble-ma entre ellos y con el médico.

DETERIOROS DEL SISTEMA AUTÓNOMO

CONTROL VESICAL Y DIFICULTADES URINARIAS

Como se ha mencionado en el capítulo 4, las dificultades urinarias suelen aparecer como *un aumento de la frecuencia de las micciones* (viajes frecuentes al baño), *necesidad imperiosa de orinar* (una necesidad súbita de orinar de inmediato) e *incontinencia urinaria* (la pérdida del control de la micción). Estas dificultades son molestias frecuentes, incluso entre personas ancianas sin una enfermedad de Parkinson. Aunque es frecuente que los pacientes experimenten dificultades urinarias, en sí misma la enfermedad de Parkinson no siempre es la causa primaria. En primer lugar, examinaremos los problemas urinarios que se plantean en el estadio avanzado de la enfermedad y, a continuación, revisaremos algunas otras causas de estos problemas.

Si experimenta usted cualquiera de estos problemas, es necesario que los trate con su médico, ya que es el único medio en que éste le puede ayudar. Es posible que sea más franco con su médico si tiene en cuenta que no es el único paciente con problemas urinarios; el médico suele ayudar a otros pacientes con este mismo problema.

Un paciente con micciones muy frecuentes ha de ir al baño dos, tres o cuatro veces durante la noche. Esto no es normal y perturba el sueño. Siempre que se produce una incontinencia urinaria, el médico ha de determinar si el paciente es incapaz de controlar adecuadamente su vejiga urinaria o si el principal problema es que el enfermo se mueve con demasiada lentitud (debido al Parkinson) por lo que no llega a tiempo al baño, en especial por la noche. Es preciso distinguir estos dos problemas, ya que la estrategia terapéutica es muy diferente.

Si el problema es una disfunción urinaria real, el médico le recetará medicaciones útiles en el tratamiento de la frecuencia de las micciones, necesidad imperiosa de orinar e incontinencia. La mayoría de estos medicamentos son bien tolerados. Algunas medicaciones afectan al tono de la vejiga urinaria y de los músculos que controlan la liberación de orina; otros reducen directamente la irritabilidad vesical y enlentecen la frecuencia de las micciones. Estos medicamentos incluyen la tolterodina (Detrol) y la oxibutinina (Ditropan). Una dosis de la medicación en el momento de acostarse mejora significativamente las perturbaciones del sueño debidas a las molestias vesicales.

Cuando el problema es llegar a tiempo al baño, una de las estrategias del médico es modificar la pauta de las medicaciones antiparkinsonianas básicas con el objetivo de mejorar el control de los movimientos lentos y de la marcha, en especial por la noche, cuando los niveles sanguíneos de la medicación tienden a ser más bajos. Alternativamente, una solución simple es tener a mano un orinal, dejándolo cerca de la cama. Si el paciente piensa que sus episodios de incontinencia urinaria son inevitables, puede utilizar pañales. Los varones pueden utilizar catéteres-condones por la noche o incluso durante el día. El catéter-condón se adapta sobre el pene como un condón y está provisto de un tubo en un extremo que recoge y drena la orina en una bolsa, pero no se inserta ningún tubo en el pene.

Otros problemas urinarios frecuentes no guardan relación con la enfermedad. Por ejemplo, las infecciones de las vías urinarias (IVU) producen síntomas idénticos a los problemas urinarios debidos a la enfermedad de Parkinson, a pesar de que las IVU pueden ser causa de fiebre y dolor. Cuando un paciente se queja de una mayor frecuencia de micciones y de la necesidad imperiosa de orinar, en primer lugar el médico ha de descartar una IVU como causa de estos síntomas, aun cuando el paciente no experimente fiebre o dolor cuando orina. Estas infecciones se detectan con un simple análisis de orina y son fáciles de tratar con antibióticos administrados por vía oral. La mayoría de los pacientes que se quejan de un aumento de las micciones y de la necesidad imperiosa de orinar no presenta ningún signo de infección.

La causa más frecuente del aumento de la frecuencia de micciones y la necesidad imperiosa de orinar en varones que están en la sexta o séptima década de la vida es la *hipertrofia prostática benigna*, un aumento de tamaño de la próstata. La próstata es la glándula que rodea la uretra, el conducto que transporta la orina fuera del cuerpo. Si la próstata aumenta de tamaño, comprime la uretra y provoca dificultades urinarias.

Es preciso que un varón con enfermedad de Parkinson que desarrolla síntomas urinarios sea evaluado por un urólogo experimentado con los problemas urinarios observados en el Parkinson. Un urólogo experto puede ayudar al neurólogo a determinar si el grado de aumento de tamaño de la próstata parece consistente con la gravedad de los síntomas urinarios. La cirugía prostática para reducir el tamaño de la próstata sólo es una alternativa razonable si el urólogo está relativamente seguro de que el tamaño de la próstata, y no la enfermedad de Parkinson, es el principal responsable. Si la principal fuente de los síntomas es la enfermedad de Parkinson, en realidad la cirugía prostática más que mejorar los síntomas, los empeorará.

Cuando una mujer con enfermedad de Parkinson experimenta problemas urinarios, debe ser evaluada tanto por un ginecólogo como por un urólogo. Los embarazos provocan la relajación de los músculos que rodean los órganos pélvicos como la vejiga y en ocasiones son responsables del aumento de la frecuencia de las micciones, la necesidad imperiosa de orinar y la incontinencia en la postrimería de la vida. Algunas mujeres necesitan un tratamiento quirúrgico para reposicionar la vejiga que ha descendido, o se ha prolapsado, en el área pélvica.

ESTREÑIMIENTO

El estreñimiento es un problema muy frecuente en el estadio avanzado de la enfermedad y empeora a medida que ésta progresa. Para algunos pacientes, el estreñimiento es un problema muy perturbador. Para más información, incluyendo los tratamientos, véase el capítulo 4.

DISFUNCIÓN SEXUAL

Algunos pacientes experimentan una disfunción sexual, pero la mayoría no. En varones el problema sexual más frecuente es la incapacidad para lograr la erección. La disfunción eréctil (o impotencia) se puede desarrollar en cualquier estadio de la enfermedad, pero eso es algo más probable (aunque no seguro) durante el estadio avanzado. Puede asociarse a la propia enfermedad, aunque numerosas dolencias, que incluyen la diabetes y las enfermedades arteriales (arteriosclerosis), pueden causar este problema o empeorarlo.

Hay disponibles numerosos tratamientos para este tipo de disfunción sexual. Los remedios que son razonablemente eficaces incluyen el sildenafilo (Viagra), que se administra por vía oral, o el alprostadilo (Caverject), una inyección no dolorosa autoadministrada en el pene. También están disponibles algunos dispositivos mecánicos como la ventosa, que son útiles para lograr la erección. Por otra parte, como último recurso, queda la cirugía, aunque rara vez es útil para varones con enfermedad de Parkinson.

En mujeres con esta enfermedad no se ha estudiado en profundidad la disfunción sexual. Los estudios preliminares sugieren que las mujeres afectadas por la enfermedad experimentan menos satisfacción sexual y dificultades para alcanzar el orgasmo, pero se requiere un mayor número de estudios.

Sin ninguna duda, una relación afectuosa y tierna es una ventaja para afrontar cualquier enfermedad crónica, incluyendo la enfermedad de Parkinson. La obra de Lucille Carlton *In Sickness and in Health: Sex, Love and Chronic Illness* [En la salud y en la enfermedad: sexo, amor y enfermedades crónicas] aborda muchos medios tanto físicos como emocionales de demostrar amor y afecto cuando los problemas físicos hacen imposible el coito. (En Estados Unidos, este libro está agotado. Puede buscarlo en librerías de segunda mano o a través de una empresa que efectúe búsquedas de libros agotados, que puede encontrar a través de Internet.)

HIPOTENSIÓN ORTOSTÁTICA O DESVANECIMIENTOS DESPUÉS DE LEVANTARSE

Normalmente, cuando nos levantamos desde una posición en sedestación o en decúbito supino, nuestro sistema nervioso autónomo rápidamente reajusta la presión arterial con el objetivo de mantener un flujo sanguíneo constante e ininterrumpido hasta el cerebro. En una serie de enfermedades neurodegenerativas como el Parkinson y la atrofia multisistémica (AMS), este reflejo se vuelve perezoso. Al levantarse, especialmente después de haber permanecido sentado durante mucho rato, el paciente se marea o experimenta un desvanecimiento durante breves momentos hasta que la presión arterial y el flujo sanguíneo que lleva al cerebro se reajustan. Este proceso se denomina *hipotensión ortostática*. (La hipotensión es una presión arterial baja; y la hipertensión es una presión arterial alta.)

Se dispone de diversas estrategias para tratar este problema. La más obvia es levantarse más despacio y permanecer quieto hasta orientarse antes de empezar a andar. Para un paciente con hipotensión ortostática, la sangre se acumula en las piernas mientras está sentado, y llevar medias elásticas de compresión contribuye a reducir la cantidad de líquido.

Las medicaciones disponibles para tratar la hipotensión ortostática incluyen la fludrocortisona (Florinef) y la midodrina (Pro-Amatine). Otras estrategias incluyen aumentar el volumen sanguíneo total, lo que contribuye a mantener la presión arterial a un nivel ligeramente mayor. Es importante beber líquidos en abundancia, como mínimo seis vasos de un cuarto de litro de líquido al día, en especial durante los meses estivales, y de preferencia, agua. Algunas bebidas como el té, el café y algunas sodas pueden actuar como diuréticos eliminando diversos líquidos corporales, de modo que si las consume, beba también agua. Un mayor consumo de sal también contribuye a retener más líquidos y a mantener el volumen sanguíneo. El paciente puede utilizar el salero con mayor libertad, beber consomé o tomar comprimidos de sal (NaCl).

En algunas medicaciones que disminuyen la presión arterial, el mecanismo de acción es aumentar la excreción de líquidos corporales, y algunas actúan como diuréticos con un efecto similar. El médico debe evaluar de nuevo la utilización de estas medicaciones para pacientes con hipotensión ortostática y permitir una presión arterial algo mayor para evitar esta disminución excesiva de los valores cuando el paciente cambia de posición.

SÍNTOMAS INDUCIDOS POR LOS MEDICAMENTOS

Las medicaciones antiparkinsonianas pueden producir efectos secundarios relacionados con la propia medicación, como molestias gástricas, náuseas, mareo, fatiga, hipotensión ortostática (véase previamente), fluctuaciones motrices relacionadas con el propio fármaco, discinesia y alucinaciones (véase el cap. 12). Los *efectos secundarios* no son un signo de toxicidad de la medicación sino las consecuencias involuntarias que surgen cuando se toman algunas medicaciones. Los efectos secundarios de las medicaciones suelen ser no deseados, como la aparición de una erupción cutánea cuando se toma un antibiótico o la somnolencia cuando se sigue un tratamiento con un antihistamínico. En ocasiones, los efectos secundarios resultan muy prácticos; por ejemplo, la sequedad de boca como efecto secundario de algunas medicaciones antiparkinsonianas es útil para controlar el babeo. Y algunos efectos secundarios son intolerables, tal como el insomnio causado por algunos antibióticos. En su mayor parte, cuando se interrumpe la medicación, los efectos secundarios desaparecen, aunque algunos necesitan cierto tiempo para desaparecer por completo.

Los *efectos tóxicos* son diferentes. Cuando un fármaco es tóxico produce efectos deletéreos a largo plazo. No se dispone de pruebas de que los medicamentos antiparkinsonianos sean tóxicos.

En los capítulos 12 y 13 se proporciona información específica sobre los efectos secundarios de las medicaciones. En general, puesto que la levodopa y otros medicamentos relacionados se utilizan tan ampliamente y con tanta eficacia como tratamiento de la enfermedad de Parkinson, también son responsables de los numerosos efectos secundarios que experimenta un paciente. Es preciso ajustar la dosis de medicación, los tipos de fármacos o la pauta de administración para eliminar los efectos secundarios. Si nota algún problema y cree que puede estar causado por la medicación, asegúrese de hablar de ello con su médico.

PROBLEMAS CONDUCTUALES Y SÍNTOMAS PSIQUIÁTRICOS

Los síntomas conductuales y psiquiátricos del estadio avanzado de la enfermedad son de dos clases: los inducidos por la enfermedad y los que son consecuencia de la medicación. Como se ha mencionado previamente, el capítulo 12 describe con detalle los síntomas relacionados con la medicación. En este capítulo detallaremos principalmente los síntomas originados por la enfermedad.

SÍNTOMAS INDUCIDOS POR LA ENFERMEDAD DE PARKINSON

Declive cognitivo o de la capacidad mental. En la mayor parte del curso de la enfermedad, los pacientes mantienen una buena función cognitiva, pero después de cinco, diez o más años, en el estadio avanzado pueden desarrollar problemas de confusión y memoria, conocidos como *demencia*. Uno de cada cuatro o cinco pacientes experimentará el grado suficiente de demencia como para interferir con las actividades de su vida diaria (véase el cap. 6).

Depresión y ansiedad. Numerosos pacientes experimentan depresión o ansiedad, o ambas. La depresión produce sentimientos de baja autoestima y de desesperanza, perturbaciones del sueño y cambios del apetito. La ansiedad también induce una sensación de malestar que va de leve a intensa. El tratamiento médico estándar para la depresión y la ansiedad es satisfactorio para el paciente con Parkinson (véanse los caps. 3 y 6).

Fatiga. Los pacientes que se cansan con facilidad, de manera desproporcionada al esfuerzo que han hecho, han de saber que no son los únicos. Se estima que el 40% de pacientes con Parkinson experimenta cierto grado de fatiga y discapacidad que puede ser intensa. La fatiga a menudo desencadena un círculo vicioso en el cual el paciente es cada vez menos activo, lo que da lugar a una disminución adicional de la energía. Aunque puede sonar paradójico, una mayor actividad y práctica de ejercicio físico contribuye a una mayor fuerza y resistencia. La medicación disponible en la actualidad no es muy eficaz en el tratamiento de la fatiga.

SÍNTOMAS INDUCIDOS POR LA MEDICACIÓN

Puesto que la medicación utilizada para aliviar los síntomas actúa afectando a la química cerebral, en ocasiones se asocia a efectos secundarios psiquiátricos y conductuales. A medida que avanza la enfermedad, se requieren dosis más altas de los medicamentos y los efectos secundarios se convierten en un problema. Efectos secundarios especialmente perturbadores son las alucinaciones y delirios (ideas o creencias falsas) asociados a los fármacos. Estos efectos secundarios no aparecen en todos los pacientes pero, cuando se presentan, afectan notablemente a éstos y a los miembros de su familia.

Cuando se reduce la dosis de la medicación causante de los efectos secundarios o se interrumpe el tratamiento, estos efectos secundarios mentales alarmantes desaparecen, pero reaparecen los síntomas motores. En otras palabras, el paciente y el médico se enfrentan al problema de elegir entre las alucinaciones inducidas por la medicación y un temblor intenso. Sin embargo, la elección no es necesariamente tan simple. En la actualidad está disponible una serie de nuevos medicamentos y nuevas combinaciones de las medicaciones más antiguas que pueden reducir los síntomas psiquiátricos y permiten que el paciente siga disfrutando de los beneficios de la medicación.

PÉRDIDA DE PESO POR CAUSA DESCONOCIDA

A veces, en pacientes en estadio avanzado de la enfermedad se produce una pérdida de peso sin razón aparente, incluso cuando no tienen problemas de deglución. Habitualmente se remite el paciente a su médico de atención primaria para un examen médico general detallado en busca de otros procesos médicos que puedan ser la causa de la pérdida de peso. Con frecuencia este examen no revela ninguna otra causa. Aunque la causa exacta sigue siendo poco clara, se supone que este tipo de pérdida de peso guarda relación con los propios síntomas del estadio avanzado.

PROBLEMAS DE LAS ACTIVIDADES DE LA VIDA DIARIA

En el estadio avanzado de la enfermedad, se vuelven cada vez más lentas y penosas las actividades rutinarias de vestirse, asearse y alimentarse. Los miembros de la familia han de ayudar cada vez más al paciente con las actividades de la vida diaria como abrocharse un botón, un broche, y cerrar la cremallera, o ponerse los pantalones o la ropa interior.

Los fisioterapeutas pueden orientar al paciente y a su familia de muy diversas formas para abordar la pérdida de destreza y la lentitud de movimientos. Por otra parte, están disponibles numerosos dispositivos que ayudan al paciente con Parkinson y que incluyen el velcro para sustituir botones y cremalleras en zapatos y ropa, calzadores de mango largo y cubiertos más fáciles de manipular. También debe adaptarse el domicilio del paciente, con asideros junto a la bañera, asientos o taburetes para la ducha, asientos elevados para el retrete, y orinales. Estos dispositivos no sólo ayudan al paciente a llevar a cabo tareas simples, sino que permiten que siga siendo independiente. Esta independencia es muy importante para los pacientes, tanto por razones físicas como psicológicas.

Permanentemente se desarrollan nuevos tratamientos para la enfermedad de Parkinson y esperamos que, en los años venideros, hagan que esta descripción del estadio avanzado sea un documento de interés meramente histórico.

Capítulo 6

Cambios conductuales y síntomas psiquiátricos

- ¿De qué manera se ven afectadas la capacidad mental y la memoria con la enfermedad de Parkinson?
- ¿Cómo se ven afectados el humor y la motivación?
- ¿Cuáles son los síntomas psiquiátricos desarrollados como un efecto secundario de la administración de medicación antiparkinsoniana?

Los síntomas característicos de esta enfermedad, resumidos en el acrónimo TRAP —temblor, rigidez, lentitud del movimiento y problemas posturales o dificultades con el equilibrio— guardan relación con la función motriz. Sin embargo, la enfermedad, igual que los fármacos utilizados para tratarla, puede provocar diversos síntomas cognitivos, conductuales y psiquiátricos. En este capítulo describiremos estos síntomas y las medidas que se toman para tratarlos.

SÍNTOMAS COGNITIVOS

En el estadio precoz de la enfermedad, los pacientes rara vez experimentan una alteración significativa de la capacidad para pensar y comunicarse. Puesto que sus capacidades cognitivas (mentales) están intactas, no experimentan dificultades para llevar a cabo los aspectos mentales de sus responsabilidades laborales. De hecho, los problemas cognitivos desarrollados precozmente indican una forma de parkinsonismo diferente de la verdadera enfermedad de Parkinson (véanse los caps. 9 y 10).

No obstante, esto no significa que el paciente en estadio precoz o moderado de la enfermedad no experimente alteraciones de sus funciones cognitivas. En el tratamiento de la enfermedad de Parkinson no se requiere un examen neuropsicológico formal, pero en los pacientes que se someten a dichos exámenes a menudo se detectan diversas anomalías menores comparado con personas de la misma edad sin la enfermedad. Los exámenes incluyen la administración de una serie de cuestionarios con la guía de un neuropsicólogo con la finalidad de evaluar su capacidad en áreas como la memoria, resolución de problemas, resolución de rompecabezas, comprensión de la lectura, pensamiento abstracto, agudeza mental y juicio. Para pacientes con enfermedad de Parkinson, en general estos exámenes demuestran alguna prueba de cambios cognitivos, específicos y leves. La mayoría de pacientes compensan estos cambios específicos de modo que su rendimiento en el trabajo y en la vida del hogar no se altera de manera importante.

En algunos ámbitos, los exámenes neuropsicológicos en el estadio precoz de la enfermedad son útiles como instrumento diagnóstico. Cuando un paciente en estadio precoz demuestra los déficit típicos y predecibles asociados a la dolencia en este estadio, el neurólogo confirma que el diagnóstico es correcto. Si en el examen neuropsicológico formal el paciente manifiesta precozmente cambios cognitivos o de la personalidad más serios, es probable que se diagnostique un proceso neurológico diferente, quizás un trastorno que afecta a un mayor número de áreas del cerebro que el Parkinson. Estos tipos de procesos neurológicos pueden estar causados por una forma de parkinsonismo denominada *enfermedad difusa de los cuerpos de Lewy* o incluso por la enfermedad de Alzheimer (véase el cap. 10). Un diagnóstico preciso de los trastornos neurológicos permite que el paciente y su familia planifiquen apropiadamente el futuro, con una comprensión general de cómo es probable que la enfermedad les afecte a medida que pasen los años.

Se ha suscitado un interés considerable en la idea de que los hallazgos de los exámenes neurológicos iniciales pueden determinar qué pacientes corren un mayor riesgo de desarrollar más tarde problemas cognitivos de consideración. Pero para confirmar o descartar este concepto sería necesario un seguimiento prolongado de los pacientes y, lamentablemente, no se han llevado a cabo estudios adecuados. Por consiguiente, en este momento los resultados de los exámenes neuropsicológicos iniciales no son útiles para predecir si en último término un paciente desarrollará problemas cognitivos de gravedad.

En los estadios más avanzados de la enfermedad, el paciente puede desarrollar una pérdida de memoria y confusión más profundas. Alrededor del 20 al 25% de pacientes en estadio avanzado desarrolla una *demencia*, el término médico utilizado para describir los problemas de pensamiento y memoria de la suficiente gravedad como para interferir con las actividades cotidianas. Sin embargo, no es posible predecir qué pacientes con la enfermedad desarrollarán este problema discapacitante.

La disminución de la dosis o la supresión de algunas medicaciones antiparkinsonianas conducen a veces a una mejora del estado mental del paciente. Por desgracia, en general la disfunción cognitiva no responde a ninguna de las medicaciones disponibles en la actualidad, aunque se están examinando activamente nuevas y prometedoras vías de investigación terapéutica.

SÍNTOMAS CONDUCTUALES

Como se ha mencionado en el capítulo 3, los pacientes pueden experimentar cambios conductuales como depresión, ansiedad, apatía y fatiga. Para un pequeño porcentaje de pacientes, éstos son los síntomas iniciales del estadio precoz de la enfermedad, a pesar de que dichos síntomas son tan imprecisos que es poco probable que los médicos los relacionen con el inicio de la misma. En ocasiones visitamos a pacientes que inicialmente recibieron tratamiento para la depresión pero que más tarde desarrollaron una enfermedad de Parkinson.

DEPRESIÓN

La depresión es un problema significativo en alrededor del 40% de pacientes. Como se ha mencionado en el capítulo 3, una depresión grave es diferente de la consternación y sufrimiento que el paciente experimenta cuando recibe el diagnóstico de esta dolencia neurológica degenerativa. Además, numerosos pacientes se desmoralizan y se sienten frustrados con su cuerpo porque ya no responde como lo hacía. Pero la depresión grave se relaciona normalmente con sentimientos incontenibles de desesperanza, impotencia y falta de autoestima, igual que alteraciones del apetito y perturbaciones del sueño.

Algunos médicos creen que la depresión grave del paciente con Parkinson es consecuencia de la alteración de los sistemas de los neurotransmisores en el cerebro. Y se dispone de algunas pruebas de que es así. Por ejemplo, muchos pacientes experimentan depresión antes de presentar cualquier otro signo de la enfermedad. Esto sugiere que, como mínimo algunas formas de depresión reflejarían cambios subyacentes de la química cerebral. Del mismo modo, si la depresión fuera exclusivamente una reacción personal a la discapacidad, sería predecible que aumentara al mismo ritmo a medida que avanza la enfermedad, pero los estudios clínicos llevados a cabo no han podido confirmarlo.

Consideramos que la depresión en la enfermedad de Parkinson se debe principalmente a cambios de la neuroquímica, de los neurotransmisores, del cerebro. La preocupación por padecer una enfermedad progresiva crónica contribuye a la depresión, pero los cambios bioquímicos desempeñan un papel preponderante en el desarrollo de la grave depresión asociada a esta enfermedad.

Cuando la depresión aparece de forma precoz, los médicos pueden pasar por alto los síntomas incipientes de la enfermedad de Parkinson, ya que se produce una superposición considerable entre los síntomas de la enfermedad y los síntomas de la depresión. Los pacientes que están deprimidos parecen presentar síntomas de enfermedad de Parkinson, y los pacientes con esta enfermedad presentan síntomas que mimetizan la depresión. Por ejemplo, la pérdida de la expresión facial, la cara de máscara, puede confundirse con un aspecto deprimido, y la lentitud y la postura encorvada del paciente con Parkinson pueden confundirse con la marcha y la postura de una persona con depresión. Cuando en una persona con esta enfermedad neurodegenerativa se establece el diagnóstico por error de depresión, el diagnóstico correcto se hace evidente con el tiempo a medida que aparece el típico temblor de reposo o cuando la lentitud de los movimientos empieza a interferir con las actividades de la vida diaria.

La depresión se trata satisfactoriamente con diversas medicaciones antidepresivas (véase el cap. 13). El médico tiene en cuenta toda la historia médica del paciente y el perfil de síntomas actuales recomendando una medicación antidepresiva específica. Para dar tiempo a que surja el efecto de la medicación, es preciso que el paciente la tome durante un mes o dos. Si no es eficaz o produce efectos secundarios no deseados, el médico recetará otro antidepresivo. En ocasiones la depresión grave requiere un tratamiento psiquiátrico más intensivo o la hospitalización.

ANSIEDAD

Alrededor del 40% de pacientes también experimenta ansiedad o nerviosismo y agitación. La ansiedad puede aparecer junto con la depresión o por sí sola, como causa de una discapacidad considerable, pero el paciente puede mostrarse reacio a reconocer la ansiedad como un problema, aun cuando provoca una grave perturbación de su vida. Al igual que la lentitud de movimientos en la enfermedad de Parkinson puede confundirse con una depresión, el temblor puede confundirse con la ansiedad.

Como se ha mencionado en el capítulo 3, los pacientes que experimentan una ansiedad significativa tienen dificultades con el rendimiento en el trabajo y la socialización. La ansiedad interfiere con su capacidad para hablar delante de un grupo de gente o puede convertir una agradable reunión social en una experiencia perturbadora. Los vendedores mencionan que su ansiedad les hace menos eficaces con los clientes. Y algunos pacientes evitan los ámbitos sociales para eludir la sensación de malestar que les genera su ansiedad. A medida que la enfermedad progresa, numerosos pacientes se sienten ansiosos en situaciones que previamente no les habían generado estrés o ansiedad. Se vuelven aprensivos cuando conducen por una carretera con mucho tráfico o responden a una llamada inesperada al timbre de la puerta. En los casos más extremos, la ansiedad produce episodios debilitantes, denominados *ataques de pánico*.

Se dispone de una serie de medicaciones, incluyendo los inhibidores selectivos de la recaptación de la serotonina (ISRS) (véase el cap. 13), que ayudan a muchos pacientes a superar satisfactoriamente esta sensación de ansiedad. A veces los síntomas de ansiedad se relacionan con una depresión subyacente, la llamada *depresión agitada*, que requiere un tratamiento específico.

APATÍA Y FALTA DE MOTIVACIÓN

La *apatía* y la *falta de motivación* hacen referencia a un estado en el que una persona pierde el interés en todos los tipos de actividad que previamente eran fuente de gratificación y placer. La carrera, los pasatiempos y la socialización de la persona parecen ser menos estimulantes y satisfactorios de lo que solían ser. La apatía puede ser un síntoma muy discapacitante, privando al individuo de la motivación necesaria para participar en actividades nuevas y productivas. Sin embargo, a menudo los médicos no reconocen que la apatía forma parte de la enfermedad. Este síntoma puede ser un problema significativo en cualquier estadio de la enfermedad y asociarse a una depresión o demencia, pero frecuentemente la falta de motivación es un síntoma conductual, aislado en los pacientes.

El cónyuge del paciente suele ser el primero que menciona que su pareja parece cada vez menos interesada en sus actividades habituales. Algunos pacientes pierden interés en buscar nuevas aficiones o en participar en actividades sociales fuera de su hogar, como ir a ver un partido o a un concierto o visitar a sus amigos y familia. También pueden perder su interés por sus antiguas aficiones y apenas muestran iniciativas para hacer planes. Se vuelven cada vez más retraídos y es cada vez menos probable que participen en la conversación. La apatía también interfiere con la capacidad y energía del paciente para afrontar las circunstancias cambiantes de su vida relacionadas con los síntomas de Parkinson.

Se ha suscitado un interés cada vez mayor en la relación entre la dopamina, un neurotransmisor, y la pérdida de motivación e iniciativa. Está en curso una importante investigación para encontrar una medicación que ayude a los pacientes con alteraciones de la motivación. En la actualidad, la medicación disponible tiene una eficacia variable.

Fatiga

Una vez más, el 40% de pacientes con Parkinson menciona una fatiga desproporcionada tras cualquier esfuerzo que hayan hecho. La fatiga puede aparecer en cualquier estadio de la enfermedad, precoz, moderado o avanzado, pero el médico muchas veces la pasa por alto como síntoma de la enfermedad. Lamentablemente, los médicos no conocen las causas de esta fatiga.

La fatiga puede ser discapacitante, aunque sus efectos varían ampliamente. Por ejemplo, algunos pacientes mencionan que se sienten somnolientos y necesitan hacer siestas durante el día. Otros perciben la lentitud y torpeza de las extremidades como una sensación de pérdida de energía, a pesar de que en realidad no se sienten somnolientos. Algunos pacientes mencionan que su fatiga se alivia cuando toman la medicación antiparkinsoniana, mientras que otros describen exactamente lo contrario: que la medicación les hace sentirse somnolientos.

La fatiga puede aparecer con o sin depresión y falta de motivación, y a menudo representa un reto para el médico diferenciar entre estos síntomas. Están disponibles medicaciones tanto para la depresión como para la ansiedad, pero tanto la falta de motivación como la fatiga son considerablemente más difíciles de tratar con los medicamentos disponibles hoy día. El tratamiento de un paciente con depresión o ansiedad ayuda tanto al médico como al paciente a comprender exactamente cuál es el problema subyacente: depresión y ansiedad, apatía o fatiga.

Síntomas conductuales y psiquiátricos inducidos por la medicación

Los medicamentos utilizados para tratar el Parkinson están diseñados para afectar a la química cerebral (véase el cap. 11). Como consecuencia, también producen cambios conductuales y síntomas psiquiátricos como sueños vívidos, pesadillas, alucinaciones visuales que no representan una amenaza, delirios (ideas o creencias falsas), paranoia y desorientación.

Los trastornos psiquiátricos inducidos por la medicación son poco frecuentes en el estadio inicial de la enfermedad, pero se hacen más frecuentes a medida que esta dolencia progresa. El paciente en estadio avanzado ha tomado medicación durante largos años y requiere dosis más altas y múltiples medicamentos utilizados en combinación. Toda la medicación utilizada para tratar la enfermedad puede producir cambios conductuales o síntomas psiquiátricos. Si aparecen síntomas psiquiátricos inducidos por la medicación en un paciente tratado para la enfermedad de Parkinson, los síntomas se resolverán por completo si se interrumpe el tratamiento con el fármaco responsable de su aparición. Lamentablemente, la interrupción de la medicación antiparkinsoniana da lugar a un aumento inaceptable de los síntomas motores del Parkinson, por lo que a menudo es más útil disminuir la dosis de los fármacos o cambiar de medicación. En algunas situaciones se requieren medicaciones para tratar específicamente los síntomas psiquiátricos. Debido al riesgo de síntomas psiquiátricos, la medicación antiparkinsoniana se inicia a dosis bajas, incrementándose lentamente con un control cuidadoso.

A pesar de que sólo ocurre rara vez, la familia y los cuidadores han de saber que, en los casos extremos de alteraciones conductuales inducidas por la medicación, el paciente manifiesta una agitación intensa muy difícil de controlar. Puede ser una urgencia médica, que requiere el ingreso en el hospital, con el objetivo de que el paciente se encuentre en un entorno sin riesgos mientras se ajustan de nuevo las medicaciones.

SUEÑOS VÍVIDOS

En ocasiones el paciente desarrolla sueños vívidos y pesadillas. Ambos pueden tener una cualidad muy realista para el paciente, y las pesadillas pueden ser aterradoras. Estos sueños y pesadillas pueden ser tan vívidos que el paciente confunde la realidad con sus sueños. A veces el paciente tiene dificultades para distinguir entre los sueños mientras duerme y las alucinaciones cuando está despierto. Las pesadillas pueden acompañarse de movimientos violentos e incluso el paciente puede hablar o gritar durante estos sueños vívidos. Esta acción o respuesta a un sueño gritando o moviéndose se conoce como *trastorno conductual REM* (*rapid eye movement* [movimientos oculares rápidos]) y puede llegar a ser tan perturbadora que el cónyuge tiene que dormir en otra cama en otra habitación.

Hoy, el trastorno conductual REM se reconoce como un problema frecuente de la enfermedad de Parkinson, igual que de otras patologías neurodegenerativas. Este trastorno conductual incluso puede preceder en muchos años al desarrollo de otros síntomas y al diagnóstico de la enfermedad, de modo que es evidente que la medicación antiparkinsoniana por sí sola no es la causa de este problema. Más adelante, si las perturbaciones del sueño se hacen más frecuentes, el médico deberá reducir o eliminar la medicación antiparkinsoniana que se administra por la noche. Si no resuelve el problema, el médico tendrá que considerar una disminución de la dosis global de la medicación antiparkinsoniana durante el día.

ALUCINACIONES VISUALES

Las alucinaciones son percepciones de que un objeto, persona, lugar o cosa está presente cuando en realidad no lo está. Las alucinaciones visuales, tanto las que no representan una amenaza (benignas) como las que sí las representan, son mucho más frecuentes en pacientes que experimentan alucinaciones auditivas (oír voces o música) o alucinaciones táctiles (percibir sensaciones en la piel).

A menudo, el paciente en estadio avanzado que ha recibido medicación antiparkinsoniana durante años empieza a experimentar alucinaciones visuales de carácter benigno. Por ejemplo, puede imaginarse que la almohada sobre la colcha es la cabeza de una persona, o que un árbol en lontananza puede transformarse en una persona o un grupo de niños.

Algunos pacientes comprenden que están experimentando una alucinación visual y no se preocupan por ella; otros tienen dificultades para diferenciar lo que es real y lo que no y se alarman cuando experimentan alucinaciones. Por ejemplo, una mujer sentada en la sala de estar por la noche puede sentirse muy ansiosa si ve a un desconocido que se pasea por su casa o que mira a través de la ventana. A veces el paciente describe la visión de miembros de su familia (a menudo sus padres) que fallecieron tiempo atrás bajo el mismo techo, o ve pequeños gnomos, perros o insectos que no son reales.

Cuando el paciente que experimenta alucinaciones no es capaz de distinguir la realidad de las alucinaciones puede, comprensiblemente, mostrarse agitado, y esta desorientación aumenta las dificultades para atenderle. Sin embargo, algunos pacientes comprenden que «el perro que les sigue por todas partes» o «el grupo de gente» que hay en su domicilio no son reales, y curiosamente no les perturban sus alucinaciones. Los miembros de la familia se suelen sorprender al oír al paciente cuando describe estas experiencias mientras el médico realiza la historia clínica, ya que la familia rara vez ha oído mencionarlas al paciente. Un paciente que sufre alucinaciones visuales poco frecuentes sin consecuencias específicas no requiere tratamiento. Es preciso que el médico añada las nuevas medicaciones antiparkinsonianas con precaución, ya que es probable que empeoren el problema.

DELIRIOS

Los pacientes con enfermedad de Parkinson avanzada que han estado tomando durante años medicaciones antiparkinsonianas pueden experimentar delirios (ideas o creencias falsas). Los delirios se pueden centrar en creer que el cónyuge tiene un amante o que le han robado. Un paciente con delirios también puede expresar una manía persecutoria y experimentar lo que se denominan *delirios paranoides*.

A pesar de que en la mayoría de pacientes los delirios o disociaciones no son tan graves como para requerir el ingreso en una residencia, algunos pacientes requieren el ingreso en una residencia especializada en este tipo de pacientes. Un estudio que evaluó las causas de los ingresos en residencias de pacientes con estadio avanzado de la enfermedad puso de manifiesto que la razón más frecuente son las alucinaciones y los problemas conductuales asociados.

Afortunadamente, podemos tomar medidas para afrontar esta compleja serie de problemas. En primer lugar, las alucinaciones y delirios pueden eliminarse o al menos reducir su gravedad con un cambio de medicación, disminuyendo la dosis o suprimiendo la medicación antiparkinsoniana. Si la medicación no se puede eliminar, hay disponible una serie de fármacos para tratar los delirios, y pronto habrá nuevos medicamentos.

¿CÓMO CAUSAN LOS MEDICAMENTOS ANTIPARKINSONIANOS SÍNTOMAS CONDUCTUALES Y PSIQUIÁTRICOS?

Los síntomas psicológicos y conductuales están inducidos por la medicación antiparkinsoniana que actúa en el sistema dopaminérgico. La dopamina es el neurotransmisor clave para más de un sistema del cerebro: es decisiva para los sistemas que fundamentalmente controlan la conducta motriz y para los sistemas que participan en las respuestas emocionales, el humor y la conducta. Por consiguiente, las medicaciones destinadas a actuar en los sistemas motores dopaminérgicos también influyen en los sistemas emocional/del humor/conductual.

Los síntomas supuestamente aterradores descritos antes, en general, son signos de una sobrestimulación dopaminérgica en los sistemas emocional/del humor/conductual. Esto no supone una sobredosis en el sentido habitual, en la que un paciente toma accidentalmente una dosis excesiva de la medicación o un médico prescribe una dosis excesiva de la misma. Más bien, a lo largo de muchos años de tomar medicaciones dopaminérgicas, en el sistema dopaminérgico surge una hipersensibilidad. En pacientes con Parkinson se desarrollan estas anomalías conductuales aun cuando toman la misma dosis de medicación que han tomado desde años atrás.

En ocasiones, un pequeño cambio como un ligero aumento de la dosis o la introducción de un nuevo fármaco (como un comprimido de un somnífero) desencadena la aparición de los síntomas. Cualquiera de estos síntomas psiquiátricos también puede inducirse o empeorar después de una intervención quirúrgica como cirugía de la cadera o una infección en la vejiga urinaria o una neumonía.

EFECTOS SECUNDARIOS COMPARADOS CON LOS EFECTOS DESEADOS DE LA MEDICACIÓN

Para muchos pacientes, los síntomas conductuales y psiquiátricos disminuyen de manera destacada, si es que no desaparecen por completo, si se reduce la dosis de la medicación. Numerosos pacientes toman diversas medicaciones a la vez: quizá levodopa para aumentar la cantidad de dopamina en el cerebro, otro medicamento para estimular la levodopa y medicaciones para la depresión o la ansiedad. Un médico tendrá dificultades para determinar cuál de estas medicaciones es la responsable del efecto secundario. En ocasiones, ninguno de los fármacos es el culpable, y el problema se debe a una combinación de varios fármacos que multiplican sus efectos, el denominado efecto *sinergista*. Los efectos secundarios pueden paliarse disminuyendo el número de fármacos y simplificando la pauta de la medicación.

El problema real es que el paciente requiere dosis altas para controlar sus síntomas motores: el temblor, la rigidez, la lentitud y los problemas de equilibrio, y estas dosis pueden ser superiores al umbral que produce su delirio y sus alucinaciones. Por ejemplo, consideremos a un paciente con alucinaciones inducidas por levodopa cuyas visiones pueden aliviarse reduciendo la dosis de levodopa, pero al hacerlo así, el paciente es incapaz de andar de manera independiente. Este paciente puede beneficiarse de otra medicación, o las medicaciones que toma han de reajustarse para que confieran el mayor beneficio con el menor número de efectos secundarios. El médico debe tratar estos problemas paciente por paciente.

FÁRMACOS QUE PUEDEN CONTRIBUIR A LOS SÍNTOMAS CONDUCTUALES Y PSIQUIÁTRICOS

Anticolinérgicos. La familia de fármacos anticolinérgicos ejerce la mayor parte de sus efectos sobre las células nerviosas que utilizan la *acetilcolina* como neurotransmisor. El temblor se reduce equilibrando los efectos del sistema neurotransmisor de la acetilcolina con el sistema neurotransmisor de la dopamina, puesto que ambos sistemas interaccionan (véase el cap. 11). Pueden utilizarse medicaciones anticolinérgicas para restaurar el equilibrio entre ambos sistemas. Estos fármacos, utilizados principalmente para controlar el temblor asociado a esta dolencia, incluyen el trihexifenidilo (Artane), benzatropina (Cogentin), prociclidina (Kemadrin) y etopropacina (Parsitan y Parsidol). Especialmente en pacientes de edad avanzada, estos fármacos pueden producir confusión y pérdida de memoria u olvidos, y también contribuyen al desarrollo de alucinaciones y delirios (véase el cap. 13 para más información sobre los anticolinérgicos).

Por una serie muy diversa de razones, a menudo los pacientes ancianos son más sensibles a los medicamentos que las personas más jóvenes, y los anticolinérgicos son especialmente problemáticos. Es preciso utilizarlos con precaución y en las dosis eficaces más bajas.

Si está usted tomando medicación anticolinérgica, es preciso que su médico revise la dosis para verificar que ha empezado con la más baja posible.

Fármacos que afectan al sistema dopaminérgico. Los fármacos que afectan al sistema dopaminérgico, incluyendo la carbidopa/levodopa (Sinemet, Atamet), Sinemet CR y selegilina (Eldepryl), igual que los agonistas dopaminérgicos (Parlodel, Permax, Mirapex y Requip), pueden inducir sueños vívidos, alucinaciones, paranoia y delirios. (Un *agonista* es un fármaco que intensifica la acción de otra sustancia bioquímica.) Los agonistas dopaminérgicos «engañan» al cerebro para que reaccione como si hubiera recibido dopamina, de modo que estos fármacos inducen efectos similares a los de la dopamina. Por consiguiente, los agonistas dopaminérgicos compensan hasta cierto punto el déficit de dopamina en la enfermedad de Parkinson. Estos medicamentos también inducen fatiga, somnolencia o agitación. (Para más información sobre los fármacos y los efectos secundarios de éstos, véanse los caps. 12 y 13.)

Los medicamentos tolcapona (Tasmar) y entacapona (Comtan) también pueden producir efectos conductuales porque aumentan la cantidad de levodopa disponible. La amantadina (Symmetrel) puede producir confusión, por lo que el tratamiento debe iniciarse con dosis bajas que se incrementan lentamente y se controlan con cuidado, en especial en pacientes con antecedentes de enfermedades renales.

Sedantes y tranquilizantes. Diversas medicaciones con efectos sedantes también contribuyen a los cambios conductuales o a los síntomas psiquiátricos cuando se utilizan con medicación antiparkinsoniana. Incluyen los somníferos, los medicamentos para reducir la ansiedad (ansiolíticos) y los relajantes musculares.

En el próximo capítulo describiremos la enfermedad de Parkinson de inicio en el adulto joven, que no es tan frecuente como la enfermedad que se desarrolla en la postrimería de la vida. Más adelante, en el capítulo 8 iniciaremos una descripción sobre el diagnóstico de la enfermedad de Parkinson verdadera, y en los capítulos 9 y 10 describiremos algunas enfermedades que pueden confundirse con esta patología, o viceversa.

Capítulo 7

Enfermedad de Parkinson de inicio en el adulto joven

- ¿Cuáles son las diferencias entre la enfermedad de Parkinson de inicio en el adulto joven y de inicio más tardío?
- ¿Cuáles son las preocupaciones especiales a las que se enfrentan los adultos jóvenes con un diagnóstico de enfermedad de Parkinson?

Cuando una persona de menos de 50 años de edad desarrolla síntomas de Parkinson, se enfrenta a problemas médicos, sociales y económicos muy diferentes de los que afrontan los pacientes cuya enfermedad aparece a una edad más avanzada. En este capítulo describiremos algunos de estos problemas. (Obsérvese que la *enfermedad de Parkinson de inicio en el adulto joven* es diferente por completo de lo que en ocasiones denominamos *estadio precoz de la enfermedad de Parkinson*, cuyos síntomas se han descrito en el capítulo 3. Todo paciente con Parkinson se encuentra en un estadio precoz después del inicio de los síntomas.)

¿QUÉ ES LA ENFERMEDAD DE PARKINSON DE INICIO EN EL ADULTO JOVEN?

Como se ha mencionado en el capítulo 2, la edad media de inicio de la enfermedad de Parkinson es la sexta década de la vida. En los estudios publicados, la *enfermedad de Parkinson de inicio en el adulto joven* a menudo hace referencia a la enfermedad en la que los síntomas aparecen por primera vez en un paciente antes de los 40 años, pero en general se considera que los 50 años de edad es el límite superior de edad para el Parkinson de inicio en el adulto joven, de modo que en esta obra definimos este tipo de Parkinson como la enfermedad que produce síntomas en un paciente de más de 30 años pero de menos de 50. Es muy poco frecuente que los síntomas de esta enfermedad se desarrollen en una persona menor de 30 años de edad y, además, dichos síntomas probablemente no representan una auténtica enfermedad de Parkinson.

Deseamos hacer hincapié en que este tipo de enfermedad de Parkinson no es en absoluto frecuente. Alrededor del 10 al 15% de pacientes que acuden a centros especializados para consultar sobre síntomas de tipo Parkinson sufren una enfermedad de inicio en el adulto joven (cuyo comienzo antes de los 50 años de edad), pero esta proporción es mayor que para la población en conjunto porque trabajamos en centros de referencia especiales para pacientes con Parkinson. En la comunidad general, el porcentaje real de pacientes con Parkinson que desarrollan síntomas antes de los 50 es de alrededor del 5%.

SÍNTOMAS DEL PARKINSON DE INICIO EN EL ADULTO JOVEN COMPARADO CON LA ENFERMEDAD DE INICIO MÁS TARDÍO

En general, los síntomas en pacientes jóvenes con Parkinson son similares a los de pacientes con la enfermedad de inicio tardío, aunque los estudios clínicos que han comparado estos dos grupos han identificado algunas diferencias. Por ejemplo, en pacientes con enfermedad de inicio en el adulto joven parecen identificarse más probabilidades de manifestar una «presentación con un predominio de temblor». En otras palabras, el temblor a menudo es un síntoma precoz más prominente del Parkinson de inicio en el adulto joven que de la enfermedad de inicio a una edad avanzada.

La distonía, o espasmos musculares, también se manifiesta más precozmente en el curso de la enfermedad de inicio en el adulto joven. La distonía puede relacionarse con flexiones de los dedos del pie, con una flexión dorsal del dedo gordo o bien una flexión de todo el pie a nivel del tobillo. Estos espasmos musculares producen molestias e interfieren con actividades como la deambulación. En la enfermedad de inicio tardío estos síntomas en general no aparecen hasta más tarde en el curso evolutivo, después de iniciar el tratamiento, y la mayoría de veces cuando los efectos de la levodopa disminuyen (por ej., el primer síntoma observado al despertar, véase el cap. 4). En algunos pacientes, en especial con una enfermedad de inicio precoz, la distonía empieza antes de instaurar el tratamiento con levodopa.

Algunos estudios también han descrito que los pacientes con un Parkinson de inicio en el adulto joven tienen más probabilidades de desarrollar una discinesia y fluctuaciones motrices inducidas por los fármacos, y estos síntomas pueden aparecer precozmente (en el primer año) después de iniciar el tratamiento. (En el cap. 12 se proporciona mayor información sobre estos síntomas.) Sin embargo, en este momento no sabemos si la enfermedad de Parkinson con un inicio en el adulto joven progresa de manera diferente a la de inicio tardío.

DIFICULTADES DIAGNÓSTICAS

Comprensiblemente muchos pacientes cuya enfermedad de Parkinson se ha iniciado a la edad adulta joven se sienten frustrados cuando no se puede establecer un diagnóstico preciso, aun cuando visitan a un médico tras otro. A pesar de que una persona en la tercera década de la vida puede experimentar el típico temblor de reposo y la rigidez y lentitud en una mano que tienen exactamente las mismas características que la enfermedad clásica de Parkinson en estadio precoz, muchos médicos simplemente no consideran la enfermedad de Parkinson como un diagnóstico en un adulto joven. Cuando el temblor de reposo típico está ausente, es incluso menos probable que los médicos lo consideren una enfermedad de Parkinson. Los síntomas de la enfermedad en un adulto joven incluso pueden confundirse con problemas psicológicos como una depresión o ansiedad. Estos diagnósticos suelen dar lugar a años de exámenes diagnósticos innecesarios y de terapias bienintencionadas pero mal orientadas.

Los adultos jóvenes con síntomas de Parkinson pueden consultar a un centro para el estudio de los trastornos del movimiento. Puesto que el Parkinson de inicio en el adulto joven no es una dolencia frecuente, es esencial que un neurólogo con amplia experiencia en la enfermedad lleve a cabo un examen minucioso de este paciente joven. Los médicos utilizan a menudo análisis de sangre y estudios radiológicos (rayos X) para identificar causas de estos síntomas diferentes de la enfermedad de Parkinson.

AFRONTAMIENTO

Asumir el diagnóstico de la enfermedad de Parkinson siempre es difícil, pero un adulto que está en la tercera o cuarta década de la vida se enfrenta a problemas fundamentalmente diferentes de los que afrontan los individuos que están en la sexta o séptima década de la vida. Tanto los pacientes jóvenes como los de más edad han de adaptarse a la idea de una enfermedad crónica, pero un paciente más joven a menudo tiene la responsabilidad adicional de una familia con hijos pequeños y una carrera.

Una vez se ha establecido el diagnóstico, pueden planificarse los efectos de la enfermedad sobre la carrera del paciente, puesto que disponemos de información sobre muchos de los síntomas del Parkinson. La gente necesita considerar los efectos de los síntomas sobre su carrera y sobre sus planes para fundar una familia o ampliarla. También han de considerar cuidadosamente las medidas que deben tomar para obtener un seguro médico y para una futura invalidez, que es cada vez más significativa cuando una persona padece una enfermedad crónica.

Un seguro médico pagado a través de un empresario continúa incluso después del diagnóstico de una enfermedad crónica, siempre y cuando el paciente siga trabajando. Incluso después de dejar de trabajar, las leyes laborales (en Estados Unidos y otros países) permiten que un individuo continúe disfrutando de una cobertura médica durante un período de tiempo, siempre que abone las primas mensuales. Contratar un nuevo seguro sanitario después del diagnóstico de la enfermedad de Parkinson a menudo significa pagar primas más altas. Los seguros de discapacidad también tienen un mayor coste (en ocasiones prohibitivo) después de que se ha establecido el diagnóstico. Por eso muchas compañías aseguradoras recomiendan a las personas sanas, incluso jóvenes, que contraten un seguro de discapacidad o invalidez antes de que sufran un accidente o se les diagnostique una enfermedad.

MUJERES

Las mujeres jóvenes con enfermedad de Parkinson se enfrentan a diversos problemas propios de su sexo. Por ejemplo, las mujeres que todavía menstrúan a menudo mencionan que el ciclo menstrual afecta a los síntomas de su enfermedad. Algunas mujeres indican que, justo antes de la menstruación, sus síntomas empeoran y el temblor y la lentitud de movimientos aumentan. Otras mencionan lo contrario, con una mejora de los síntomas justo antes de la menstruación.

Resulta útil que una mujer observe la gravedad de los síntomas durante el curso del ciclo menstrual; algunas hacen notas en un calendario, marcando los días buenos y los días malos. La mujer y su médico utilizan esta información para planificar el régimen de medicación. Si los síntomas de Parkinson empeoran prediciblemente en un momento concreto del mes, la paciente puede tomar medicación adicional. Si los efectos secundarios de la medicación, como la discinesia inducida por los fármacos, empeoran prediciblemente durante algunos días, en esta fase del ciclo menstrual se reduce la dosis de la medicación.

Sólo disponemos de información parcial sobre cómo se relacionan los estrógenos y los síntomas de Parkinson, de modo que no podemos dar ningún consejo definitivo para las mujeres con esta enfermedad que han de tomar decisiones sobre el tratamiento con estrógenos, como la utilización de un tratamiento sustitutivo con estrógenos después de la menopausia. En ese momento es preciso que la mujer tome esta decisión sopesando las mismas variables de riesgo y beneficio que las mujeres que no tienen esa enfermedad. En algunos de los estudios que se han planificado se ha suscitado un gran interés en determinar cómo los estrógenos afectan a la gravedad del temblor, a la lentitud del movimiento y a las dificultades de la deambulación y en evaluar si los estrógenos desempeñan un papel como factor protector en la enfermedad de Parkinson.

Puesto que en general la dolencia se inicia después de la menopausia, el embarazo no suele representar un problema para las pacientes con esta enfermedad. No obstante, un reducido número de mujeres se han quedado embarazadas y han dado a luz a bebés normales.

La decisión de tener un hijo es compleja, no sólo desde un punto de vista emocional sino también, para una mujer que padece la enfermedad de Parkinson, desde un punto de vista médico. Algunas mujeres que se quedan embarazadas observan que los síntomas empeoran durante el embarazo, y después del nacimiento de su hijo los síntomas no recuperan el nivel de gravedad previo al embarazo. Es imposible afirmar si éste es un efecto del embarazo o bien representa la progresión natural de la enfermedad. De hecho, el embarazo durante la enfermedad de Parkinson es tan poco habitual que carecemos de la suficiente información para poder afirmar con certeza cuál es el efecto del embarazo sobre el curso de la enfermedad.

También es preciso considerar cualquier efecto posible de la medicación antiparkinsoniana sobre el feto en desarrollo. En la actualidad no se dispone de pruebas que indiquen que durante el embarazo la carbidopa/levodopa producen efectos deletéreos (teratogénicos) sobre el feto. Disponemos de menos información sobre otras medicaciones antiparkinsonianas y, por consiguiente, son motivo de preocupación. Por esta razón, aconsejamos a las pacientes que eviten todas las otras medicaciones antiparkinsonianas durante el embarazo.

FAMILIAS

La pregunta concerniente a los hijos, sean biológicos o adoptados, se aplica por igual a varones y a mujeres jóvenes que consideran la posibilidad de ser padres. ¿Qué efecto tendrán los síntomas del Parkinson sobre un padre/madre joven y sobre su familia en conjunto? Es preciso que la gente considere cuidadosamente sus circunstancias individuales. Si éste es su caso, hable con un médico experto en el tratamiento de pacientes con enfermedad de Parkinson y considere un asesoramiento familiar antes de tomar la decisión de crear una familia o de ampliarla.

Esta enfermedad casi siempre afecta al paciente y a su cónyuge. Los hijos adultos participan con frecuencia en los cuidados de un padre anciano con Parkinson. No obstante, en el caso de la enfermedad de inicio en el adulto joven, esta dolencia tiene un impacto considerable en la vida de los hijos pequeños de la familia. No se pueden pasar por alto las necesidades emocionales del hijo pequeño de un paciente con Parkinson. Según las circunstancias, el asesoramiento familiar puede incluir a los hijos. Además, cuando el cónyuge de una persona joven que tiene esa enfermedad dispone de un sistema de apoyo, ya sea formal o informal, en general se fomenta mejor una relación conyugal sólida.

PROBLEMAS RELACIONADOS CON LA CARRERA

Al igual que en la enfermedad de inicio en la edad avanzada, la de inicio en el adulto joven progresa con relativa lentitud. Muchas personas que sufren la dolencia continúan trabajando y ascendiendo puestos en su lugar de trabajo durante muchos años después del inicio de los síntomas. En realidad, es decisivo el compromiso continuado en una vida plena, lo que incluye a la familia, la carrera y las aficiones, para un ajuste saludable al diagnóstico de la enfermedad. En el capítulo 1 se han abordado los problemas laborales y de la carrera relacionados con esta enfermedad. Esta descripción es pertinente sea cual sea del momento de inicio de la enfermedad.

Una fuente común de preocupación para los pacientes es la necesidad de decir a la familia, a los compañeros de trabajo y a su jefe que padecen la enfermedad. No hay una única estrategia para hacerlo. Los pacientes han de decidir, solos o en consulta con la familia, los amigos y los médicos, cómo manejar la información sobre su enfermedad. No obstante, los esfuerzos excesivos para ocultar el diagnóstico suelen ser contraproducentes (véase el cap. 1).

La Americans with Disabilities Act alivia hasta cierto punto la ansiedad que genera la revelación de la información a colaboradores y empresarios. Con esta ley, la enfermedad de Parkinson se considera una discapacidad y esto significa que, si usted trabaja para una empresa con más de cincuenta empleados y ha informado a su jefe de que la padece, éste está obligado a darle «facilidades razonables» para su discapacidad. No le puede despedir por el hecho de padecerla.

SERVICIOS NECESARIOS PARA PERSONAS MÁS JÓVENES

La mayoría de los recursos comunitarios y médicos para pacientes con enfermedad de Parkinson están orientados a individuos de edad avanzada, y las personas más jóvenes tienen más dificultades para obtener la asistencia que requieren. Un adulto joven puede sentirse fuera de lugar cuando asiste a un grupo de apoyo para el Parkinson en el cual la mayoría de gente y sus cuidadores se encuentran, por ejemplo, en la sexta y séptima década de su vida. Además, numerosos servicios médicos, que incluyen la fisioterapia y otros tratamientos de rehabilitación y las visitas habituales al médico, plantean dificultades de horario para personas que trabajan a tiempo completo, dificultades que por supuesto no afronta una persona jubilada.

Hoy, diversas fundaciones nacionales para el Parkinson organizan grupos de apoyo para pacientes jóvenes. Sin embargo, también es preciso mencionar que muchos pacientes jóvenes se han beneficiado de formar parte de grupos de apoyo que incluyen a personas de diversas edades. Cualquier persona que tenga la enfermedad, al margen de su edad, comparte la mayoría de dificultades para afrontar los síntomas del Parkinson.

PREOCUPACIONES RELACIONADAS CON EL TRATAMIENTO

La principal preocupación de un médico cuando la enfermedad de Parkinson aparece en la tercera o cuarta década de la vida es cómo tratar los síntomas para ofrecer al paciente la mejor calidad de vida durante el mayor tiempo posible. Después de años de utilización, la medicación antiparkinsoniana produce efectos secundarios no deseados (véase el cap. 12), algunos de los cuales son más perturbadores para un individuo que todavía trabaja que para una persona jubilada.

Muchos de los efectos secundarios de gravedad de la medicación antiparkinsoniana aparecen después de su utilización prolongada. El medio más simple de evitar estos efectos secundarios es reducir el tiempo en el que un paciente utiliza la medicación. No obstante, hay que hacer malabarismos. En general, las personas más jóvenes tienen más vida por delante y, por consiguiente, más oportunidades de desarrollar estos problemas a largo plazo; por eso sería preferible retrasar el inicio de la medicación. Por otra parte, una persona más joven probablemente tiene todavía responsabilidades familiares y profesionales que son más difíciles de asumir con los síntomas de Parkinson en pleno apogeo, y en este caso la medicación conferirá beneficios especiales.

Si se encuentra en esta situación, conviene que hable con su médico sobre las diversas medicaciones disponibles y sus efectos secundarios. Encontrar el equilibrio adecuado es un proceso continuo en el que participan el paciente y su médico.

La salud global de cualquier paciente puede mejorar prestando atención especial a la nutrición, controlando el estrés y manteniéndose en buena forma física, y todos los efectos de estas actividades son deseables (véase el cap. 14). En ocasiones estas medidas ayudan a controlar tan bien los síntomas que se puede reducir la dosis de la medicación o retrasar su inicio. Y como se ha mencionado previamente, cuando la enfermedad de Parkinson comienza a una edad temprana, retrasar el inicio de la medicación representa una gran ventaja.

Una persona joven que tiene esta enfermedad neurodegenerativa debe tratar de mantener una fuente de esperanza, alimentada por la comprensión de que se beneficiará de los rápidos progresos que en la actualidad se están produciendo, tanto en los conocimientos como en el tratamiento de la enfermedad de Parkinson.

Tercera parte

DIAGNÓSTICO DE LA ENFERMEDAD DE PARKINSON

Capítulo 8

Cómo se establece el diagnóstico

- ¿Qué pasos hay que seguir para establecer el diagnóstico de la enfermedad de Parkinson?
- ¿Qué síntomas sugieren un diagnóstico diferente de una enfermedad de Parkinson verdadera?

La enfermedad de Parkinson sólo representa uno de los diversos trastornos del movimiento que producen síntomas similares. Se hace referencia a los «primos» de la enfermedad de Parkinson como *Parkinson plus*, *Parkinson atípico* y *parkinsonismo*. En algunas de estas enfermedades, los pacientes experimentan rápidamente una discapacidad total; en otras, la enfermedad progresa con mucha lentitud y, por último, en otras, la enfermedad es crónica (siempre presente) y los síntomas se hacen más graves con el paso del tiempo. Puesto que la historia natural, o progresión, de estas enfermedades varía considerablemente, es decisivo un diagnóstico correcto. Los pacientes han de saber qué enfermedad padecen.

EXAMEN MÉDICO

Cuando una persona acude a su médico con la preocupación por los síntomas específicos que está experimentando, el médico le plantea preguntas sobre la historia médica personal y después lleva a cabo un examen físico. Tras escucharle y examinarle, el médico decide cuáles son las posibilidades diagnósticas (a lo que se hace referencia como establecer un *diagnóstico diferencial*) y, por consiguiente, es necesario o útil que el médico solicite una serie de exámenes o procedimientos destinados a confirmar o a respaldar de manera convincente el diagnóstico. Los exámenes diagnósticos incluyen análisis de sangre, radiografías, tomografía axial computerizada (TAC) y resonancia magnética (RM). Una vez se ha establecido el diagnóstico, el médico puede determinar cuál es el mejor tratamiento para la enfermedad y los síntomas del paciente.

EXAMEN NEUROLÓGICO

Cuando el médico lleva a cabo un examen neurológico para evaluar a un paciente con un trastorno del movimiento, primero realiza una historia clínica y efectúa un examen físico. El médico pregunta por los síntomas al paciente y a los miembros de la familia o amigos (véase más adelante) y observa al paciente, solicitándole que ande, se siente, se levante, se dé la vuelta, etcétera. El examen neurológico es una evaluación exhaustiva del sistema nervioso. En especial, el neurólogo observa diversos aspectos del movimiento, coordinación y equilibrio del paciente:

— ¿Se observa una lentitud del movimiento cuando el paciente mueve sus manos y dedos de la mano o la punta del pie?
— ¿Mantiene el paciente un balanceo completo y por igual de los brazos mientras anda?
— ¿Tiene el paciente alguna dificultad especial cuando se da la vuelta, y se observa alguna alteración en la dimensión de sus pasos?
— ¿Permanece el paciente bloqueado o como si tuviera los pies «pegados» al suelo?
— ¿Presenta el paciente alguna alteración característica de la expresión facial y de la calidad de la voz?

EXÁMENES DIAGNÓSTICOS

Lamentablemente, no se dispone de un examen diagnóstico que confirme la enfermedad de Parkinson. Un análisis de sangre de pacientes con síntomas típicos de Parkinson rara vez descubrirá alguna anomalía. Los electroencefalogramas (EEG) registran algunos aspectos de la actividad eléctrica del cerebro pero no son eficaces para identificar un Parkinson.

Por otra parte, algunos exámenes se utilizan para *descartar* la enfermedad de Parkinson, como las pruebas genéticas o los análisis de sangre que indican que un paciente padece la enfermedad de Huntington o una enfermedad de Wilson. Los neurólogos no solicitan sistemáticamente estos tipos de exámenes diagnósticos adicionales. El examen neuropsicológico de pacientes con una disfunción cognitiva o una alteración conductual puede contribuir a identificar patrones concretos de otras enfermedades, como una enfermedad de Alzheimer, y estrecha los posibles diagnósticos, pero en un paciente en el estadio precoz de la enfermedad habitualmente sólo se identifican anomalías insignificantes en estos exámenes (véase el cap. 6).

La RM y el TAC del cerebro producen imágenes anatómicas notables y exquisitas, y el radiólogo identifica áreas con anomalías que pueden indicar un tumor cerebral, apoplejías (infarto cerebral) o un aumento anómalo de tamaño de los espacios llenos de líquido del cerebro (hidrocefalia). Estas dos exploraciones pueden ser útiles para que el médico descarte otras causas de los síntomas, pero la RM y el TAC del cerebro de un paciente con Parkinson suelen ser normales. Los cambios cerebrales que producen las enfermedades neurodegenerativas como el Parkinson son microscópicos a nivel químico, y estas exploraciones no los ponen de manifiesto.

Por consiguiente, es más probable que los resultados de estos exámenes diagnósticos indiquen un diagnóstico diferente de la enfermedad de Parkinson o sean poco concluyentes, si no muestran ningún resultado anómalo que pueda identificarse como debido a un proceso patológico específico.

ENFERMEDAD DE PARKINSON: UN DIAGNÓSTICO CLÍNICO

Puesto que los médicos no disponen de exámenes diagnósticos que proporcionen respuestas específicas, deben basar el diagnóstico de Parkinson en su juicio clínico. Los médicos conocen bien la historia característica y los signos y los síntomas observados cuando examinan a un paciente con Parkinson. Por consiguiente, deben considerar cómo se corresponden la historia de los síntomas y los hallazgos neurológicos (a partir del examen físico) de cualquier persona con los típicos de la enfermedad de Parkinson. Esta determinación a través del juicio del médico (el clínico) se denomina *diagnóstico clínico*.

Pero incluso en las mejores manos resulta difícil un diagnóstico preciso de un trastorno del movimiento y, por esta razón, en una de cada cinco personas con esta enfermedad neurodegenerativa se establece un diagnóstico erróneo. (¿Cómo sabemos que en una de cada cinco personas es probable un diagnóstico erróneo? Esta información procede de estudios que incluyen un seguimiento a largo plazo de pacientes y la confirmación del diagnóstico a través de la autopsia.) La enfermedad de Parkinson y las enfermedades que remedan un Parkinson plantean un reto incluso para los médicos expertos y, si un médico carece de experiencia con estas otras enfermedades y con el Parkinson, en realidad el diagnóstico puede ser muy difícil.

La posibilidad de establecer un diagnóstico correcto mejora considerablemente cuando el paciente consulta a un médico experto en neurología y específicamente en el campo neurológico de los trastornos del movimiento. Es previsible que el médico escuchará cuidadosamente la descripción de los pacientes con síntomas parkinsonianos así como de su familia y llevará a cabo un examen neurológico exhaustivo. Este examen incluye la observación de los movimientos de los dedos de las manos y de las manos y los pies del paciente, así como la deambulación de éste, sus giros y sus reacciones a las provocaciones posturales (se le da un ligero empujón para comprobar si puede evitar la caída). El médico también observa al paciente para identificar cualquier movimiento anómalo (por ej., temblor) visible y si el paciente puede levantarse fácilmente de una silla. También examina la expresión facial, los movimientos oculares y el habla. El médico flexiona y extiende (estira) el cuello, brazos, muñecas y piernas del paciente para un examen en busca de un tono muscular anómalo. También evalúa la fuerza y la coordinación de los brazos. Asimismo, examina la función cognitiva (mental) del paciente. Las figuras 8.1 a 8.9 ilustran estos procedimientos del examen.

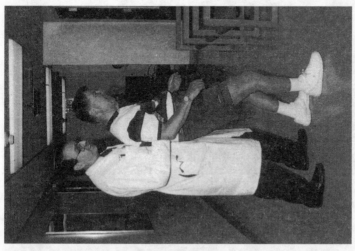

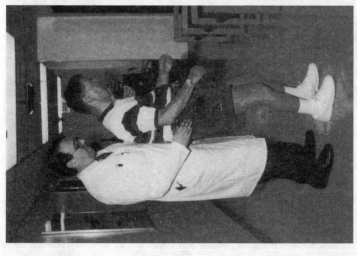

Figuras 8.1 y 8.2: El neurólogo está examinando al paciente para identificar si experimenta problemas de equilibrio. En este examen, el médico se coloca directamente detrás del paciente y le da un empujón con la finalidad de comprobar si el paciente mantiene su equilibrio. En este caso, el equilibrio del paciente está deteriorado y cae hacia atrás.

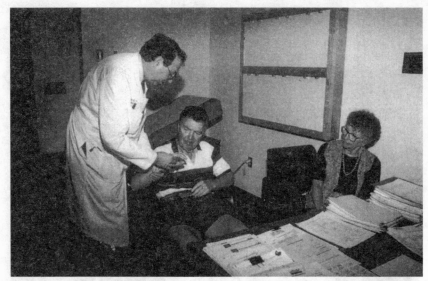

Figura 8.3: El neurólogo mueve la muñeca del paciente para examinar la amplitud de movimientos y determinar si está presente una rigidez en rueda dentada.

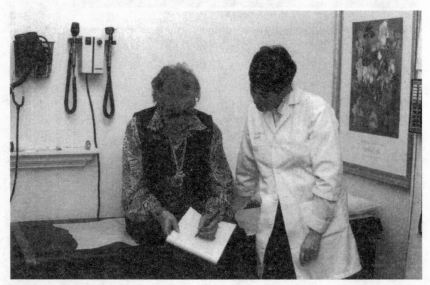

Figura 8.4: La paciente proporciona una muestra de escritura de modo que el neurólogo puede determinar la presencia de micrografía (letra pequeña).

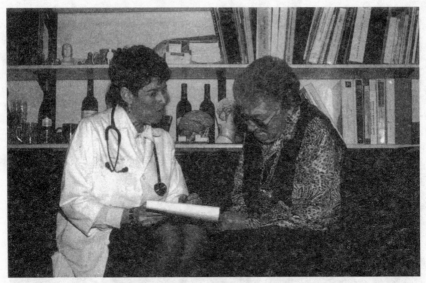

Figura 8.5: La paciente está recibiendo consejos del neurólogo sobre el tratamiento farmacológico.

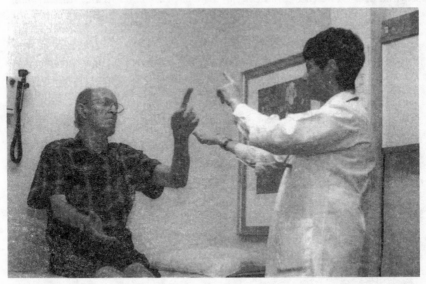

Figura 8.6: El neurólogo está explorando al paciente para examinar si experimenta un temblor cinético (véase la pág. 37). En esta maniobra, el paciente toca el dedo del neurólogo y después su nariz y nuevamente el dedo del neurólogo.

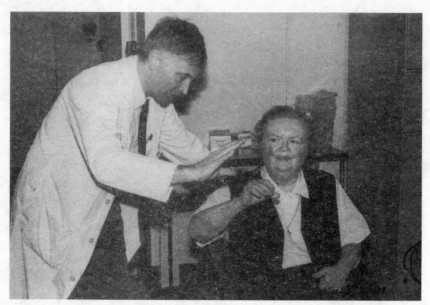

Figura 8.7: El neurólogo está examinando a la paciente para verificar si es normal su capacidad para abrir y cerrar la mano o si se ponen de manifiesto pruebas de lentitud del movimiento (bradicinesia). Esta paciente muestra una «cara de máscara», que significa que la faz de la persona tiene tendencia a ser inexpresiva. En otras palabras, que carece de los movimientos espontáneos normales de los músculos faciales, de modo que su cara apenas refleja sus emociones. Una cara de máscara puede confundirse con falta de interés, apatía, demencia, depresión o incluso hostilidad. La cara de máscara no refleja ninguno de estos estados emocionales, sino el efecto de esta enfermedad neurodegenerativa sobre los músculos faciales de algunos pacientes.

Cuando un paciente experimenta síntomas de lentitud, rigidez y alteraciones características de la marcha, indudablemente padece un *parkinsonismo*. La cuestión es si experimenta una verdadera enfermedad de Parkinson. Como se ha mencionado previamente, las dolencias similares a la enfermedad de Parkinson comparten muchos de los mismos signos y síntomas: temblor, rigidez, lentitud de movimientos (bradicinesia), problemas posturales y de deambulación, y problemas de equilibrio.

En ocasiones todo lo que puede hacer el médico es esperar durante varios meses y examinar de nuevo al paciente para determinar si los cambios de los síntomas son los habituales de una verdadera enfermedad de Parkinson. El retraso en el diagnóstico puede ser frustrante tanto para el paciente como para el médico. Sin em-

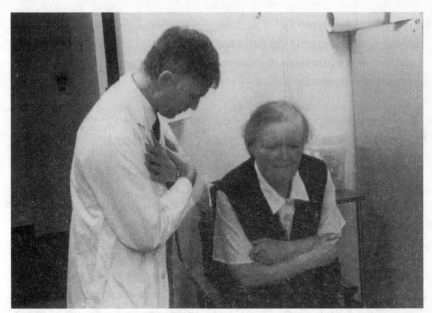

Figura 8.8: El neurólogo examina a la paciente para verificar si es capaz de levantarse de la silla con los brazos cruzados. Muchos pacientes con bradicinesia axial y rigidez presentan dificultades para levantarse de una silla sin ayudarse con las manos.

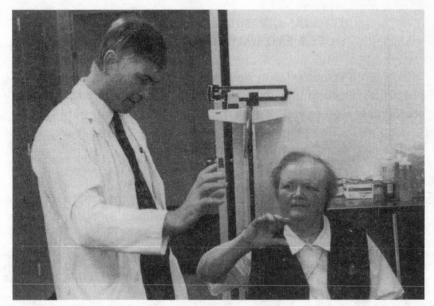

Figura 8.9: El neurólogo está examinando a la paciente para comprobar si conserva una destreza normal de los dedos (movimiento).

bargo, esta enfermedad neurodegenerativa es una dolencia seria, por lo que el diagnóstico debe ser preciso con la finalidad de que el médico elija el tratamiento adecuado y el paciente pueda hacerse una idea de cómo cambiará la enfermedad en el futuro.

Consideramos especialmente importantes las observaciones hechas por las personas con síntomas, igual que por sus amigos y familia, ya que a menudo contienen las semillas del diagnóstico correcto. Como ya hemos mencionado en los capítulos previos, los amigos o los miembros de la familia se dan cuenta del temblor inicial incluso antes que el paciente. Pueden fijarse en la postura y marcha característica del Parkinson. Los miembros de la familia también pueden identificar síntomas que indican que el Parkinson no es el diagnóstico correcto. Pueden hacer observaciones como: «No creo que mi hermano sufra la enfermedad de Parkinson porque he estado en grupos de apoyo con él y los otros pacientes tenían un aspecto muy diferente».

En las páginas restantes de este capítulo examinaremos algunas de las preguntas y respuestas que pueden dar lugar a un diagnóstico de la enfermedad o que ayudan a descartarla.

PREGUNTAS QUE SUGIEREN EL DIAGNÓSTICO DE LA ENFERMEDAD DE PARKINSON

En este apartado y en el siguiente, proporcionamos listas de las preguntas más comunes que un médico plantea a un paciente que se queja de síntomas de un trastorno del movimiento. Un sí a las preguntas de esta primera lista, dirigidas al paciente, sugiere un diagnóstico de enfermedad de Parkinson:

- ¿Ha experimentado el inicio de un temblor de reposo en un lado (unilateral) del cuerpo en los últimos uno o dos años que ha empeorado progresivamente?
- ¿Ha notado un cierto grado de torpeza cuando utiliza sus manos para abrocharse los botones, cepillarse los dientes, peinarse, batir un huevo, o bien manejar un tenedor y un cuchillo?
- ¿Ha notado que al andar arrastra una de sus piernas o la mueve con más lentitud?

— ¿Ha observado que al ponerse de pie o al andar parece quedarse bloqueado?

— ¿Ha observado la falta de balanceo de uno de sus brazos al andar?

— ¿Ha cambiado su voz, ha perdido fuerza o se ha vuelto más débil, como un susurro?

— ¿Han observado los miembros de su familia un cambio en su expresión facial?

— ¿Han notado que parece sonreír mucho menos que antes?

— ¿Han desarrollado sus ojos y su cara una expresión como «perdida»?

Si un paciente y su familia contestan afirmativamente a todas estas preguntas, el médico les preguntará si la gravedad de los síntomas no se ha modificado, ha empeorado o ha mejorado con el tiempo, puesto que los síntomas de Parkinson progresan gradualmente. (En los caps. 3, 4 y 5 se describen con detalle los síntomas del estadio precoz, moderado y avanzado de la enfermedad.)

PREGUNTAS QUE CONTRIBUYEN A DESCARTAR UN DIAGNÓSTICO DE ENFERMEDAD DE PARKINSON

Como se ha mencionado previamente y a lo largo de toda esta obra, la enfermedad de Parkinson es una dolencia que forma parte de un grupo de enfermedades que comparten síntomas. Los «primos» del Parkinson incluyen la parálisis supranuclear progresiva (PSP), la atrofia multisistémica (AMS), la enfermedad difusa de los cuerpos de Lewy, las pequeñas apoplejías múltiples y la enfermedad de Alzheimer (véanse los caps. 9 y 10 para mayor información sobre estas enfermedades). Un sí a cualquiera de estas preguntas contribuirá a confirmar el diagnóstico de una de estas otras enfermedades y a descartar el de enfermedad de Parkinson:

— ¿Se iniciaron sus síntomas súbitamente después de una intervención quirúrgica?

— ¿Tiene usted antecedentes de apoplejías múltiples?

— ¿Recuerda una historia de una enfermedad similar en sus padres, abuelos, hijos o hermanos?

— ¿Se ha expuesto a alguna toxina, incluyendo el manganeso? ¿Ha experimentado alguna intoxicación por monóxido de carbono? ¿Ha consumido drogas ilegales? ¿Ha tomado tranquilizantes mayores como clorpromacina (Thorazine), tioridacina (Mellaril), haloperidol (Haldol), perfenacina/amitriptilina (Triavil) o trifluoperacina (Stelazine)?

— ¿Ha tomado metoclopramida (Reglan), un fármaco utilizado para diversos problemas gastrointestinales?

— ¿Le han dicho sus familiares o amigos que su personalidad parece haber cambiado?

— ¿No puede recordar cosas que acaban de suceder?

— ¿Le ha mencionado su familia que parece mostrarse más confuso de lo que es normal?

— ¿Tiene problemas para mover los ojos o cualquier alteración visual general?

— Poco después de que empezaran los síntomas, ¿tuvo problemas más a menudo con el equilibrio o problemas relacionados con caídas?

— Poco después de iniciarse los síntomas, ¿desarrolló dificultades con el habla?

— Poco después del inicio de los síntomas, ¿desarrolló dificultades con la deglución?

— Antes o poco después del inicio de los síntomas, ¿experimentaba una sensación de desvanecimiento al levantarse, problemas para controlar la micción o impotencia sexual? (En el caso de varones.)

— ¿Experimenta principalmente problemas de lentitud del movimiento, rigidez, pérdida de la expresión facial, dificultades de deambulación, pero sin temblor?

Si el paciente no presenta un temblor de reposo característico, es poco probable una enfermedad de Parkinson. Asimismo, si los síntomas no responden a la medicación antiparkinsoniana, probablemente el problema no sea esta enfermedad. Algunos fármacos, sobre todo los utilizados para tratar la esquizofrenia, también pueden inducir a un parkinsonismo, pero no a la enfermedad de Parkinson.

Con el tiempo, el paciente con parkinsonismo leve suele desarrollar síntomas adicionales que contienen indicios vitales para un diagnóstico preciso. El resumen descrito más adelante proporciona información sobre algunos síntomas y los parkinsonismos plus que pueden indicar. (Véanse los caps. 9 y 10 para más información sobre estas enfermedades.)

1. Los problemas con la función cognitiva, incluyendo la memoria, los cambios de la personalidad, y las caídas, no suelen producirse hasta que el paciente ha experimentado esta dolencia neurodegenerativa durante muchos años, incluso décadas. Algunas familias observan que el paciente con síntomas pierde cada vez más la memoria, en especial de acontecimientos recientes. Por ejemplo, es capaz de recordar acontecimientos ocurridos cuarenta o cincuenta años atrás con una precisión asombrosa, pero confunde acontecimientos recientes. Los cambios de la personalidad pueden manifestarse de diversas maneras, tal como una mayor pasividad o agresividad o un menor interés en las aficiones y la socialización. Todos estos síntomas emergentes podrían indicar dolencias como una enfermedad difusa de los cuerpos de Lewy o un Alzheimer.

2. El paciente con síntomas y los miembros de su familia observan que parece tener dificultades para mirar la comida que tiene en el plato o para fijarse en los escalones cuando trata de subir o bajar una tramo de escaleras. Estas anomalías de los movimientos oculares asociadas a un parkinsonismo leve y un inicio muy precoz de caídas espontáneas sugieren una parálisis supranuclear progresiva (véase el cap. 10).

3. Algunos pacientes experimentan signos precoces de disfunción del sistema nervioso autónomo. Incluyen problemas urinarios de gravedad, desvanecimientos al levantarse (debido a una disminución súbita de la presión arterial) y, en varones, problemas para lograr la erección. Estos síntomas serían una indicación de una atrofia multisistémica (véase el cap. 10).

Las preguntas descritas a continuación ayudan al médico a distinguir un Parkinson atípico de una verdadera enfermedad de Parkinson.

El paciente experimenta:

— ¿Dificultades para mover sus ojos arriba y abajo?

— ¿Un habla vacilante con tartamudeo precoz en el curso de la enfermedad?

— ¿Un temblor prominente cuando trata de coger un objeto, pero no cuando permanece con las manos inmóviles?

— ¿Un grave deterioro de la deambulación con una frecuente tendencia a perder el equilibrio y a caerse?

— ¿Mareos o desvanecimientos cuando se levanta de una silla? En caso afirmativo, ¿se acompaña el desvanecimiento de alteraciones de la presión arterial?

— ¿Cualquier movimiento involuntario inusitado (en ausencia de utilización de medicamentos antiparkinsonianos) como sacudidas, contorsiones posturales, movimientos bruscos e irregulares de uno o varios segmentos del cuerpo, contracciones de un músculo o de un grupo muscular?

Una vez más, un sí a cualquiera de estas preguntas sugiere que el paciente padece una enfermedad diferente del Parkinson.

En este capítulo hemos iniciado el proceso de describir cómo un médico establece el diagnóstico de Parkinson. Puesto que la distinción entre esta enfermedad y otros tipos de parkinsonismo en otros trastornos neurológicos es tan importante, y en ocasiones tan difícil, en los dos capítulos siguientes examinaremos con más detalle las otras enfermedades que, en ocasiones, se confunden con una enfermedad de Parkinson, y viceversa.

Capítulo 9

Tipos de parkinsonismo

- ¿Cómo puede el médico distinguir entre la enfermedad de Parkinson y otros tipos de parkinsonismo?
- ¿Qué es el parkinsonismo inducido por MFPT y por qué es importante?
- ¿Cómo una apoplejía puede inducir a un parkinsonismo?
- ¿Cómo un traumatismo craneal induce a una enfermedad de Parkinson?
- ¿Qué fármacos inducen a síntomas parkinsonianos?

Como ya hemos mencionado en los capítulos anteriores, el *parkinsonismo* es un término general utilizado para describir los síntomas del acrónimo TRAP de la enfermedad de Parkinson: temblor, rigidez, acinesia (o bradicinesia) y problemas posturales. Sin embargo, no todos los pacientes con estos síntomas experimentan esta enfermedad neurodegenerativa. Cualquier trastorno neurológico que afecta al sistema dopaminérgico causará síntomas similares. Puesto que el diagnóstico de la enfermedad de Parkinson es *clínico* (como ya se ha mencionado en el cap. 8), basado principalmente en los síntomas y la historia médica del paciente más que en los resultados de un examen diagnóstico, y puesto que un número tan elevado de dolencias producen estos mismos síntomas, el diagnóstico de una enfermedad que está induciendo a un parkinsonismo suele ser difícil.

Los pacientes y los miembros de su familia suelen ayudar al médico a alcanzar un diagnóstico preciso de la enfermedad describiendo qué síntomas experimenta y no experimenta el paciente, igual que cuándo se iniciaron los síntomas y si han empeorado. En este capítulo y en el siguiente describiremos en profundidad las dolencias cuyos síntomas son similares a los de la enfermedad de Parkinson y que a menudo se confunden. Nuestro objetivo es que los pacientes y sus familiares sepan que el diagnóstico es complejo, en parte debido a las numerosas posibles causas de estos síntomas. Pero de ningún modo sugerimos que los pacientes se autodiagnostiquen o que los miembros de la familia decidan cuál es el problema del paciente. Una historia médica cuidadosa y un examen neurológico exhaustivo, combinados con el paso del suficiente tiempo para indicar cómo progresan los síntomas, en general darán lugar a un diagnóstico médico preciso. Cuando el diagnóstico suscita alguna duda, a menudo será muy valioso recurrir a un médico experto en neurología y, específicamente, en el campo de los trastornos del movimiento (véase el cap. 1).

PARKINSONISMO INDUCIDO POR MFTP (METILFENILTETRAHIDROPIRIDINA)

Una forma de parkinsonismo que ha generado un importante interés científico y del público es el parkinsonismo inducido por MFTP. En su libro, *The Frozen Addicts* [Los drogadictos paralizados], William Langston presenta el caso de un varón joven que en la segunda década de su vida contrajo una enfermedad y, en poco tiempo, desarrolló un grave parkinsonismo, por lo que quedó inmovilizado. En último término, este paciente falleció. Las razones de su enfermedad no se dilucidaron, aunque se sospechó que había consumido drogas.

Algo más tarde, en el norte de California, un grupo de adultos en la segunda, tercera y cuarta década de su vida que consumían drogas ilegales desarrollaron la misma enfermedad. Sus síntomas empeoraron al cabo de semanas a meses, más que los años y décadas típicas del Parkinson. Quedaron relativamente paralizados e inmóviles, su habla se deterioró gravemente, desarrollaron dificultades de la deambulación y no podían cuidar de sí mismos porque se movían muy lentamente. El neurólogo que les examinó observó que sus síntomas parkinsonianos eran destacados y extraños. Por ejemplo, los síntomas se desarrollaron en individuos relativamente jóvenes y rápidamente se transformaron en una discapacidad grave. Después de numerosas investigaciones médicas, los científicos pusieron de manifiesto que la responsable era la MFTP (metilfeniltetrahidropiridina). Mientras trataba de producir una droga psicodélica (con efectos sobre la mente), un fabricante de drogas ilegales preparó accidentalmente lotes defectuosos que contenían MFTP, que un grupo de personas se habían inyectado.

La importancia de la historia de la MFTP va mucho más allá de estos drogadictos paralizados. Otros fármacos producen síntomas de Parkinson porque bloquean los receptores dopaminérgicos, impidiendo que la dopamina transmita las señales o impulsos nerviosos desde el cerebro hasta los músculos. Pero mientras que estos fármacos no modifican la estructura cerebral, la MFTP sí lo hace: lesiona las células productoras de dopamina en la región del cerebro que se ve afectada en la enfermedad de Parkinson. Aunque su importancia para esta enfermedad se descubrió a través de circunstancias trágicas, la MFTP es muy prometedora para la investigación, ya que proporciona un excelente modelo de enfermedad de Parkinson. Los investigadores continúan utilizando la MFTP para estudiar los mecanismos de la muerte de la célula nerviosa, o neurona, que tiene lugar en la enfermedad de Parkinson al igual que para el estudio de nuevos medicamentos en el laboratorio.

Como se ha mencionado antes, en el capítulo 2, la historia de la MFTP también ha influido en nuestras ideas sobre la causa de esta enfermedad neurodegenerativa, sugiriendo que diversas toxinas medioambientales desconocidas que consumimos o respiramos lesionarían las células productoras de dopamina y, por consiguiente, causarían la enfermedad. En general, se considera que esta dolencia es una combinación de factores genéticos y medioambientales. Algunos pacientes poseen diversos genes que confieren una predisposición genética a la enfermedad, y ésta podría aparecer si estas personas se exponen a la variedad de toxinas medioambientales que se correlacionan con dichos genes.

APOPLEJÍA O ICTUS

Una causa frecuente de parkinsonismo pero no de una verdadera enfermedad de Parkinson son las enfermedades vasculares cerebrales, o la apoplejía. Existen dos tipos de situaciones en las que un individuo desarrolla un parkinsonismo relacionado con una de estas enfermedades.

En la primera situación, una persona desarrolla súbitamente signos de apoplejía y síntomas parkinsonianos como lentitud de movimientos y rigidez junto con otros síntomas neurológicos. El término *ictus* o *apoplejía* hace referencia al inicio súbito de síntomas neurológicos como debilidad, dificultades para hablar o alteraciones de la visión. La debilidad aparece súbitamente y suele afectar a un lado del cuerpo, por ejemplo el brazo derecho y la pierna derecha. Muchos pacientes no se recuperan por completo de una apoplejía y pueden experimentar una debilidad o torpeza residual de una mano o un habla vacilante persistente. En algunas personas el déficit residual de la apoplejía incluye lentitud de movimientos, dificultades para andar y la rigidez del parkinsonismo. Las personas que han padecido un ictus no suelen desarrollar el típico temblor parkinsoniano.

Las apoplejías están provocadas por una lesión en una región del cerebro como consecuencia de un flujo sanguíneo insuficiente, ya sea porque los vasos sanguíneos se obstruyen o porque uno de los mismos experimenta una rotura. Los pacientes que padecen una apoplejía requieren una evaluación neurológica detallada para determinar la causa de la misma. Esto es especialmente importante porque en los últimos años se ha producido una serie destacable de avances terapéuticos para prevenir las recidivas de la apoplejía.

La segunda situación en la que una enfermedad vascular cerebral contribuye al desarrollo del parkinsonismo es más frecuente pero más sutil y más difícil de reconocer. El paciente acude a visitar a su médico porque experimenta un proceso que parece una enfermedad de Parkinson en lenta evolución, incluyendo una marcha arrastrando los pies, gradualmente progresivo con bloqueo intermitente, pérdida del equilibrio, rigidez y lentitud de los movimientos. El médico puede pensar que el paciente está desarrollando la enfermedad de Parkinson, pero comprueba que la medicación antiparkinsoniana no alivia sus síntomas.

En esta situación, la RM del cerebro será muy útil. La RM puede demostrar la presencia de múltiples y pequeñas apoplejías que se han producido «de manera silente», sin el conocimiento del paciente. Cuando se acumulan numerosas y pequeñas apoplejías en las estructuras cerebrales profundas como los ganglios basales o la sustancia blanca, puede producirse un parkinsonismo. Los *ganglios basales* son un grupo de regiones cerebrales relacionadas estrechamente con la sustancia negra. De forma parecida, la *sustancia blanca* del cerebro contiene numerosas interconexiones entre diversas áreas motrices, y la pérdida de estas interconexiones originará un parkinsonismo (véase el cap. 11). Si la apoplejía afecta a otras áreas del cerebro, puede producir una demencia.

A veces este proceso se denomina *parkinsonismo vascular* o, puesto que los signos y síntomas se limitan principalmente a las piernas, también se conoce como *parkinsonismo de la mitad inferior del cuerpo*. Después del diagnóstico de un parkinsonismo vascular, a menudo los pacientes muestran su sorpresa al saber que pequeñas apoplejías silentes que no han producido ningún síntoma súbito son la causa de sus síntomas neurológicos de parkinsonismo o demencia.

Los pacientes con apoplejía relacionada con parkinsonismo plantean un problema difícil, ya que las medicaciones antiparkinsonianas no alivian sus síntomas. El principal papel del médico es tomar todas las medidas posibles para contribuir a prevenir que aparezcan apoplejías adicionales. Después de haber determinado la causa de la apoplejía, están disponibles diversas terapias preventivas. Para las personas con esta enfermedad, siempre es útil dejar de fumar, seguir una dieta nutritiva y mantener un peso corporal a un nivel apropiado. Las medicaciones que regulan la presión arterial o modifican la coagulabilidad de la sangre también son útiles en el tratamiento de las enfermedades vasculares cerebrales.

TRAUMATISMOS CRANEALES

Los traumatismos craneales pueden inducir síntomas de tipo Parkinson, pero no son una causa de esta enfermedad neurodegenerativa. Las áreas del cerebro relacionadas con el parkinsonismo, los ganglios basales y la sustancia negra, se localizan profundamente en el centro del cerebro. Un traumatismo craneal ha de ser de gravedad para que afecte al sistema dopaminérgico o a sus conexiones en estas áreas. Un traumatismo craneal menor no es capaz de originar estos cambios.

Además, los ganglios basales y la sustancia negra están rodeados de muchas otras estructuras neurológicas vitales, como son los centros de control de los movimientos oculares y los movimientos motores voluntarios y las estructuras relacionadas con el estado de conciencia. Las personas que desarrollan un parkinsonismo debido a un traumatismo craneal también suelen experimentar otros síntomas: la pérdida ulterior de la conciencia, coma, debilidad en un lado del cuerpo (hemiparesia), alteración de los movimientos oculares y otros signos de una grave lesión neurológica.

Además, el parkinsonismo como consecuencia de un traumatismo craneal no es progresivo. En otras palabras, si un paciente sobrevive a un traumatismo craneal grave, sus síntomas parkinsonianos son más graves inmediatamente después de recuperar la conciencia pero, más adelante, se estabilizan o mejoran. Esta forma de parkinsonismo tampoco responde bien a la medicación antiparkinsoniana.

Otro tipo de traumatismo craneal asociado al parkinsonismo se conoce como *demencia pugilística*. Este término describe un proceso identificado en los boxeadores, quienes, después de combates repetidos y un incontable número de golpes en la cabeza, llegan a experimentar una especie de «aturdimiento por los golpes» y pierden habilidades cognitivas, como la memoria. Algunos boxeadores también desarrollan un parkinsonismo, con lentitud de los movimientos, rigidez e incluso temblor como consecuencia de los golpes repetidos en la cabeza. Se considera que la causa de estos síntomas neurológicos son los traumatismos repetidos en el cráneo con múltiples y pequeñas hemorragias en el cerebro en las diversas estructuras que controlan el movimiento y el razonamiento.

Numerosos estudios han evaluado la asociación entre los traumatismos craneales y la enfermedad de Parkinson verdadera. Los estudios sobre veteranos de la Primera y la Segunda Guerra Mundial que fueron víctimas de traumatismos craneales y que más tarde desarrollaron síntomas neurológicos proporcionan pruebas de que los traumatismos craneales no son una causa de esta enfermedad neurodegenerativa.

Los pacientes con Parkinson pierden el equilibrio, y las caídas consiguientes pueden producir traumatismos craneales con o sin pérdida de la conciencia, pero este tipo de traumatismo craneal no aumenta el ritmo de progresión de la enfermedad.

FÁRMACOS

El parkinsonismo puede estar inducido por diversas drogas y fármacos. Ya hemos descrito el parkinsonismo inducido por MFTP. En este apartado describiremos los medicamentos de prescripción que pueden inducir a un parkinsonismo (véase la tabla 9.1). Los médicos han de considerar la posibilidad de un parkinsonismo inducido por fármacos porque suele ser reversible cuando se interrumpe el tratamiento con la medicación responsable.

El parkinsonismo inducido por fármacos puede tener todas las características de una auténtica enfermedad de Parkinson, que incluye temblor de reposo, lentitud del movimiento, disminución de la destreza en dedos y manos, voz monótona y débil, dificultades de deambulación, problemas de equilibrio y rigidez en rueda dentada.

Las medicaciones que más a menudo inducen a un parkinsonismo son los *neurolépticos*, unos tranquilizantes mayores utilizados para tratar enfermedades como la esquizofrenia y las psicosis. Los neurolépticos bloquean los receptores dopaminérgicos en el cerebro y, por consiguiente, afectan a la función de la dopamina. Los neurolépticos incluyen la clorpromacina (Thorazine), la haloperidol (Haldol), la trifluoperacina (Stelazine), la perfenacina/amitriptilina (Triavil) y el tioridacina (Mellaril).

Los nuevos medicamentos denominados *neurolépticos atípicos* también bloquean los receptores dopaminérgicos pero es menos probable que induzcan o empeoren un parkinsonismo. Los neurolépticos atípicos incluyen la clozapina (Clozaril), la olanzapina (Zyprexa), la risperidona (Risperdal) y la quetiapina (Seroquel). No obstante, no están por completo libres de efectos secundarios y pueden inducir a un parkinsonismo.

Los tranquilizantes menores, como el diazepam (Valium), el clordiacepóxido (Librium), el lorazepam (Ativan), el alprazolam (Xanax), y el temazepam (Restoril), no producen parkinsonismo.

Tabla 9.1: Medicamentos que pueden inducir a un parkinsonismo.

Nombre genérico	Nombre comercial*
Tranquilizantes mayores (antipsicóticos y neurolépticos)	
Clorpromacina	Thorazine/Largactil
Clorproticeno	Taractan
Decanoato de flufenacina	Prolixin Decanoate/Modecate
Enantato de flufenacina	Prolixin Enanthate
Hidrocloruro de flufenacina	Permitil
Hidrocloruro de flufenacina	Prolixin
Haloperidol	Haldol/Haloperidol
Hidrocloruro de molindona	Moban
Loxapina	Loxitane/Desconex, Loxapac
Maleato de acetofenacina	Tindal
Maleato de butaperacina	Repoise Maleate
Maleato de carfenacina	Proketazine
Mesoridacina	Serentil
Perfenacina	Trilafon/Decentan
Perfenacina junto a amitriptilina	Triavil/Mutabase
Pimocida	Orap/Orap
Piperacetacina**	
Promacina	Sparine
Sulpiride**	/Ansium, Dogmatil, Guastil, Tepazepan
Tioridacina	Mellaril/Meleril
Tiotixeno	Navane/Navane
Trifluoperacina	Stelazine/Eskazine
Neurolépticos atípicos (nuevas formas de tranquilizantes mayores)	
Clozapina	Clozaril/Leponex
Olanzapina	Ziprexa/Zyprexa
Quetiapina	Seroquel/Seroquel
Risperidona	Risperdal/Risperdal
Agentes que afectan a la motilidad gastrointestinal	
Metoclopramida	Reglan/Primperan, Salcemetic, Suxidina
Antihipertensivos (disminuyen los niveles de presión arterial)	
Reserpina+	/Resnedal, Serpasol
Antieméticos (previenen las náuseas y vómitos)	
Proclorperacina	Compazine
Trimetobenzamida	Tigan
Antagonistas del calcio (utilizados para diversas indicaciones)	
Flunaricina**	Sibelium
Cinaricina	/Clinadil, Diclamina, Stugeron

* Después de la barra, nombre comercial en España y en otros países.
** No comercializados en Estados Unidos.
+ Principio activo identificado en diversos medicamentos utilizados para el tratamiento de la hipertensión arterial.

Dos fármacos utilizados para el tratamiento de las náuseas, la proclorperacina (Compazine), y la trimetobenzamida (Tigan), y un fármaco utilizado para las afecciones gastrointestinales, la metoclopramida (Reglan), también pueden inducir al parkinsonismo. A pesar de que no se utiliza muy a menudo, un viejo medicamento antihipertensivo (para reducir la presión arterial) llamado reserpina también puede inducir un parkinsonismo. La reserpina sigue utilizándose en combinación con otros antihipertensivos. Las personas que toman un antihipertensivo y empiezan a desarrollar un parkinsonismo han de verificar si la medicación que toman contiene reserpina.

A pesar de que el parkinsonismo inducido por fármacos puede ser muy similar a la enfermedad de Parkinson, algunas características importantes ayudan al médico a determinar si el problema es un parkinsonismo inducido por un fármaco más que la propia enfermedad de Parkinson. Los indicios incluyen una historia de exposición a la medicación potencialmente responsable. En el parkinsonismo relacionado con fármacos, los síntomas significativos se desarrollan a lo largo de un período de tiempo relativamente breve, como dos, tres o cuatro meses, en lugar de a lo largo de un período de años. Si los síntomas parkinsonianos afectan por igual a ambos lados del cuerpo al mismo tiempo, también es un signo para considerar que el problema es diferente de una enfermedad de Parkinson, porque los síntomas de esta enfermedad se suelen desarrollar en un lado del cuerpo.

Después del diagnóstico de un parkinsonismo inducido por fármacos, muchos pacientes se recuperan por completo cuando se interrumpe el tratamiento con el medicamento responsable, aunque su restablecimiento puede requerir entre seis y doce meses. Sin embargo, algunos pacientes no se recuperan por completo. En lugar de ello, después de un período de mejora, sus síntomas parkinsonianos parecen empeorar de nuevo. A primera vista esto parece paradójico, pero tiene una explicación muy simple. Todos los medicamentos que pueden inducir a un parkinsonismo lo hacen bloqueando la transmisión de dopamina entre células dentro del cerebro. Cuando una persona corre el riesgo de desarrollar una enfermedad de Parkinson en las postrimerías de su vida, la exposición a un fármaco que interfiere con el sistema dopaminérgico puede provocar el desarrollo de síntomas de Parkinson antes de que la persona sin el medicamento hubiera desarrollado síntomas. Después de un período de mejora, con el tiempo el empeoramiento del parkinsonismo puede representar el curso de una verdadera enfermedad de Parkinson que está haciendo su aparición.

A menudo resulta un reto distinguir entre los parkinsonismos relacionados con una apoplejía, el parkinsonismo inducido por fármacos y la enfermedad de Parkinson, lo que requiere la experiencia clínica de un médico que comprenda los matices del parkinsonismo. En el próximo capítulo emergerá un grado adicional de este reto, ya que consideraremos todos los síndromes parkinsonianos atípicos.

Capítulo 10

Diagnóstico de otros problemas neurológicos

- ¿Cómo sabe un médico si padezco la enfermedad de Parkinson o una de estas otras dolencias?:

   — temblor esencial,
   — enfermedad de Huntington,
   — tics,
   — distonía,
   — enfermedad de Wilson,
   — atrofia multisistémica,
   — parálisis supranuclear progresiva,
   — enfermedad de Alzheimer.

En este capítulo describiremos los problemas neurológicos que a menudo el paciente y el médico confunden con la enfermedad de Parkinson. La mayoría de estas enfermedades presentan una serie de síntomas característicos.

Como ya hemos mencionado, las observaciones del paciente, los amigos y los miembros de la familia contienen una sabiduría considerable que puede ayudar al médico a establecer un diagnóstico preciso. Recientemente, una mujer joven nos trajo a su abuela a la consulta. Nos dijo: «Hemos visitado a varios médicos que insisten en que mi abuela padece la enfermedad de Parkinson, pero he leído cosas sobre esta enfermedad en Internet y no creo que ésta sea la enfermedad que padece. Considero que sus síntomas se corresponden a la descripción de la parálisis supranuclear progresiva.

Tabla 10.1: Indicios de que un paciente no experimenta una enfermedad de Parkinson típica.

Ausencia de temblor.

Ausencia de respuesta a las medicaciones antiparkinsonianas.

Dificultades con los movimientos oculares.

Inicio precoz (en un plazo de dos años) de problemas de equilibrio y caídas.

Inicio precoz de cambios de la personalidad.

Inicio precoz de problemas de memoria.

Inicio precoz de problemas de deglución.

Inicio precoz de dificultades con la micción.

Problemas de la presión arterial (desmayo y sensación de aturdimiento al levantarse).

Signos y síntomas que afectan principalmente a las piernas.

Inicio súbito de los síntomas.

Tiene dificultades para andar, se mueve lentamente y tiene muchos problemas para mover los ojos». Cuando examinamos a su abuela nos impresionó observar que su nieta le había diagnosticado correctamente una parálisis supranuclear progresiva. Narramos esta historia para ilustrar la valiosa información que los pacientes y la familia proporcionan, pero hay que evitar el autodiagnóstico.

La tabla 10.1 cita algunos síntomas que sugieren un diagnóstico diferente de la enfermedad de Parkinson.

TEMBLOR ESENCIAL

Además del temblor identificado en pacientes con Parkinson, existen muchas otras modalidades de temblor. Uno, denominado *temblor esencial*, se considera el más frecuente de todos los trastornos del movimiento. También llamado *temblor familiar*, habitualmente el temblor esencial no incluye más síntomas que el temblor y, a diferencia de la enfermedad de Parkinson, con frecuencia tiene un carácter familiar. Los pacientes con un temblor esencial a menudo oyen decir que sus padres, abuelos, hermanos o incluso hijos experimentan un temblor similar.

El temblor esencial es muy diferente del temblor observado en la enfermedad de Parkinson porque es lo que los especialistas en trastornos del movimiento denominan un *temblor cinético*, un temblor que aparece más cuando las manos de una persona se mueven que cuando las tiene en reposo. Por ejemplo, un temblor cinético tiene más probabilidades de ser evidente cuando el paciente coge o deja una cuchara y la salsera. Sus manos pueden temblar cuando está comiendo sopa con una cuchara o cuando escribe o dibuja. En la enfermedad de Parkinson, el temblor es evidente cuando la mano está en reposo y por esta razón se denomina *temblor de reposo*.

El temblor esencial afecta más frecuentemente a los brazos, aunque también puede afectar a la cabeza, o menos a menudo a la voz. Cuando el temblor esencial afecta a la voz, produce una cualidad rítmica o vibratoria que propicia que otras personas (especialmente por teléfono) crean por error que esta persona acaba de llorar. El típico temblor del brazo empieza de forma leve a menudo en un brazo, pero en general en ambos, y progresa muy lentamente a lo largo de décadas. Los pacientes suelen recordar que su temblor se inició cuando estaban en la escuela secundaria o en la segunda década de la vida y durante treinta o cuarenta años o más no representó más que una curiosidad o un inconveniente menor.

El temblor esencial puede originar un compromiso funcional. Algunos pacientes observan que, cada vez que tratan de coger un vaso de agua o una taza de café, sus manos tiemblan de un modo tan incontrolable que derraman el líquido. Habitualmente el paciente lo compensa llevando a cabo la actividad con el lado menos afectado, utilizando ambas manos o en ocasiones incluso cambiando el modo en que realizan ciertas actividades, como beberse la sopa más que tomarla con cuchara.

Cuando el temblor esencial afecta a la cabeza, el paciente desarrolla una sacudida rítmica de la cabeza, arriba y abajo como en el ademán de decir sí (temblor «en sí-sí»), o de un lado a otro en el ademán de negar (temblor «en no-no»). Este temblor es diferente del temblor de la cabeza que aparece en pacientes con Parkinson, que casi siempre se limita a un temblor alrededor de la boca que afecta a los músculos faciales, la mandíbula o la lengua. Los pacientes con Parkinson casi nunca experimentan un temblor que origina sacudidas puras de la cabeza.

El alcohol produce un efecto peculiar sobre más de un tercio de pacientes con temblor esencial. Después de beber un solo vaso de vino o un cóctel, su temblor mejora notoriamente por espacio de cuarenta y cinco minutos a una hora. El efecto sobre el temblor en el Parkinson no es tan espectacular.

El temblor esencial también produce una escritura característica que no se parece nada a la caligrafía del paciente con Parkinson (véase la fig. 10.1). Es de letra grande, garabateada, y ondulada, y el efecto del temblor es evidente. La letra de las personas con Parkinson es pequeña y se hace cada vez más diminuta hacia el final de una frase (es decir, cuanto más escribe el paciente, más pequeña se vuelve su letra). Cualquier experto en trastornos del movimiento ha recibido cartas de pacientes escritas con una caligrafía inconfundible de temblor esencial en las que los pacientes describen cómo se les ha diagnosticado la enfermedad de Parkinson y relacionan todas las medicaciones antiparkinsonianas que no les han ayudado. A partir de su caligrafía, es evidente que el paciente no padece una enfermedad de Parkinson sino un temblor esencial.

Los tratamientos potencialmente eficaces para el temblor esencial incluyen el propranolol (Inderal) o la primidona (Mysoline). En los casos graves, los procedimientos quirúrgicos (talamotomía o estimulación cerebral profunda talámica) utilizados para tratar el

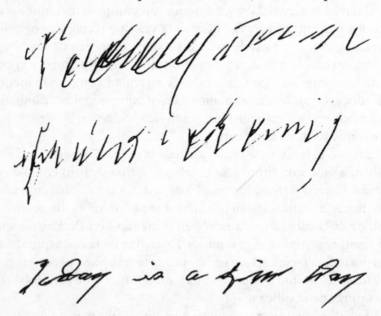

Figura 10.1: Muestras de escritura de pacientes con un temblor esencial.

temblor parkinsoniano son muy eficaces para el temblor cinético (véase el cap. 15).

A veces los pacientes con Parkinson experimentan un temblor cinético leve además de otros signos físicos de Parkinson, de modo que la presencia de un temblor cinético no significa que el paciente no padezca definitivamente un Parkinson.

ENFERMEDAD DE HUNTINGTON

La enfermedad de Huntington es una dolencia genética que suele aparecer entre los 30 y los 45 años de edad. Los síntomas primarios de esta enfermedad en su forma típica son una combinación devastadora de movimientos rítmicos involuntarios, denominados *corea* (el término griego que significa danza) y una demencia progresiva. Los recientes progresos médicos han producido un examen genético que puede confirmar si una persona padece o no esta enfermedad. La confusión con la enfermedad de Parkinson se origina en dos situaciones diferentes.

En primer lugar, una modalidad atípica de la enfermedad de Huntington produce síntomas de rigidez y falta de movimiento similares a los observados en el Parkinson. Esta modalidad de la enfermedad de Huntington difiere del Parkinson en que el temblor es poco frecuente. Además, en general los pacientes con este tipo de enfermedad de Huntington son mucho más jóvenes (habitualmente menos de 20 años de edad) que el paciente con Parkinson. Sin embargo, se pone de manifiesto la suficiente similitud en los síntomas entre ambas dolencias como para que se establezca un diagnóstico erróneo.

En segundo lugar, los movimientos rítmicos involuntarios son un síntoma de un exceso de actividad dopaminérgica en el cerebro. Estos movimientos también pueden aparecer cuando en un paciente con enfermedad de Parkinson se desarrolla una sensibilidad a la medicación antiparkinsoniana (levodopa), y pueden producirse espontáneamente en pacientes con enfermedad de Huntington. Si un adulto experimenta los movimientos típicos de Huntington con sólo cambios mentales leves, esa corea puede tratarse con fármacos que actúan directamente frente a los receptores dopaminérgicos. Cualquier medicamento que interfiera con el sistema dopaminérgico, produciendo una depleción de dopamina o bloqueando los receptores dopaminérgicos en el cerebro, puede originar un parkinsonismo que remeda la enfermedad de Parkinson. Los *antagonistas* de los receptores dopaminérgicos utilizados para tratar la corea interfieren con el sistema dopaminérgico y disminuyen los movimientos rítmicos, pero también producen un parkinsonismo como efecto secundario. Por esta razón, en pacientes con una corea de Huntington que experimentan síntomas de parkinsonismo, a veces su enfermedad se confunde con un Parkinson. Y en pacientes con Parkinson con movimientos involuntarios relacionados con la administración de levodopa los movimientos anómalos son similares a los de un paciente con corea de Huntington.

Como se ha descrito en el capítulo 9, el parkinsonismo inducido por fármacos es un problema muy frecuente que puede confundirse con la enfermedad de Parkinson si no se examina atentamente la historia de tratamientos farmacológicos del paciente. Los antagonistas de los receptores dopaminérgicos son una clase de fármacos que pueden inducir un parkinsonismo.

TICS

Un tic es un movimiento involuntario breve, a menudo repetitivo que se inicia súbitamente, se produce con rapidez y sólo dura unos instantes. Los tics pueden ser contracciones musculares o vocalizaciones involuntarias. Pueden ser simples como un estremecimiento de hombros, guiños, parpadeos, gruñidos y resoplidos. Los tics complejos incluyen movimientos con las manos como manoseos, toqueteos o guiños, seguido de muecas con la boca y encogimiento de hombros. Algunos pacientes presentan un único tic toda su vida; en ocasiones los neurólogos lo denominan *tic motor crónico*.

El síndrome de Gilles de la Tourette, o simplemente *síndrome de la Tourette*, que se considera determinado genéticamente, es un trastorno bien conocido. Este síndrome suele incluir una combinación de tics motores y vocales que van y vienen con los años. Los tics motores afectan a un área del cuerpo y después se desplazan a otra. Los tics vocales consisten en la emisión de un sonido y después otro. En realidad la mayor parte de tics vocales son sonidos no verbales, como gruñidos. Aunque es muy poco frecuente, el tic vocal mejor conocido del síndrome de la Tourette denominado *coprolalia* es la emisión involuntaria de palabras obscenas y de blasfemias. La frecuencia y la gravedad de los tics varía notablemente con el tiempo.

El síndrome de la Tourette suele ser una enfermedad de por vida. Además, a menudo se asocia con trastornos conductuales como un trastorno obsesivo-compulsivo, cuya característica es que el individuo hace comprobaciones repetitivas, por ejemplo para asegurarse de que ha apagado las luces antes de salir de su casa o que se lava repetidas veces las manos. Los tics reunidos en el síndrome de la Tourette se controlan con multitud de fármacos. Habitualmente, no es difícil distinguir este síndrome de una enfermedad de Parkinson, aunque a veces el movimiento repetitivo puede confundirse con un temblor.

TIPOS DE DISTONÍA

En general, el término *distonía* hace referencia a un tono muscular anómalo, ya sea demasiado relajado o tenso en exceso. En el lenguaje clínico, *distonía* es un tipo de trastorno del movimiento caracterizado por espasmos musculares que da lugar a contracturas ininterrumpidas. La distonía puede aparecer por sí sola o en el contexto de una serie de enfermedades neurológicas. La propia enfermedad de Parkinson puede producir una distonía que aparece como espasmos de los pies y en ocasiones de las manos (véase el cap. 3).

Otra distonía aparece sobre todo en personas de menos de 20 años de edad. Esta alteración discapacitante y progresiva incluye movimientos anómalos de las piernas o brazos o ambos, que consisten en movimientos espasmódicos lentos, habitualmente con posturas anómalas ininterrumpidas.

Cuando la distonía aparece por primera vez en un adulto, tiene tendencia a concentrarse en una o dos áreas relacionadas del cuerpo. Se hace referencia a este tipo de distonía como *distonía focal* o *segmentaria*. El calambre o espasmo del escritor es un ejemplo de distonía focal específica de una actividad concreta. La mano de una persona es por completo funcional excepto durante el acto de escribir, cuando esa mano se contrae y permanece en una postura anómala, en ocasiones dolorosa, que le impide escribir. La *tortícolis espasmódica* (o *distonía cervical*) es otra distonía focal en la que se giran, ladean, flexionan hacia delante o se extienden hacia atrás la cabeza y el cuello. La *distonía de las extremidades inferiores* en adultos incluye habitualmente el giro hacia dentro del pie con la flexión dorsal del dedo gordo, que puede ser muy dolorosa e interfiere con la deambulación.

Los tipos de distonía que afectan a la cara incluyen el *blefarospasmo* y la *distonía oromandibular*. En el blefarospasmo, el paciente cierra involuntariamente los párpados. Puesto que no puede abrir los ojos a voluntad, este tipo de distonía produce una ceguera funcional u otro deterioro visual. En la distonía oromandibular, el paciente abre o cierra involuntariamente la mandíbula y la cara se contorsiona en muecas.

Otra distonía, que puede ser de carácter hereditario, es la denominada *distonía sensible a la levodopa* o *sensible a la dopa* (DSD). Está provocada por un defecto enzimático específico en el sistema dopaminérgico del cerebro. Este tipo de distonía suele iniciarse en la pierna y a menudo se propaga afectando al resto del cuerpo. En alrededor del 75% de pacientes esta distonía presenta la peculiaridad de variar de intensidad a lo largo del día, en ocasiones de manera destacada. Así, en determinados momentos del día, un niño afectado casi no experimentará ninguna anomalía neurológica y, sin embargo, en otros momentos apenas podrá andar debido a los espasmos musculares destacados de un pie o de la pierna. La administración de carbidopa/levodopa en dosis muy bajas mejora espectacularmente la distonía DSD. El parkinsonismo puede asociarse a una DSD, observándose en ocasiones en niños pero más a menudo en adultos; sin embargo, la DSD es diferente de la enfermedad de Parkinson.

A veces la distonía que se presenta en la enfermedad de Parkinson es motivo de confusión diagnóstica. Rara vez, probablemente en menos de un 1% de pacientes con Parkinson, la distonía es el síntoma inicial de la enfermedad. En el capítulo 4 describimos la distonía relativamente frecuente de los pies o manos en el estadio moderado a avanzado de la enfermedad de Parkinson. El paciente observa la flexión dorsal del dedo gordo, que ejerce presión contra el zapato, y en ocasiones puede experimentar calambres muy dolorosos de los dedos de la mano, con una posición torpe del pulgar al mismo tiempo que el resto de dedos permanecen flexionados. Dados estos síntomas, al principio un neurólogo puede considerar que el problema es una distonía aislada, hasta que un examen detallado revela pruebas sutiles de síntomas emergentes de esta enfermedad neurodegenerativa. Por otra parte, los fármacos utilizados para tratar el Parkinson (en especial la levodopa y los agonistas dopaminérgicos) también pueden inducir a diversas formas de distonía.

ENFERMEDAD DE WILSON

En un paciente con enfermedad de Wilson es vital un diagnóstico preciso, ya que el tratamiento previene las anomalías neurológicas y un resultado potencialmente fatal. La enfermedad de Wilson es una dolencia genética poco frecuente en la que pueden identificarse muchos de los mismos síntomas que en el Parkinson, pero, a diferencia de éste, se diagnostica con un simple examen.

La enfermedad de Wilson está originada por una anomalía del metabolismo del cobre con depósitos excesivos de cobre en el hígado, cerebro, ojos y riñones. Los síntomas de la enfermedad de Wilson suelen iniciarse antes de los 25 años. La edad más frecuente para la enfermedad de Wilson que afecta predominantemente al hígado es entre los 12 y los 14 años. Los síntomas neurológicos a menudo se inician a finales de la adolescencia.

Los síntomas neurológicos de la enfermedad de Wilson incluyen temblor, lentitud del movimiento, torpeza, dificultades de la deambulación y problemas emocionales. En pacientes de 18 o 19 años que parecen presentar síntomas de Parkinson es posible que el diagnóstico sea una enfermedad de Wilson. Los síntomas pueden ser similares pero la joven edad del paciente es un indicio de que no se trata de un Parkinson típico.

El principal obstáculo para diagnosticar la enfermedad de Wilson es su rareza. Numerosos médicos no han visto en su vida a un paciente con esta enfermedad. A pesar de que la mayoría de los pacientes solicitan ayuda médica antes de los 25, la enfermedad también puede aparecer a una edad más avanzada. Nosotros enseñamos a los estudiantes de medicina y a los residentes de neurología que en cualquier persona menor de 25 años de edad que desarrolla un problema neurológico inusitado que incluye temblor, lentitud de los movimientos, distonía, rigidez o dificultades de deambulación es preciso llevar a cabo una evaluación neurológica en busca de una enfermedad de Wilson. Puesto que los pacientes afectados por esta enfermedad suelen ser mucho más jóvenes que los afectados por un Parkinson, la confusión diagnóstica no es frecuente.

Si usted presenta síntomas de Parkinson y está en la tercera década de la vida, es aconsejable que consulte a su médico si existe alguna posibilidad de que sufra la enfermedad de Wilson.

SÍNDROMES PARKINSON PLUS

Como se ha mencionado en el capítulo 8, la agrupación de síntomas característicos de la enfermedad de Parkinson se observa en general en otras dolencias neurodegenerativas relacionadas a las que se hace referencia como *Parkinson plus*, *Parkinson atípico*, o *parkinsonismo*. Estas dolencias superficialmente pueden ser causa de confusión diagnóstica. Numerosos pacientes con estos síntomas creen que padecen una enfermedad de Parkinson, pero en realidad experimentan uno de los otros tipos de parkinsonismo.

En las dolencias llamadas Parkinson plus, los cambios subyacentes en el cerebro son diferentes de los cambios observados en el Parkinson. Esto significa que los síndromes Parkinson plus pueden aparecer a diferentes edades, producir diferentes tipos de discapacidad y variar el ritmo con el que los problemas se ponen de manifiesto. En general, las medicaciones eficaces en el Parkinson lo son menos o nada en el Parkinson atípico. Es decisivo un diagnóstico preciso de modo que pueda evaluarse el curso de la enfermedad del paciente y recomendarse un tratamiento apropiado.

Los médicos no siempre pueden afirmar qué tipo de «primo» de la enfermedad de Parkinson experimenta un paciente, pero con el tiempo aparecerán algunas características distintivas de cada síndrome que ayudarán a diferenciar la dolencia de una enfermedad de Parkinson. Aunque se ha suscitado un debate entre los neurólogos sobre los criterios para distinguir entre síndromes, en este apartado identificaremos algunas características que pueden ayudar al paciente o a la familia a diferenciar entre una enfermedad de Parkinson típica y uno de sus «primos».

Algunas de las dolencias de tipo Parkinson plus, como la atrofia multisistémica (AMS) y la parálisis supranuclear progresiva (PSP), son más frecuentes que otras. Otras importantes causas de parkinsonismo son la enfermedad difusa de los cuerpos de Lewy y la enfermedad de Alzheimer. En la enfermedad de Alzheimer, el deterioro cognitivo es el síntoma mayor y predominante; más tarde, en el curso de la enfermedad, aparecen los síntomas motores.

Atrofia multisistémica (AMS)

La atrofia multisistémica comprende tres subgrupos de enfermedades conocidas previamente como *síndrome de Shy-Drager*, *degeneración estriadonígrica* y *degeneración olivopontocerebelosa*. En el síndrome de Shy-Drager, el sistema nervioso autónomo no funciona bien, por lo que las personas afectadas presentan síntomas de disfunción urinaria, sexual e hipertensión arterial, además de rigidez, lentitud del movimiento y dificultades de deambulación de un parkinsonismo. Cuando el sistema nervioso autónomo está afectado, aumenta la frecuencia de las micciones, el paciente siente la necesidad imperiosa de orinar (urgencia) o sufre una incontinencia urinaria (es decir, se le escapa la orina). Los varones pueden quejarse de dificultades para lograr o mantener la erección del pene. (Apenas se ha investigado el efecto de esta enfermedad sobre la respuesta sexual femenina.) Cuando se deteriora el reflejo autónomo que controla la presión arterial, al levantarse súbitamente, el paciente experimenta una disminución brusca de la presión arterial y los valores de presión son tan bajos que sufre un mareo, o aturdimiento, asociado a sudoración profusa y debilidad. Su visión se hace borrosa e incluso llega a desmayarse. Este síntoma, llamado *hipotensión ortostática*, se alivia cuando el paciente se acuesta o baja la cabeza. Si estos síntomas del sistema nervioso autónomo aparecen precozmente en el curso de la enfermedad, el médico sospechará de un síndrome de Shy-Drager más que de una enfermedad de Parkinson.

Los pacientes con una degeneración estriadonígrica experimentan un parkinsonismo progresivo, caracterizado por rigidez, lentitud del movimiento, dificultades de la deambulación y, posiblemente, un temblor, aunque rara vez responde bien a la medicación antiparkinsoniana.

A diferencia de la enfermedad de Parkinson, en la degeneración olivopontocerebelosa el cerebro también está afectado. Los pacientes con esta enfermedad presentan un tipo diferente de torpeza, un habla titubeante y alteraciones de la marcha, además de un síndrome de Parkinson. Las diferencias entre la degeneración olivopontocerebelosa y la enfermedad de Parkinson son sutiles. Si sus síntomas de Parkinson le parecen inusitados, consulte a un neurólogo experto en trastornos del movimiento.

Cuando se utilizan medicamentos antiparkinsonianos que reemplazan, mimetizan o estimulan la dopamina deficitaria, el paciente con cualquiera de los tres tipos de AMS no responde hasta el mismo grado en el que lo haría si padeciera una enfermedad de Parkinson. Si un paciente con síntomas de parkinsonismo sólo observa un ligero alivio sintomático a partir de las medicaciones antiparkinsonianas, es preciso considerar cuidadosamente el valor de continuar o no con el tratamiento bajo la supervisión de un neurólogo.

PARÁLISIS SUPRANUCLEAR PROGRESIVA (PSP)

El síntoma principal de la parálisis supranuclear progresiva es una dificultad con los movimientos oculares, en especial con los movimientos oculares para mirar hacia arriba o hacia abajo. El paciente con una PSP es incapaz de ver la comida que tiene en su plato o de darse cuenta de un obstáculo que hay en su camino mientras va andando. Algunos experimentan un temblor, a pesar de que no es un elemento predominante de su enfermedad.

Los pacientes con PSP suelen presentar el síndrome parkinsoniano de rigidez, lentitud de los movimientos y alteraciones de la deambulación asociadas a problemas del equilibrio. En la PSP los problemas de la marcha y del equilibrio son síntomas más prominentes, más graves y aparecen más precozmente que en la enfermedad de Parkinson. Si una persona empieza a experimentar dificultades incipientes con caídas, ése es un importante indicio de que el problema podría ser una PSP.

En ocasiones el paciente con PSP responde bien a la medicación antiparkinsoniana durante un breve tiempo, pero esta medicación es menos eficaz en el tratamiento de dicha enfermedad que en el de la de Parkinson.

OTRAS ENFERMEDADES ASOCIADAS A UN PARKINSONISMO

Para pacientes con otras enfermedades, los cambios cognitivos (mentales) y de la personalidad que aparecen precozmente pueden acompañarse o ir seguidos de síntomas de parkinsonismo leve, como un temblor de reposo intermitente leve, una ligera lentitud del movimiento o una marcha arrastrando los pies con pérdida del equilibrio. Pero sus síntomas más destacados son problemas de memoria, cambios de la personalidad y dificultades para concentrarse. Por ejemplo, pueden tener problemas para recordar que deben ocuparse de sus asuntos financieros cotidianos o para acordarse de lo que han de comprar cuando han salido para hacerlo. Los pacientes con estas enfermedades también puede experimentar alucinaciones visuales y delirios no provocados por la medicación sino como síntoma de la propia enfermedad subyacente.

Cuando estos cambios de la personalidad o de la memoria o los problemas cognitivos se desarrollan en los primeros años del inicio de los síntomas motores parkinsonianos, es poco probable que el diagnóstico correcto sea una enfermedad de Parkinson típica. Es posible que el paciente padezca una enfermedad de Alzheimer complicada por características parkinsonianas u otros síndromes parkinsonianos como la enfermedad difusa de los cuerpos de Lewy.

La demencia también puede estar causada por una enfermedad tratable no relacionada con síntomas de parkinsonismo, y una serie de análisis de sangre puede identificar algunas de estas enfermedades. Estos análisis incluyen un hemograma completo (glóbulos rojos, leucocitos y hemoglobina), evaluaciones de la función tiroidea, determinación de los niveles sanguíneos de vitamina B_{12} y de los de folato, y la velocidad de sedimentación. También es preciso considerar un análisis de sangre en busca de una sífilis. Estos análisis son importantes para identificar enfermedades tratables asociadas a un deterioro cognitivo, como un hipotiroidismo (la disminución de la función de la glándula tiroides por déficit de hormona tiroidea).

Los estudios de neuroimagen, como la tomografía axial computerizada (TAC) o la resonancia magnética del cerebro, también pueden poner de relieve causas inusitadas pero potencialmente tratables de demencia como una hidrocefalia con presión normal, un hematoma subdural, tumores cerebrales benignos o malignos o las apoplejías silentes descritas en el capítulo 9.

En algunos pacientes, transcurrirán varios años antes de que se pongan de manifiesto las características más claras de uno de los «primos» de la enfermedad de Parkinson, y en ese momento será necesario modificar el diagnóstico de dicha enfermedad. Puesto que, cuando aparecen síntomas parkinsonianos, deben considerarse tantos trastornos neurológicos, aconsejamos a los pacientes y a sus familias que consulten a un experto en el tratamiento de las enfermedades neurológicas para poder establecer un diagnóstico correcto y planificar un tratamiento apropiado.

Cuarta parte

TRATAMIENTO DE LA ENFERMEDAD DE PARKINSON

Capítulo 11

Cómo funciona el cerebro y cómo funciona el tratamiento

- ¿Cómo afecta la enfermedad de Parkinson al cerebro y al sistema nervioso?
- ¿Cómo se relaciona esto con los síntomas?
- ¿Cuál es el mecanismo de acción de las medicaciones que alivian estos problemas?

Aunque la enfermedad de Parkinson afecta a la función de los músculos y a primera vista puede parecer una enfermedad muscular, los músculos no son el problema. La dificultad reside en el complejo sistema que transfiere la *idea de hacer un movimiento*, que tiene lugar en el cerebro, hasta el *movimiento real*, en el músculo. Para explicar cómo afecta la enfermedad de Parkinson a una persona y cómo se puede tratar, es necesario que consideremos el funcionamiento del cerebro y del sistema nervioso.

Sistema de control de la actividad motriz

El esquema básico del control de la actividad motriz es el siguiente. Supongamos que usted decide —un proceso que tiene lugar en su cerebro— flexionar sus dedos para cerrar el puño. Para llevar a cabo esta tarea, se transmite una señal o impulso nervioso para dicha actividad a lo largo de una serie de células nerviosas a las que hacemos referencia como *neuronas*, en el cerebro y en la médula espinal, hasta los músculos de la mano. Las señales son transmitidas desde una neurona a otra a lo largo de la fibra más larga de la neurona, que denominamos *axón*. Al final del axón, la señal se extiende rápidamente a través de un espacio entre las células denominado *hendidura sináptica* (véase la fig. 11.1). Acto seguido, la señal activa la célula o neurona siguiente, que la transmite a lo largo del axón hasta la célula vecina, que a su vez transmite la señal a través de su axón, etcétera. Cuando la señal alcanza la mano, los músculos se contraen en la cara palmar de los dedos, en un puño.

Hasta hace relativamente poco tiempo, constituía un gran enigma saber cómo se transmiten las señales o impulsos nerviosos de las neuronas a través de la hendidura sináptica. En la actualidad, sabemos que, cuando la señal alcanza el extremo o terminal del axón, activa la liberación de una sustancia química biológica, un *neurotransmisor*, que transmite las señales neurales o impulsos nerviosos. El neurotransmisor se extiende a través de la hendidura sináptica hasta sitios receptores especializados en una neurona adyacente. La neurona adyacente capta el neurotransmisor, la señal viaja a través del axón de la neurona y el proceso se repite indefinidamente; todo tiene lugar a una velocidad asombrosa.

Volviendo a nuestro ejemplo, para hacer un puño, la señal se transmite desde la neurona hasta el extremo de su axón, donde se libera el neurotransmisor que cruza la hendidura sináptica hasta los receptores de la neurona siguiente, y así una y otra vez, hasta que el músculo se contrae. Por supuesto, el proceso no es tan simple. La señal no viaja simplemente desde un centro nervioso directamente hasta los dedos, sino que tiene que modularse. Y esta modulación tiene lugar en el cerebro.

El encéfalo se divide en tres secciones principales: los dos hemisferios cerebrales (conocidos como *cerebro*), el *cerebelo*, y el *tronco cerebral*. En la base del cerebro se identifican dos grandes grupos de células nerviosas denominadas *ganglios basales*, que están formados por el *putamen*, el *núcleo caudado* y el *globo pálido* (véase la fig. 11.2). El putamen y el núcleo caudado forman el *estriado*. Los ganglios basales están conectados intrincadamente con casi todas las demás regiones del encéfalo, y desempeñan un importante papel en la modulación de las señales para la actividad motriz, tanto normal como anómala. El núcleo caudado, el putamen y el globo pálido forman parte del circuito que no funciona bien en la enfermedad de Parkinson.

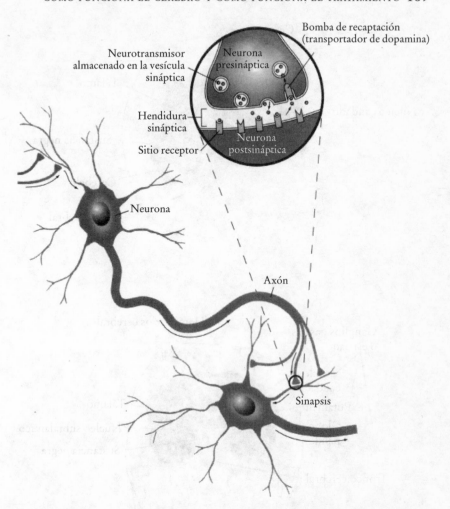

Figura 11.1: Esta figura ilustra cómo se comunican entre sí las neuronas. En el dibujo se muestran las neuronas y sus fibras nerviosas que contactan con otras neuronas. Estas conexiones se conocen con el nombre de sinapsis. *El recuadro de la sinapsis en la* parte superior de la figura *muestra una parte del aparato celular esencial relacionado con la transmisión de mensajes de una neurona a otra.*

En primer lugar, la señal desde el encéfalo hasta los músculos viaja desde la *corteza cerebral* (la superficie externa del cerebro) hasta los ganglios basales y otras estructuras cerebrales, que se considera que aceptan las señales procedentes de la corteza cerebral y, acto seguido, las modifican. Estas señales modificadas alcanzan otra estructura cerebral denominada *tálamo* y desde aquí

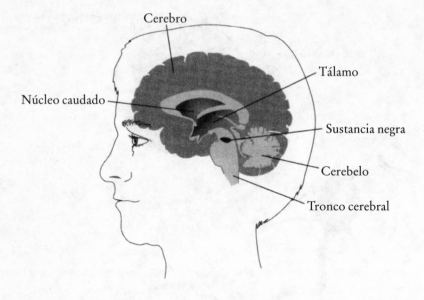

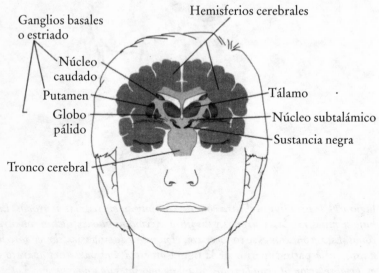

Figura 11.2: Esta figura ilustra las diversas estructuras que son importantes en el control de la actividad motriz normal, así como la localización de estas diversas estructuras en relación unas con otras.

siguen un recorrido retrógrado hasta la corteza cerebral. La información es modificada por intrincados circuitos y conexiones de reverberación. Toda esta modulación y funcionamiento son posibles gracias a los neurotransmisores. Cuando la señal se ha modulado de manera apropiada, una señal eferente es transmitida desde el tálamo hasta la corteza cerebral y, por último, se transmite una señal motriz eferente que llega hasta los músculos.

Se han identificado como mínimo quince neurotransmisores diferentes, incluyendo la dopamina, acetilcolina, noradrenalina, serotonina y glutamato. Cada neurotransmisor desempeña funciones necesarias, específicas y diferentes. Algunos neurotransmisores abren determinados «compartimentos» en las membranas de modo que la señal puede ser transmitida; otros neurotransmisores cierran los compartimentos para canalizar la señal en otra dirección. Uno de los sistemas de equilibrio más delicado se encuentra en los sistemas de la dopamina y la acetilcolina. (En ocasiones estos sistemas se denominan, respectivamente, *sistema dopaminérgico* [del término *dopamina* y del término griego *ergon* que significa «función»] y *sistema colinérgico* [que se basa en la *acetilcolina*].) Un desequilibrio entre estos dos sistemas da lugar a una interrupción de la señal desde el cerebro hasta los músculos, originando como consecuencia un temblor, rigidez y lentitud del movimiento. Los sistemas dopaminérgico y colinérgico desempeñan importantes funciones en la actividad de los ganglios basales.

Qué ocurre en la enfermedad de Parkinson

Los síntomas descritos previamente, el temblor, la rigidez y la lentitud de los movimientos, son el acrónimo TRAP de la enfermedad de Parkinson. Cuando aparecen síntomas de parkinsonismo, invariablemente incluyen problemas con el sistema dopaminérgico y, en el caso de la enfermedad de Parkinson, con la sustancia negra y los ganglios basales. Como se ha descrito en el capítulo 1, la sustancia negra es un área muy pequeña localizada profundamente dentro del cerebro (de hecho son dos estructuras, pero en general en los estudios médicos publicados se hace referencia a la misma como a una entidad individual).

La sustancia negra está tapizada por células productoras de dopamina, que distribuyen su producto, la dopamina, a los ganglios basales y a otras partes del encéfalo. Puesto que esta vía para el control motor incluye tanto la sustancia negra como el estriado, se denomina *vía nigroestriada*. Cuando la sustancia negra se lesiona y las células dopaminérgicas no funcionan bien, el suministro de dopamina al núcleo caudado y al putamen (el estriado) disminuye gradualmente hasta que, por último, aparecen los síntomas de la enfermedad de Parkinson, en general cuando se han lesionado alrededor del 80% de células de la sustancia negra.

Cuando se afectan los mensajes al estriado y a otros centros motores cuyas señales son transmitidas por la dopamina, se altera el equilibrio dopamina/acetilcolina, dando lugar a los síntomas motores de la enfermedad de Parkinson. Sin embargo, la enfermedad de Parkinson no sólo es un estado de déficit de dopamina. Los cambios de neurotransmisores secundarios y los cambios celulares de todo el cerebro, menos prominentes, también causan síntomas. En la enfermedad de Parkinson otros pequeños centros nucleares dentro del cerebro (por ej., el *núcleo motor dorsal del vago* y el *locus ceruleus*) también se ven afectados por la degeneración. Las concentraciones cerebrales de otros neurotransmisores, como la noradrenalina y la serotonina, también se ven afectadas.

¿CÓMO FUNCIONAN LAS MEDICACIONES ANTIPARKINSONIANAS?

En los capítulos 12 y 13 describiremos con detalle las medicaciones específicas. En este capítulo deseamos concentrarnos en describir *cómo* funcionan estas medicaciones, partiendo de lo que ya conocemos sobre cómo funciona el cerebro normalmente y cómo se ve afectado en la enfermedad de Parkinson.

ANTICOLINÉRGICOS

Después de que en 1817 James Parkinson efectuara la primera descripción de la enfermedad, se hicieron intensos esfuerzos para encontrar un tratamiento eficaz. Entre 1860 y 1870, en la clínica del famoso neurólogo francés Jean-Martin Charcot se introdujeron por primera vez los alcaloides de la belladona [*Atropa belladona*] (conocidos en la actualidad como medicaciones *anticolinérgicas*) para el tratamiento de la enfermedad de Parkinson. Los alcaloides de la belladona eran eficaces para muchas dolencias, incluyendo la «parálisis agitante». Originalmente los agentes anticolinérgicos se desarrollaron a partir de la planta belladona. Aunque la belladona puede ser peligrosa, se utilizaba de manera difundida como infusión en las cortes reales de Europa para producir una dilatación de las pupilas, ya que se consideraba que esto aumentaba la belleza de los ojos. Los médicos empezaron a observar que la gente que utilizaba belladona experimentaba sequedad de boca y empezaron a prescribir belladona para controlar la salivación y el babeo de los pacientes con Parkinson. Sin embargo, pronto se dieron cuenta de que el medicamento también controlaba el temblor.

Los agentes anticolinérgicos afectan a uno de los neurotransmisores más importantes del cerebro, la acetilcolina. La alteración del equilibrio entre los efectos de la dopamina y los efectos de la acetilcolina en los ganglios basales contribuye a los síntomas clínicos de la enfermedad de Parkinson. Los alcaloides de la belladona reducen la actividad colinérgica y en este sentido contribuyen a reajustar el equilibrio entre la dopamina y la acetilcolina en el cerebro. Como se ha mencionado previamente, la dopamina está emparejada con los neurotransmisores colinérgicos, es decir, sus actividades se compensan entre sí. En la enfermedad de Parkinson se produce un déficit de dopamina, por lo que el sistema colinérgico desempeña un papel mayor de lo normal en los intrincados circuitos de las señales musculares y de control motor. Cuando los anticolinérgicos bloquean el sistema colinérgico, se restablece parte del equilibrio entre ambos sistemas.

El beneficio de utilizar anticolinérgicos para tratar el Parkinson es principalmente la reducción de temblor de reposo, pero estos fármacos producen efectos secundarios sustanciales, aunque, si se inicia el tratamiento con dosis bajas y se controla cuidadosamente, los anticolinérgicos confieren un beneficio a muchos pacientes.

LEVODOPA

La levodopa sigue siendo la base del tratamiento para el paciente con Parkinson. Se ha utilizado ampliamente desde finales de la década de los sesenta. El descubrimiento de la eficacia de la levodopa en el tratamiento de la enfermedad de Parkinson es notable e ilustra numerosos aspectos tanto de la investigación en neurociencia como de la investigación clínica.

Hasta finales de la década de los cincuenta, se consideraba que la levodopa y la dopamina eran simplemente los productos de los pasos intermedios en la formación del neurotransmisor noradrenalina (véase la fig. 11.3). Durante esta época, casi toda la investigación en neurociencia prestó atención a la comprensión en profundidad de la noradrenalina.

Sólo cuando los investigadores empezaron a examinar las concentraciones zonales de las diferentes sustancias químicas dentro del cerebro, empezaron a aparecer hallazgos inesperados. Mientras

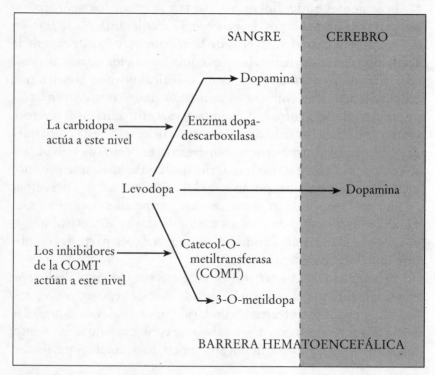

Figura 11.3: Esta figura ilustra cómo la levodopa cruza la barrera hematoencefálica, penetra en el cerebro y se convierte (es metabolizada) en dopamina. La figura también demuestra que fuera de la barrera hematoencefálica existen dos enzimas, la dopa-descarboxilasa y la catecol-O-metiltransferasa (COMT), que degradan la levodopa y disminuyen su eficacia. La carbidopa, que es un componente de la levodopa/carbidopa, y los inhibidores de la COMT (entacapona [Comtan] y tolcapona [Tasmar] inhiben estas enzimas y permiten que la levodopa penetre más fácilmente en el cerebro y se convierta en dopamina.

examinaban qué importancia tenía una sustancia química en parte del cerebro y qué importancia tenía en otra, los investigadores descubrieron de forma inesperada unas concentraciones muy elevadas de levodopa y dopamina en los ganglios basales, sobre todo en el núcleo caudado y en el putamen. No se hubiesen esperado concentraciones elevadas de dopamina en estas regiones si la dopamina fuera simplemente un «peldaño» metabólico en la vía que conduce desde la levodopa hasta la noradrenalina. Más tarde, a finales de la década de los cincuenta y a principios de la de los sesenta, los investigadores descubrieron que la concentración de dopamina era muy *baja* en el núcleo caudado y el putamen en las muestras de tejido cerebral a partir de autopsias de pacientes con enfermedad de Parkinson. Ésta era la primera vez que una enfermedad neurodegenerativa específica podía asociarse a un déficit químico concreto, es decir, un déficit de dopamina, en una región específica del cerebro, el núcleo caudado y el putamen.

Cuando los investigadores descubrieron que el déficit de dopamina se asociaba a los síntomas de Parkinson, el razonamiento obvio fue administrar dopamina a pacientes con esta enfermedad neurodegenerativa. Sin embargo, esta estrategia no funcionó.

Para impedir que entren en el cerebro diversos materiales que podrían afectar a las células nerviosas, el cerebro posee un mecanismo protector denominado *barrera hematoencefálica*. Esta barrera contiene una capa de células especializadas que impide que algunos tipos de sustancias penetren directamente en el cerebro desde la sangre. Una de estas sustancias es la dopamina que, por esta razón, no puede cruzar la barrera hematoencefálica. En consecuencia, la dopamina administrada por vía oral no es útil en el tratamiento de la enfermedad de Parkinson porque no alcanza el cerebro, donde es necesaria. Los investigadores, enfrentados a este obstáculo para reemplazar la dopamina en el cerebro, examinaron el siguiente candidato más lógico.

Como se muestra en la figura 11.3, la levodopa es la sustancia química precedente inmediatamente, o el *precursor*, a partir de la cual se produce dopamina. (Un precursor es una sustancia química que puede metabolizarse en otras sustancias químicas.) La levodopa *cruza* la barrera hematoencefálica y se convierte en dopamina dentro del cerebro, al igual que en otras regiones del organismo. Esta reacción química, como todas las reacciones químicas que se

os vivos, está controlada por una enzima. La
te en dopamina por medio de la enzima *dopa-*
ás adelante se describe el papel de la dopa-des-

se administró por primera vez a pacientes con
incipios de la década de los sesenta, con resultados
desigu... debate sobre su utilidad para el tratamiento de la enfermedad de Parkinson continuó. En algunos estudios se describía
que la levodopa aliviaba ciertos síntomas, pero otros indicaban que
la levodopa no era útil para el Parkinson. El debate continuó hasta
finales de la década de los sesenta, cuando el doctor George Cotzias, junto con sus colaboradores en Nueva York, describió que,
cuando se administraban por vía oral dosis altas de levodopa, los
pacientes experimentaban una mejora espectacular de los síntomas
de la enfermedad. Las noticias eran asombrosas: en los noticiarios de
la televisión se pasaban películas de pacientes que habían permanecido confinados en sillas de ruedas y que en ese momento jugaban
al baloncesto.

Éste fue un descubrimiento espectacular en el tratamiento de
una enfermedad neurodegenerativa, debido a que las dosis administradas de levodopa eran mucho más altas de lo que se requería
en realidad. Durante los ocho o nueve años previos a los experimentos de George Cotzias, los investigadores habían administrado entre 100 y 300 mg de levodopa, pero el doctor Cotzias y sus
colaboradores administraban entre 3.000 y 5.000 mg. (La historia
de la espectacular eficacia con la levodopa apareció en un contexto
ligeramente diferente en el libro de Oliver Sacks *Awakenings*
[Despertares] y en la película del mismo nombre [1990].)

Los nuevos descubrimientos relacionaban la dopamina con la
función motriz. Los científicos suecos pudieron demostrar por
primera vez que las células productoras de dopamina están presentes en la sustancia negra y que estas células distribuyen la dopamina al núcleo caudado y al putamen. Estos investigadores pusieron
de manifiesto que esta vía es esencial para una función motriz
normal y que, cuando la sustancia negra se lesiona y las células
productoras de dopamina no funcionan bien, el suministro de dopamina al núcleo caudado y al putamen disminuye gradualmente
hasta que aparecen los síntomas de la enfermedad de Parkinson.
Este descubrimiento relacionaba la anatomía del cerebro, la bio-

química y el tratamiento, y formó la base de nuestros conocimientos sobre la enfermedad de Parkinson. (El doctor Arvid Carlsson ganó el premio Nobel por su trabajo en este campo en el año 2000.)

INHIBIDORES DE LA DOPA-DESCARBOXILASA (IDD)

Sin embargo, la levodopa no era perfecta. También se identificó la enzima dopa-descarboxilasa, la enzima que convierte la levodopa en dopamina, en áreas fuera del cerebro: el tracto gastrointestinal, los riñones, el hígado y otras regiones del organismo. Fuera del cerebro, la dopa-descarboxilasa «secuestra» la levodopa administrada y la convierte en dopamina antes de que pueda alcanzar la barrera hematoencefálica. Este proceso no sólo impide que la levodopa penetre en el cerebro sino que también origina como consecuencia grandes cantidades de dopamina en la sangre. Se sabe que este elevado nivel de dopamina estimula la aparición de náuseas y vómitos; más raramente, produce una disminución de la presión arterial y cambios del ritmo cardíaco.

Una solución para el problema de las molestias gastrointestinales era impedir que la enzima secuestrara la levodopa en otras regiones del organismo de modo que estuviera disponible la levodopa para el cerebro. Los investigadores desarrollaron los *inhibidores periféricos de la dopa-descarboxilasa*, o IDD. (En este caso, *periféricos* significa que estos fármacos actúan fuera de la barrera hematoencefálica.) En el tubo digestivo y en otras áreas del organismo, los IDD bloquean la conversión enzimática de levodopa en dopamina. Esto permite que una mayor cantidad de la levodopa administrada alcance el cerebro sin modificar. Una vez en el cerebro, puesto que los IDD no pueden atravesar la barrera hematoencefálica, la dopa-descarboxilasa convierte la levodopa en dopamina, en el sistema nervioso central. La dosis necesaria de levodopa combinada con un IDD es mucho más baja que la dosis de levodopa sola, aunque sigue confiriendo el efecto beneficioso deseado. Antes de la utilización de los IDD, las dosis de levodopa podían alcanzar entre cuatro y seis gramos al día. Con los IDD, la dosis terapéutica de levodopa varía entre 300 mg y 1 g al día. Las náuseas y vómitos disminuyen de manera destacada.

AGONISTAS DE LOS RECEPTORES DOPAMINÉRGICOS

No obstante, los investigadores se enfrentaban a otra complicación. La enfermedad de Parkinson incluye la degeneración de las células que producen dopamina, aun cuando el tratamiento con levodopa requiere estas mismas células para convertir la levodopa en dopamina. A medida que la enfermedad de Parkinson avanza, este proceso de conversión se vuelve más lento. Otras células toman el relevo, pero no ejercen la misma regulación sutil que las células de la sustancia negra.

Por consiguiente, los investigadores tuvieron que diseñar otra estrategia. Como se ha descrito previamente, un neurotransmisor es liberado a partir de un axón y se propaga rápidamente por la hendidura sináptica hasta su receptor específico en una neurona adyacente, que después capta la señal y la transmite. El nuevo esquema que los investigadores desarrollaron utiliza fármacos sintéticos para estimular tanto a los receptores como a la dopamina. Un fármaco capaz de combinarse con los receptores imitando la acción de un neurotransmisor se conoce como *agonista*. (Un *antagonista* neutralizaría, o impediría, la acción del neurotransmisor.) Un agonista de los receptores dopaminérgicos mimetiza la actividad de la dopamina en el receptor dopaminérgico, estimula la transmisión de los impulsos nerviosos y, por consiguiente, alivia los síntomas de la enfermedad de Parkinson.

Los investigadores han desarrollado una variedad de agonistas de los receptores dopaminérgicos. El cerebro posee como mínimo cinco tipos de receptores dopaminérgicos, a los cuales se hace referencia como D_1, D_2, D_3, D_4 y D_5. Cada uno de los receptores dopaminérgicos tiene propiedades características y todavía nos queda mucho que aprender sobre estos receptores. Para ser eficaces en el tratamiento de los síntomas característicos de la enfermedad de Parkinson, es preciso que los agonistas estimulen al receptor D_2. (El cap. 13 y la fig. 13.1 proporcionan más detalles sobre este proceso.)

INHIBIDORES DE LA COMT (CATECOL-O-METILTRANSFERASA)

Otra enzima que secuestra la levodopa y la convierte en una sustancia química que no cruza la barrera hematoencefálica es la catecol-O-metiltransferasa (COMT). Los inhibidores de esta enzima, o inhibidores de la COMT, impiden la conversión de la levodopa y, por consiguiente, funcionan basándose casi exactamente en el mismo principio que los IDD. Habitualmente la dosis de levodopa puede reducirse mucho más si se añade un inhibidor de la COMT al régimen IDD/levodopa, y los inhibidores de la COMT son de especial utilidad para pacientes con fluctuaciones motrices (véase el cap. 12). Algunos inhibidores de la COMT pueden producir efectos secundarios, como una alteración de la función hepática.

Si está tomando un inhibidor de la COMT, asegúrese de hablar con su médico de la posibilidad de experimentar efectos secundarios y de la posible necesidad de un análisis de sangre a intervalos regulares.

SELEGILINA O DEPRENILO

Igual que el organismo posee enzimas que degradan la levodopa (la descomponen), también posee enzimas que degradan la propia dopamina. Una de estas enzimas es la monoaminooxidasa (MAO). La inhibición de la MAO impide que se destruya una parte de la dopamina circulante. Uno de estos inhibidores de la MAO es la selegilina o deprenilo; impide que la MAO degrade la dopamina y, por consiguiente, aumenta la cantidad de dopamina disponible para el cerebro.

A pesar de las conjeturas de que la selegilina protegería a las neuronas frente a la degeneración, no se dispone de pruebas sólidas de que este fármaco confiera dicha protección. De hecho, todas las funciones antiparkinsonianas de la selegilina son muy leves, y en ocasiones los pacientes tratados con este fármaco afirman que no han notado ningún efecto beneficioso.

El sistema cerebral de control de la actividad motriz es extraordinariamente complejo. En ocasiones, cuando tratamos de restaurar dicho control a través de la medicación, producimos efectos secundarios no deseados. Muchos medicamentos y combinaciones de fármacos disponibles en la actualidad alivian y mejoran los síntomas de Parkinson produciendo un menor número de efectos secundarios que en el pasado. Sin embargo, los regímenes farmacológicos siguen siendo complejos, como comprobaremos en el capítulo 13. Si está tomando medicaciones antiparkinsonianas, o se las han recetado, una comprensión de las diversas posibilidades le ayudará a tomar decisiones sobre su plan de tratamiento junto con profesionales expertos en estos tratamientos.

Capítulo 12
Elección de las medicaciones correctas

- ¿Cuál es el grado de eficacia de los fármacos antiparkinsonianos en el alivio de los síntomas?
- ¿Cuáles son los efectos secundarios de las medicaciones?
- ¿Cuándo hay que iniciar el tratamiento?
- ¿Cuál es la dosis apropiada de la medicación?

Para lograr un equilibrio apropiado de la medicación antiparkinsoniana, es decir un tratamiento eficaz de los síntomas al mismo tiempo que se reducen a un mínimo los efectos secundarios desagradables, están disponibles numerosas estrategias. En este capítulo describiremos las consideraciones que hay que tener en cuenta en la elección de las medicaciones y del momento de tomarlas, y cómo determinar si el tratamiento farmacológico es eficaz y cuándo es el momento de un cambio. También describiremos los efectos secundarios de la medicación y las medidas que pueden tomarse al respecto. En el capítulo 13 describiremos con detalle los fármacos antiparkinsonianos: cuál es la indicación de cada fármaco, cómo actúan los fármacos y otras informaciones que han de conocer las personas que toman dichos medicamentos.

Como describiremos en este capítulo, cuando se toman decisiones sobre la medicación es preciso considerar muchos aspectos. Por diversas razones, la mayoría de la gente prefiere tomar la menor dosis posible de medicación e iniciar el tratamiento lo más tarde posible dentro de la enfermedad, y la mayoría de médicos prefieren prescribir la menor dosis necesaria de medicación. Cuando la investigación médica encuentre fármacos que puedan proteger el sistema neurológico, será muy diferente: nuestro primer objetivo consistirá en la detección más precoz posible de la enfermedad de Parkinson e iniciar cuanto antes la medicación neuroprotectora.

El fármaco más utilizado y más eficaz de nuestro arsenal frente a los síntomas del Parkinson es la *levodopa*; se utiliza junto con otro fármaco, la *carbidopa*, que impide que la levodopa se convierta en dopamina antes de que alcance al cerebro (véase el cap. 11). Por ahora, la mayoría de expertos en enfermedad de Parkinson coinciden en afirmar que los pacientes con Parkinson sólo necesitan carbidopa/levodopa cuando los síntomas motores del Parkinson adquieren la suficiente gravedad como para deteriorar su calidad de vida, al margen de que esto quiera decir las actividades recreativas o las relacionadas con su trabajo.

EL TRATAMIENTO DEBE ADAPTARSE DE MANERA INDIVIDUAL

Cualquier paciente con Parkinson ha de seguir un programa de tratamiento farmacológico diseñado específicamente para él. Existen numerosas razones por las que esto es así y por las que no puede aplicarse un régimen estándar para todos los pacientes con enfermedad de Parkinson.

En primer lugar, en los diferentes pacientes, destacan síntomas distintos. Un paciente con un temblor predominante requiere una medicación para el temblor, mientras que otro paciente con una lentitud considerable del movimiento y sólo un temblor mínimo se beneficiará de un régimen farmacológico diferente.

En segundo lugar, los pacientes difieren en sus reacciones emocionales a un mismo síntoma. El temblor tal vez no moleste a un paciente, pero para otro puede ser un síntoma tan perturbador que no se atreverá a salir de su casa sin una medicación que alivie su temblor. Un paciente puede ser capaz de afrontar los movimientos discinéticos involuntarios causados en ocasiones por la medicación antiparkinsoniana que controla los síntomas motores, pero otro paciente puede considerar intolerable una discinesia incluso leve e infrecuente.

En la planificación de un régimen de medicación individual una tercera consideración es el tipo de actividades que el paciente realiza cada día. Un síntoma puede tener un profundo efecto sobre la capacidad de un paciente para llevar a cabo una actividad, lo que depende del síntoma y de la actividad. Una persona puede continuar con su estilo de vida activo jugando partidos de golf o de tenis cada día a pesar de tener una rigidez y lentitud de movimientos considerables, mientras que otro paciente cree que este mismo grado de rigidez y lentitud interfiere con la utilización del teclado del ordenador en su trabajo.

Por último, también es importante el momento de los síntomas. Por ejemplo, en un paciente que experimenta dificultades especiales para acostarse o levantarse de la cama será muy útil una medicación de acción prolongada, mientras que en un paciente sin problemas nocturnos es mejor un fármaco de acción más breve.

Los pacientes con Parkinson y sus médicos utilizan este tipo de información sobre los síntomas predominantes, reacciones personales a los síntomas, estilo de vida y momento de aparición de los síntomas para tomar la decisión sobre la medicación apropiada y cuándo utilizarla. Estas decisiones se basan en numerosos factores, que incluyen el grado de discapacidad que experimenta el paciente, qué síntomas es necesario aliviar y qué efectos secundarios hay que evitar para que el paciente se sienta cómodo y funcional en sus actividades de la vida diaria y en su trabajo. Como se ha mencionado previamente, en la actualidad todos los medicamentos antiparkinsonianos disponibles sólo alivian los síntomas. No impiden la progresión gradual de la enfermedad. Incluso si la medicación es tan eficaz que un paciente menciona que «se siente como antes de padecerla», esto no significa que el proceso patológico subyacente haya dejado de progresar.

Dicho esto, es preciso destacar que en la enfermedad de Parkinson avanzada la medicación antiparkinsoniana protege al paciente frente a las caídas y a los traumatismos y, sin ninguna duda, puede retrasar la discapacidad y preservar la vida independiente del paciente durante muchos años. Sin embargo, no es necesario iniciar precozmente la medicación para aliviar síntomas leves. Numerosos pacientes con Parkinson y sus médicos deciden retrasar el inicio de la medicación. Quizás un paciente que experimenta una ligera lentitud de los movimientos relacionados con la destreza de los dedos y con tareas de manipulación con las manos en un lado del cuerpo pero no en el otro sigue efectuando bastante bien cualquier actividad. O un paciente con un temblor leve en una mano o en una pierna considera que es un síntoma aceptable. En ninguno de estos casos existe una razón convincente para iniciar de inmediato el tratamiento farmacológico.

MEDICACIONES ANTIPARKINSONIANAS

Una vez se ha tomado la decisión de iniciar el tratamiento con una medicación antiparkinsoniana, es preciso que el médico verifique que receta al paciente una dosis baja de medicación. Introduciendo lentamente la medicación, esperamos que el organismo se adapte al fármaco y de este modo se minimicen los efectos secundarios. Y con un aumento gradual de la dosis, el paciente con Parkinson y su médico pueden determinar la dosis óptima que alivia los síntomas produciendo el menor número de efectos secundarios no deseados (los efectos secundarios específicos se describen más adelante en este capítulo y en el cap. 13). Esto significa que el paciente con Parkinson ha de observar con atención cómo reacciona su cuerpo a la medicación mencionando a su médico cualquier respuesta o reacción que observe.

En ocasiones los pacientes toman un nuevo fármaco durante un día o incluso una sola dosis y después no continúan porque aparecen efectos secundarios. Esto es apropiado cuando el efecto secundario es de gravedad, como, por ejemplo, cuando un paciente desarrolla súbitamente un estado de confusión después de iniciar el tratamiento con el fármaco. Sin embargo, dada la importancia de la medicación para la mayoría de pacientes con Parkinson, es preciso probar el medicamento durante cierto tiempo antes de tomar la decisión de que el paciente no puede tolerarlo. En general, es necesario que el paciente tome la medicación durante varios días para poder afirmar si es apropiada o no. En ocasiones los pacientes presentan una reacción inicial desagradable al fármaco, pero, a medida que prosiguen con el tratamiento, su cuerpo aprende a tolerarlo. Del mismo modo, en especial para los fármacos antiparkinsonianos introducidos recientemente, es posible que todavía no comprendamos por completo los efectos secundarios.

Si le preocupan sus síntomas y sospecha que son efectos secundarios de la medicación antiparkinsoniana, consulte esos síntomas a su médico para que éste pueda cerciorarse de si se relacionan con la medicación.

No es fácil establecer los beneficios relativos en comparación con los efectos secundarios de un fármaco. En ocasiones un paciente ha de interrumpir el tratamiento con el fármaco para así poder comparar cómo se siente con y sin el fármaco antes de tomar una decisión definitiva. No es bueno interrumpir bruscamente un tratamiento, sino que es preferible reducir gradualmente un día tras otro la dosis del fármaco antes de interrumpirlo por completo. En algunos pacientes se establecerá una mejora de los síntomas sin la medicación, pero en otros se observará que la gravedad de los síntomas parkinsonianos sin el fármaco es inaceptable. Asimismo, algunos pacientes descubrirán que sin el fármaco persisten los «efectos secundarios» que atribuían a la nueva medicación; en este caso, naturalmente, si la medicación era muy eficaz para los síntomas de Parkinson, se reintroducirá sin la preocupación por estos efectos secundarios específicos.

OBJETIVOS REALISTAS DEL TRATAMIENTO

El objetivo del tratamiento de la enfermedad de Parkinson es preservar las actividades diarias y el bienestar de los pacientes. Es poco realista prever que la medicación eliminará por completo el temblor, los movimientos lentos, el deterioro de la marcha o cualquier indicio de dificultades para escribir. Para lograrlo con los medicamentos actuales, se requerirían dosis tan altas que el riesgo de efectos secundarios graves aumentaría considerablemente. La mayoría de los neurólogos coincide en afirmar que los pacientes no deben tomar más medicación de la necesaria. Como se ha mencionado previamente, lo complejo es decidir qué es necesario para cada paciente.

¿Cómo definimos «preservar la función diaria y el bienestar del paciente»? La definición es muy elástica, ya que varía con cada individuo, incluso entre pacientes con los mismos síntomas. Por ejemplo, durante una visita a la consulta, el neurólogo y el paciente pueden llegar a la conclusión de que el funcionamiento diario del paciente no está deteriorado significativamente, aun cuando presenta un temblor de reposo intermitente.

Usted y su médico han de sopesar los beneficios y los riesgos de la medicación considerando su capacidad para actuar, su bienestar físico y emocional, sus deseos y los de su familia, y los efectos secundarios que la medicación pueda producir (posibles interacciones medicamentosas y complicaciones a largo plazo).

CAMBIOS DE MEDICACIÓN

Como sabe muy bien todo paciente con Parkinson, esta enfermedad neurodegenerativa es progresiva. Las medicaciones que son eficaces en un estadio de la enfermedad no serán suficientes más tarde y los aumentos de la dosis darán lugar a efectos secundarios. Además, el sistema dopaminérgico del paciente se sensibiliza gradualmente a la dopamina o a otras medicaciones, y pueden aparecer efectos secundarios incluso con la dosis que el paciente ha tomado durante años. O, debido a los efectos combinados de diversas medicaciones, se producen efectos secundarios cuando se añade un somnífero o después de un tratamiento quirúrgico o de una infección (véase el cap. 6).

Si experimenta cualquier cambio de la capacidad para actuar o se produce alguna modificación de los efectos secundarios «habituales», asegúrese de mencionarlo a su médico para que éste pueda ajustar la medicación.

Con las mayores dosis de medicación que son necesarias más adelante en la enfermedad, los médicos utilizan un análisis del riesgo-beneficio para determinar el equilibrio entre minimizar los efectos secundarios y aliviar los síntomas en el mayor grado posible. Parece existir un margen muy pequeño entre el régimen de medicación que permite que una persona actúe de manera aceptable y un régimen que desencadena efectos secundarios inaceptables. En otras palabras, para un paciente en el estadio avanzado de la enfermedad, la línea entre una discapacidad y una función adecuada puede ser muy delgada. Una vez más, resulta muy útil consultar a un neurólogo especialista en enfermedad de Parkinson (véase el cap. 1).

MEDICACIONES PARA OTROS SÍNTOMAS
DE LA ENFERMEDAD DE PARKINSON

Además del temblor, la rigidez, la lentitud y los problemas de la marcha, esta enfermedad neurodegenerativa produce otros síntomas que a veces requieren medicación. Por ejemplo, el 40% de pacientes experimenta depresión o ansiedad. Con frecuencia estos síntomas responden bien a los antidepresivos y a los ansiolíticos. Algunos pacientes experimentan contracturas musculares en el pie o en la mano que pueden ser dolorosas. En general, estos síntomas responden bien a la levodopa o a los agonistas dopaminérgicos.

Como se ha mencionado en los capítulos 4 y 5, algunos pacientes se quejan de problemas urinarios. Consultan a su médico por una mayor frecuencia de las micciones, la necesidad imperiosa de orinar o incontinencia urinaria, es decir, «se les escapa la orina». Estos síntomas suelen mejorar con agentes antiespasmódicos urinarios; por otra parte, la biorretroalimentación es una técnica de reeducación muy útil en el tratamiento de la incontinencia urinaria. Para las alteraciones del sueño, el médico prescribe sedantes y, para el problema del estreñimiento, el doctor aconsejará diversos cambios de la dieta y laxantes. Algunos medicamentos activan la motilidad intestinal. (Véase el cap. 13 para más información sobre la medicación para todos estos síntomas.)

Un aspecto importante que hay que recordar sobre estos fármacos es que pueden interaccionar entre sí. Si algunos producen efectos secundarios similares, como la somnolencia, al utilizarlos al mismo tiempo, sus efectos pueden multiplicarse o potenciarse. Cuando un paciente requiere tratamiento con diversos fármacos a la vez, es recomendable que empiece con el fármaco indicado para los síntomas más molestos, a dosis bajas y aumentando la dosis lentamente. Si no experimenta efectos secundarios, se añade otro fármaco y así sucesivamente. De esta forma, si el paciente experimenta una reacción inaceptable, quedará claro qué fármaco ha desencadenado dicha reacción.

¿Qué es una reacción inaceptable y qué representa un efecto secundario tolerable? Abordamos este espinoso problema en las páginas restantes de este capítulo.

EFECTOS FARMACOLÓGICOS DESEABLES Y EFECTOS SECUNDARIOS DE LOS FÁRMACOS

A pesar de que la investigación médica está desarrollando medicamentos antiparkinsonianos que contribuirán a disminuir la frecuencia y la gravedad de los efectos secundarios, en la actualidad no disponemos de medicaciones que estén libres de efectos secundarios. Sin embargo, sí contamos con estrategias muy útiles. Una hipótesis es que, aunque la levodopa es la medicación más potente para los síntomas de esta enfermedad neurodegenerativa, también puede ser el fármaco más potente por lo que respecta a originar efectos secundarios como fluctuaciones motrices, discinesia y alucinaciones. Los agonistas de los receptores dopaminérgicos también estimulan el sistema dopaminérgico del cerebro, y los inhibidores de la COMT mejoran la disponibilidad de la levodopa para el cerebro y permiten utilizar dosis más bajas. La utilización de un *tratamiento de combinación*, es decir, utilizar dosis más bajas de levodopa reforzando sus efectos con otros fármacos como los agonistas dopaminérgicos o los inhibidores de la COMT, puede dar lugar a un alivio de los síntomas con un menor número de efectos secundarios. (Véase la descripción de la levodopa en el cap. 13 para más detalles.) Las dosis más bajas de levodopa combinadas con fármacos que aumentan su efecto producen un alivio sintomático y disminuyen los efectos secundarios dopaminérgicos.

Llegados a este punto, es preciso mencionar una vez más que los efectos secundarios relacionados con los fármacos y la toxicidad relacionada con los fármacos son conceptos diferentes. Un *efecto secundario* (o reacción adversa) es simplemente un efecto inesperado, diferente de las acciones conocidas para las que se diseñó el fármaco. La mayoría de efectos secundarios no son deseables, como la somnolencia cuando se toma un antihistamínico o las infecciones por levaduras que se desarrollan durante una tanda prolongada de antibióticos. Sin embargo, algunos de estos efectos adversos son «prácticos». Por ejemplo, el efecto secundario de sequedad de boca que producen los anticolinérgicos utilizados para el Parkinson contribuye a controlar el exceso de saliva. Todas las medicaciones tienen probabilidades de originar efectos secundarios y un médico rara vez puede predecir qué pacientes experimentarán estas reacciones a la medicación.

A diferencia de los efectos secundarios, la *toxicidad* a partir de un fármaco significa que el fármaco produce efectos deletéreos (perjudiciales) a largo plazo. Sin ninguna duda, la levodopa, en especial cuando se utiliza a largo plazo, causa efectos secundarios. Partiendo principalmente de los estudios experimentales en el laboratorio, algunos neurocientíficos se han preguntado si la levodopa también sería tóxica para las neuronas del cerebro y, por tanto, produciría problemas a largo plazo. La respuesta parece ser que no: hasta ahora no se dispone de pruebas de la toxicidad de la levodopa en el ser humano.

El riesgo de efectos secundarios es una de las razones por las que los médicos deciden retrasar el inicio de la medicación antiparkinsoniana hasta que es claramente necesaria. Algunos efectos secundarios, como las molestias gástricas (por ej., dolor o ardor de estómago), son molestos pero perturban mínimamente la vida del paciente. Sin embargo, otros son de más gravedad. Cada uno de los síntomas más graves relacionados con los fármacos: fluctuaciones motrices, movimientos rítmicos denominados discinesia coreiforme y los síntomas conductuales y psiquiátricos, se describirá más adelante.

Si experimenta complicaciones relacionadas con los medicamentos, tenga en cuenta que necesitará tiempo para controlar sus síntomas y encontrar su propio régimen farmacológico individual. Asegúrese de consultar al médico cualquier problema que le plantee la medicación. Un médico experto con la medicación antiparkinsoniana es el más indicado para encontrar el equilibrio entre los síntomas de la enfermedad y los efectos secundarios relacionados con la medicación.

FLUCTUACIONES MOTRICES

Las *fluctuaciones motrices* consisten en la aparición de períodos en los que los síntomas de Parkinson aumentan porque la medicación (levodopa) deja de producir el efecto constante que es característico del propio sistema productor de dopamina del cerebro. Estas fluctuaciones motrices son la razón más frecuente para aumentar la dosis de levodopa así como para acortar los intervalos entre dosis.

No podemos afirmar si las fluctuaciones motrices están causadas por la levodopa o son una consecuencia de la progresión de la enfermedad. Algunos investigadores consideran que, si se toma levodopa durante mucho tiempo, la duración de su efecto empieza a disminuir. Otros consideran que, a medida que progresa la enfermedad, las neuronas supervivientes tienen cada vez más dificultades tanto para manejar como para almacenar la levodopa.

En ocasiones se hace referencia a las fluctuaciones motrices como *fluctuaciones on/off*. Cuando un paciente está en estado *on*, está presente una cantidad suficiente de dopamina en el cerebro y el paciente puede llevar a cabo sus actividades casi normalmente. Cuando un paciente está en estado *off*, no dispone de la cantidad suficiente de dopamina; el paciente se queja de movimientos muy lentos y de rigidez y, en consecuencia, tiene dificultades para vestirse o para andar. El temblor puede reaparecer y el paciente incluso puede permanecer «paralizado» (es decir, es incapaz o casi incapaz de moverse). Dicho de otro modo, en el estadio avanzado de la enfermedad de Parkinson se producen fluctuaciones motrices cuando los niveles de levodopa en la sangre y en el cerebro se relacionan con los síntomas motores del paciente; si el paciente no estuviera tomando levodopa, no experimentaría fluctuaciones motrices *on/off*.

Puesto que en general los pacientes no toman medicación por la noche, por la mañana a menudo experimentan un período de empeoramiento de los síntomas hasta que toman la dosis matutina. Los pacientes también pueden experimentar un período *off* si se olvidan de una dosis o retrasan la dosis durante el día. Al principio, en el curso del tratamiento, mientras los síntomas de Parkinson son leves, la medicación se caracteriza por una duración más prolongada de su efecto. Más tarde, cuando los síntomas están más avanzados, el cambio desde un período *on* hasta otro *off* cuando los efectos del fármaco desaparecen se convierte en un problema.

En algunos pacientes, este efecto *on/off* se produce en momentos predecibles, tal como tres horas después de tomar la dosis de levodopa (*disipación* del efecto de la medicación o *deterioro* de fin de dosis). Pero en ocasiones los períodos *off* se producen en momentos impredecibles. Naturalmente esto es especialmente difícil de controlar porque el paciente no sabe cuándo ocurrirá o dónde.

Un paciente puede salir de compras y súbitamente sentirse rígido y paralizado, incapaz de moverse como podía hacerlo sólo unos minutos atrás.

En general, el cuidador no entiende las fluctuaciones motrices. Observa que el paciente con Parkinson lleva a cabo una actividad casi normal y, de pronto, más tarde, le pide ayuda para levantarse de una silla o para andar. Un cuidador que no entiende las fluctuaciones motrices puede llegar a la conclusión de que el paciente no se esfuerza lo suficiente o que le pide ayuda para que «le mime». Los cuidadores han de comprender las fluctuaciones motrices y es necesario que los médicos ayuden a los pacientes a explicarles este problema.

El médico puede elegir entre diversas estrategias para tratar las fluctuaciones motrices: aumentar la dosis total de carbidopa/levodopa, acortar el intervalo entre dosis o prescribir una serie de medicaciones, además de la levodopa. Estas medicaciones adicionales incluyen carbidopa/levodopa de liberación controlada (Sinemet CR); agonistas de los receptores dopaminérgicos, como la bromocriptina (Parlodel), pergolide (Permax), pramipexol (Mirapex) y ropinirol (Requip); selegilina (Eldepryl) e inhibidores de la COMT, como la entacapona (Comtan) y la tolcapona (Tasmar). En algunas situaciones, es útil preparar una mezcla líquida de carbidopa/levodopa. El médico puede prescribir una dieta en la que el paciente consume proteínas por la noche, durante la cena (las razones de esta dieta se explican en el cap. 13).

Todos estos métodos pueden ser útiles para pacientes con Parkinson que desarrollan fluctuaciones motrices. Puesto que algunos de estos fármacos para controlar las fluctuaciones motrices producen sus *propios* efectos secundarios, si está tomando fármacos de este tipo necesita una supervisión cuidadosa del médico con el objetivo de identificar la combinación que es más eficaz para usted.

MOVIMIENTOS INVOLUNTARIOS

La *discinesia* (de *dis*, que significa dificultad o imperfección y el término griego *kinesis* que significa movimiento) es un proceso en el cual un paciente efectúa movimientos rítmicos extraños. Puesto que los movimientos suelen ser rítmicos, se conoce como *discine-*

sia coreiforme (del término griego *corea*, que significa danza). Estos movimientos pueden afectar a la cara, la boca, la lengua, la cabeza, los brazos, el tronco o las piernas. Pueden variar desde un movimiento solamente en los dedos de la mano hasta movimientos corporales completos, con contorsiones y contracciones de todo el tronco, de modo que muchas veces el paciente tiene dificultades para andar. Estos movimientos son diferentes del temblor observado en la enfermedad de Parkinson.

Antes de que estuvieran disponibles medicaciones para el tratamiento de la rigidez, lentitud del movimiento y problemas de la deambulación, los pacientes con Parkinson no experimentaban movimientos discinéticos. La medicación antiparkinsoniana representa un esfuerzo para reemplazar una parte del sistema bioquímico que no funciona correctamente en el cerebro y en ocasiones produce efectos extraños. El sistema nervioso se sensibiliza a la medicación antiparkinsoniana con el tiempo y, como consecuencia, aparecen estos movimientos rítmicos. El control del movimiento y la actividad motriz consiste en un grupo complejo e intrincado de sistemas y, cuando se lesiona, es difícil de reparar.

La discinesia se produce en una serie de patrones temporales. La secuencia temporal más frecuente es el inicio de la discinesia en el momento del efecto máximo de la medicación (*discinesias de efecto máximo*). En otros pacientes, la discinesia aparece tanto cuando se inicia el efecto de la medicación (comienzo de la dosis) como cuando se disipan los efectos (fin de la dosis). Se hace referencia a esta combinación como *discinesia disfásica* o patrón de *discinesia-mejora-discinesia* (DMD). La discinesia involuntaria también puede adoptar la forma de posturas y espasmos o calambres musculares a menudo dolorosos conocidos como *distonía* (*tonía* hace referencia al tono de los músculos). La distonía suele aparecer cuando los niveles sanguíneos de los fármacos son bajos, pero también puede aparecer asociada a los movimientos rítmicos conocidos como *discinesia coreodistónica*.

La discinesia de efecto máximo de la dosis inducida por levodopa siempre se invierte disminuyendo la dosis de la medicación antiparkinsoniana que el paciente recibe. Si el paciente sólo toma carbidopa/levodopa (Sinemet), la disminución de la dosis reducirá la aparición de movimientos anómalos. Si un paciente toma carbidopa/levodopa, junto con un agonista de los receptores dopaminérgicos o con inhibidores de la COMT, la disminución de la dosis de una o más de estas otras medicaciones también reducirá la frecuencia y la gravedad de las discinesias.

Si se reduce la dosis de la medicación antiparkinsoniana con el objetivo de aliviar los movimientos anómalos, casi invariablemente emperorarán el temblor de reposo, las dificultades de la marcha o la lentitud del movimiento. Si le dan a elegir, un paciente prefiere los momentos en que experimenta una discinesia de efecto máximo de la dosis a los momentos en que se encuentra en período *off* y experimenta una mayor rigidez, lentitud del movimiento y temblor. Los neurólogos con experiencia utilizan diversas estrategias para identificar el equilibrio correcto de estas medicaciones.

EFECTOS SECUNDARIOS CONDUCTUALES Y PSIQUIÁTRICOS

Una serie de medicaciones antiparkinsonianas, incluyendo la levodopa y los agonistas dopaminérgicos, pueden causar cambios conductuales o efectos secundarios psiquiátricos. En algún momento, casi la mitad de los pacientes con Parkinson experimentarán algunos de estos efectos. Fluctúan desde sueños vívidos, pesadillas y alucinaciones visuales, que no representan ninguna amenaza, hasta estados de delirio, paranoia, agitación y psicosis. (Estos síntomas también se describen en el cap. 6.)

Estos efectos relacionados con los fármacos pueden reducirse o a menudo suprimirse disminuyendo la dosis de levodopa o de otras medicaciones antiparkinsonianas. Como se ha mencionado previamente, el reto al que se enfrenta el clínico es disminuir los efectos secundarios sin que los síntomas de Parkinson se conviertan en problemas inaceptablemente graves.

En ocasiones los trastornos conductuales progresan gradualmente, empezando con sueños vívidos, pasando por alucinaciones benignas y terminando en una psicosis. Sin embargo, algunas personas experimentan sueños vívidos pero nunca desarrollan alucinaciones o delirios. Y otras desarrollan súbitamente una paranoia y una psicosis sin previo aviso.

Las alucinaciones y los delirios inducidos por la medicación suelen desarrollarse en pacientes en un estadio avanzado de la enfermedad que son tratados con diversos fármacos, incluyendo agonistas de los receptores dopaminérgicos, inhibidores de la COMT, selegilina, amantadina y anticolinérgicos. Las anomalías conductuales también son posibles cuando se administran carbidopa/ levodopa o cualquier otro medicamento antiparkinsoniano solo, pero asimismo pueden aparecer como un efecto combinado de muchas medicaciones antiparkinsonianas.

Como se ha descrito en el capítulo 6, quizá la mayor parte de estos síntomas se comprenden mejor como consecuencia de una estimulación excesiva de dopamina en el cerebro posiblemente como resultado de diversas medicaciones antiparkinsonianas, solas o en combinación. En ocasiones una enfermedad subyacente como una neumonía o una infección vesical (incluso muy leve, con síntomas mínimos) puede desencadenar síntomas psiquiátricos. Parece suscitarse cierta controversia médica por lo que respecta a si las alucinaciones y delirios son en realidad efectos secundarios o los indicios de la progresión de la enfermedad de Parkinson. Sin embargo, las pruebas señalan la medicación como responsable.

Sueños vívidos y vocalizaciones nocturnas. Los pacientes que toman medicación dopaminérgica frecuentemente mencionan sueños vívidos y pesadillas. Muchos pacientes explican que antes no solían soñar o no recordaban sus sueños. En la actualidad no sólo recuerdan sus sueños sino que tienen una cualidad vívida, tan real que pueden definir con claridad los temas y los personajes de sus sueños.

Los pacientes que sueñan suelen hablar, gritar o dan muchas vueltas en la cama. Después no recuerdan estas actividades pero sus cónyuges a menudo comentan su conducta nocturna. En ocasiones esta actividad durante el sueño es tan enérgica o violenta que el cónyuge tiene que acostarse en otra cama o irse a otra habitación para dormir.

Alucinaciones. La terapia antiparkinsoniana también puede ser causa de alucinaciones visuales «benignas» que no representan ninguna amenaza. Al principio, las alucinaciones visuales a menudo sorprenden al paciente pero éste pronto se adapta a su presencia. Con demasiada frecuencia, muchos pacientes se acostumbran a estas alucinaciones visuales, por lo que no las consideran alarmantes. Muchas veces, cuando el médico pregunta al paciente si experimenta alucinaciones como la visión de personas, animales o insectos, para gran sorpresa de la familia, el paciente responde: «Oh, sí, veo a muchas personas en mi casa» o «Un objeto como un suéter doblado muchas veces me parece un animal». En muchos casos el paciente comprende que la alucinación visual no es real y, en general, responde: «Sí, sigo teniendo visitantes nocturnos, pero sé que no son reales» o «Sí, todavía hay un perro en mi dormitorio, pero no me preocupa».

En general, los problemas graves empiezan cuando el paciente tiene dificultades para diferenciar las alucinaciones visuales de los acontecimientos reales. Los miembros de la familia muestran su asombro ya que la conducta del paciente con Parkinson se vuelve cada vez más impredecible: por ejemplo, puede llamar a la policía para denunciar que ha visto a alguien merodeando o dejar comida para agasajar a sus apariciones visuales o conectar el aire acondicionado para que sus visitantes se sientan a gusto. El marido de una paciente, que veía una multitud de niños en su casa, nos comentaba: «No me resulta difícil vivir con las alucinaciones de mi esposa, pero me molesta andar limpiando la leche y las galletas que deja sin cesar por todas partes para ellos».

Delirios. En pacientes que siguen un tratamiento a largo plazo con levodopa, otra posibilidad es el desarrollo de una paranoia. Los temas más frecuentes de las paranoias, como creer que alguien les ha robado dinero o que el cónyuge tiene un amante, pueden causar graves conflictos en la familia. La psicosis es un trastorno mental de suma gravedad en el que un individuo es incapaz de distinguir los delirios de la realidad. Tanto la paranoia como la psicosis requieren una intervención médica inmediata.

Cuando la psicosis inducida por fármacos es grave, el paciente puede manifestar una importante desorientación y es incapaz de diferenciar lo que es real de lo que no. Es esencial hospitalizar al paciente para su seguridad y, una vez en el hospital, iniciar un nuevo régimen de medicación. Una vez más, el control simultáneo de los síntomas de Parkinson y de los efectos secundarios de la medicación requiere mucha experiencia y, a menudo, esfuerzos repetidos.

Si está usted tomando medicaciones antiparkinsonianas, asegúrese de que comprende los problemas que se asocian a esta medicación y de hablar con su médico de todos los pros y los contras. Algunas de las decisiones que es preciso tomar sobre la medicación no son fáciles, y usted es quien decide lo que es mejor.

Capítulo 13

Tratamiento con fármacos

- ¿Por qué están disponibles tantas clases diferentes de medicaciones para el tratamiento de los síntomas de la enfermedad de Parkinson?
- ¿Qué combinaciones de fármacos son más eficaces?
- ¿Cuáles son las otras opciones si un fármaco produce efectos secundarios inaceptables?

En la actualidad los fármacos representan el tratamiento más eficaz para aliviar los síntomas de Parkinson, de modo que la mayoría de los pacientes afectados continúa con sus actividades cotidianas, incluyendo su actividad laboral, durante largos años. En este capítulo describiremos los principales fármacos utilizados para tratar esta enfermedad neurodegenerativa, empezando por los más utilizados (véase la tabla 13.1). A medida que consideremos estas medicaciones, es importante tener en cuenta que el sistema cerebral de control de la actividad motriz es sumamente complejo y que la adición de fármacos a un sistema afectado por esta enfermedad neurodegenerativa sólo se aproxima a la forma en que funciona este sistema en condiciones normales. No obstante, estos fármacos representan una mejora significativa sobre los preparados disponibles incluso diez años atrás.

Tabla 13.1: Principales fármacos utilizados para aliviar los síntomas de la enfermedad de Parkinson.

Fármacos para los síntomas motores
  Levodopa.
  Levodopa más inhibidores periféricos de la dopa-descarboxilasa (IDD).
  Agonistas de los receptores de dopamina.
  Levodopa más inhibidores de la catecol-O-metiltransferasa.
  Inhibidores de la MAO (inhibidores de la monoaminooxidasa).
  Anticolinérgicos.
  Amantadina.

Fármacos para otros síntomas
  Antidepresivos tricíclicos.
  Inhibidores selectivos de la recaptación de serotonina (ISRS).
  Benzodiacepinas.
  Sedantes.
  Agentes antipsicóticos atípicos.
  Agentes humidificantes (laxantes ablandadores de heces).
  Preparados ricos en fibra.

LEVODOPA

Utilizada por primera vez en la década de los sesenta, la levodopa continúa siendo el desarrollo individual más espectacular en el tratamiento de pacientes con Parkinson (véase el cap. 11). El medicamento revolucionó el tratamiento de esta enfermedad, permitiendo de pronto que los pacientes que habían permanecido confinados en una silla de ruedas o con grandes dificultades para realizar las actividades de la vida diaria recuperaran buena parte de su capacidad para actuar normalmente. Incluso se abrigaba la esperanza de que la levodopa curara esta enfermedad. No obstante, al cabo de uno o dos años de su introducción, se puso de manifiesto que la levodopa aliviaba sintomáticamente la enfermedad pero no impedía su progreso.

Como se ha descrito en el capítulo 11, un problema en el tratamiento con levodopa, que pronto se observó después de la introducción del fármaco, es que el organismo convierte la levodopa en dopamina a nivel del torrente circulatorio, lo que no sólo impide que la levodopa penetre en el cerebro (donde es necesaria) sino que también es responsable de la aparición de náuseas y vómitos. Para resolver los problemas gastrointestinales y permitir que la levodopa alcance intacta el cerebro, se desarrolló una medicación que combina la levodopa con un *inhibidor periférico de la dopa-des-carboxilasa* (IDD), que bloquea la conversión natural producida en el organismo de levodopa en dopamina en la sangre. Puesto que los IDD no cruzan la barrera hematoencefálica, una vez la levodopa cruza dicha barrera, puede penetrar en el cerebro, donde se convierte en dopamina sin verse afectada por los IDD, que han quedado atrás en el torrente circulatorio. La levodopa puede tomarse sola, pero como muchos pacientes desarrollan náuseas y vómitos, rara vez se prescribe de esta forma. Cuando hablamos de «tratamiento con levodopa», queremos decir una combinación de levodopa y un IDD.

Otra limitación de la levodopa es que las células nerviosas productoras de dopamina de la sustancia negra, a medida que se ven afectadas cada vez más por la enfermedad con el paso del tiempo, son menos capaces de convertir la levodopa en dopamina. Para estimular los receptores de la dopamina, en un paciente con enfermedad de Parkinson en estadio moderado o avanzado está indicado *un agonista de los receptores dopaminérgicos* junto con la medicación IDD/levodopa. Este agonista de los receptores de la dopamina mimetiza la actividad de la dopamina en el receptor de la dopamina, estimula la transmisión de las señales o impulsos nerviosos y alivia los síntomas del Parkinson (véase el cap. 11).

Llegados a este punto, es preciso mencionar una vez más que la levodopa también es útil para diagnosticar la enfermedad de Parkinson. Si un paciente empieza a tomar levodopa y experimenta una mejora espectacular de los síntomas, su mejora es útil para confirmar el diagnóstico clínico de la enfermedad. Por otra parte, cuando un paciente con síntomas parkinsonianos menciona que sus síntomas no responden a la levodopa, es probable que el diagnóstico correcto sea un tipo de parkinsonismo diferente de la enfermedad de Parkinson. Dicho esto, en ocasiones el paciente y el médico no están seguros de si los síntomas responden a la levodopa. En esta situación, es necesario suprimir gradualmente la medicación y quizá reintroducirla más tarde, con un nuevo examen del paciente cuando toma o no toma la medicación.

IDD

La *carbidopa* y la *benseracida* son los dos IDD más utilizados en la actualidad. La combinación de levodopa y carbidopa se conoce con el nombre comercial de Sinemet y la combinación de levodopa y benseracida se conoce como Prolopa (por ej., en Canadá) o Madopar (por ej., en España). Sinemet se encuentra comercializado en Estados Unidos y en la mayoría de otros países de todo el mundo y Prolopa o Madopar se expende en Canadá y en numerosos países europeos. Apenas existen diferencias en las propiedades farmacológicas de ambos IDD (carbidopa y benseracida).

En la actualidad se comercializan muchas formulaciones diferentes de levodopa e IDD (véase la tabla 13.2). La carbidopa/levodopa también está disponible como genérico. La dosis de ambos fármacos en la preparación se designa como una fracción: el numerador es la cantidad o dosis de carbidopa en cada comprimido, y el denominador es la dosis o cantidad de levodopa. Por ejemplo, una combinación de 10/100 está compuesta por 10 mg de carbidopa y 100 mg de levodopa. La carbidopa/levodopa está disponible en comprimidos de combinación de 10/100, 25/100 y 25/250. En Canadá y en algunos países europeos, la convención es dar la dosis de levodopa como numerador y la dosis de IDD como denominador (en otras palabras, la proporción levodopa/IDD). Por consiguiente, Prolopa o Madopar está disponible en las combinaciones siguientes: 50/12,5, 100/25 y 200/50 (o 12,5/50, 25/100 y 50/200 utilizando la convención norteamericana, como se muestra en la tabla 13.2).

Es evidente que, cuanto mayor es la dosis de IDD administrado, mejor, en especial cuando se inicia el tratamiento con levodopa y la dosis de carbidopa podría ser tan baja que no fuera suficiente para inhibir la actividad de la enzima en el organismo por lo que respecta a facilitar el paso de levodopa al cerebro. La mayoría de los pacientes requiere un mínimo de 75 a 150 mg de carbidopa o benseracida al día. Con una proporción de uno a cuatro (1:4) de carbidopa/levodopa (comprimidos de 25/100) el paciente suele iniciar el tratamiento con un comprimido de 25/100, tres veces al día. En algunos pacientes se recomiendan comprimidos con una proporción de carbidopa/levodopa de 1:10 (comprimidos de 25/250) pero apenas existen diferencias entre las proporciones 1:10

Tabla 13.2: Preparados a base de carbidopa/levodopa.*

Nombre genérico	Nombre comercial
Carbidopa/levodopa (10/100, 25/100, 25/250)	Sinemet (10/100, 25/100, 25/250)
Carbidopa/levodopa CR (25/100, 25/200)	Sinemet CR (25/100, 50/200)
Benseracida/levodopa	Madopar, Prolopa (12,5/50, 25/100, 50/200) Madopar HBS

* Siguiendo la convención americana, la dosis de carbidopa corresponde al numerador y la de levodopa, al denominador.

y 1:4 desde un punto de vista práctico. La proporción 1:4 es más útil para un paciente que experimenta efectos secundarios gastrointestinales a partir del tratamiento.

Para algunos pacientes, las náuseas y los vómitos representan un problema significativo, en especial si este efecto secundario limita la dosis de carbidopa/levodopa que pueden tomar. Cuando incluso la proporción 1:4 no suministra la cantidad suficiente de carbidopa, el paciente se beneficiará de una dosis adicional de carbidopa sola (Lodosyn).

La carbidopa/levodopa también se comercializa en una formulación de *liberación lenta o controlada* conocida como Sinemet CR, disponible en dosis de 25/100 o 50/200. En las formulaciones de liberación controlada de Sinemet la liberación de levodopa en el torrente circulatorio es más lenta —entre dos y seis horas—, lo que produce una duración algo más prolongada de acción. Se especuló que Sinemet CR produciría menos efectos secundarios a largo plazo que el Sinemet de liberación inmediata. No obstante, un estudio clínico de cinco años de duración sobre comparación de Sinemet y Sinemet CR en pacientes en estadio precoz de la enfermedad no reveló diferencias significativas en la frecuencia o la gravedad de los efectos secundarios relacionados con levodopa.

Algunos síntomas de Parkinson aparecen justo cuando se desvanecen los efectos de la levodopa, y Sinemet CR de liberación controlada contribuye a aliviarlos. Estos síntomas incluyen fluctuaciones motrices, fenómenos de la disipación o deterioro de fin de la dosis o fluctuaciones *on/off* (el paciente súbitamente se siente rígido y paralizado cuando el efecto de la medicación desaparece), e inmovilidad durante la noche y perturbaciones del sueño (por la noche, puesto que han desaparecido los efectos de la medicación, el paciente no puede levantarse de la cama con rapidez para ir al baño o no puede darse la vuelta para ponerse bien la ropa de cama). Por la mañana, cuando los niveles del fármaco son bajos, algunos pacientes tienen dificultades tales como una mayor lentitud de movimientos, rigidez o calambres en un pie.

La carbidopa/levodopa también se puede administrar en forma líquida, que es especialmente eficaz para pacientes con muchos problemas del tipo fluctuaciones *on/off*. La ventaja de esta formulación es que el fármaco se absorbe rápida y fácilmente a través del tubo digestivo. La desventaja es que el paciente debe tomar el preparado líquido cada hora.

Los fármacos suelen actuar de diferente forma si se toman con las comidas o fuera de las mismas. La levodopa no es una excepción. Se absorbe mejor a través del tubo digestivo en un estómago vacío, de modo que el momento óptimo para tomar los comprimidos es entre veinte y treinta minutos antes de las comidas. Si la levodopa produce náuseas o molestias gastrointestinales, es preciso tomarla a la hora de las comidas o poco después de las mismas. No obstante, puesto que la levodopa tomada con las comidas no se absorbe tan bien como con el estómago vacío, un paciente que toma levodopa a las horas de las comidas observará que la medicación no es tan eficaz y, por consiguiente, no obtendrá la misma mejora de los síntomas que con la administración fuera de las comidas. La eficacia de las formulaciones de liberación controlada no se afecta hasta este mismo grado administradas con las comidas, lo que puede representar una clara ventaja.

¿CUÁNDO ES PRECISO INICIAR EL TRATAMIENTO?

Se ha suscitado una acalorada controversia sobre cuándo un paciente debe iniciar el tratamiento con levodopa. Es una pregunta difícil. Todavía no sabemos si el inicio precoz del tratamiento con levodopa aumenta el riesgo de complicaciones crónicas de esta medicación (como fluctuaciones motrices, discinesias, alucinaciones y delirios) o si estas complicaciones aparecen simplemente porque la enfermedad ha empeorado, en cuyo caso no es un problema el tiempo durante el que un paciente ha estado tomando levodopa. Los ensayos clínicos en curso contribuirán a contestar esta importante pregunta.

Sin embargo, en general los médicos están de acuerdo en que el paciente debe iniciar el tratamiento con levodopa cuando su discapacidad física empiece a interferir significativamente con el funcionamiento cotidiano y su calidad de vida. Como se ha descrito en el capítulo 12, esto varía de un paciente a otro. Un paciente puede empezar a tomar levodopa cuando tiene dificultades para utilizar el teclado del ordenador en su lugar de trabajo o cuando su escritura se ha deteriorado tanto que deja de ser legible para los demás. En otro paciente el tratamiento con levodopa debe iniciarse cuando ya no se vea capaz de seguir preparando las comidas para su familia o de disfrutar de sus actividades recreativas como el golf o el tenis. El inicio del tratamiento con levodopa mejora notablemente los síntomas de Parkinson para la inmensa mayoría de los pacientes.

Los pacientes con enfermedad de Parkinson pueden empezar el tratamiento con la formulación original de carbidopa/levodopa, Sinemet de liberación inmediata o Sinemet CR (la formulación de liberación controlada). El preparado de liberación inmediata produce un efecto más precoz y el efecto es más evidente, es decir, el paciente a menudo se siente «lleno de energía», pero su acción no dura tanto como la del preparado de liberación controlada. Con el preparado de liberación controlada, el paciente puede esperar un tiempo algo más prolongado entre dosis.

Algunos pacientes se preocupan por iniciar el tratamiento con levodopa «demasiado temprano» en el curso de la enfermedad, y muchos de nuestros pacientes nos preguntan si los efectos beneficiosos de la levodopa se debilitarán después de algunos años de tratamiento. El hecho es que la levodopa sigue siendo eficaz para los síntomas de Parkinson durante toda la enfermedad, pero la enfermedad progresa y los síntomas se hacen cada vez más graves. A pesar de que la levodopa continúa aliviando y mejorando los síntomas, el grado hasta el cual puede restaurar la funcionalidad de un individuo se hace menos satisfactorio con el tiempo. En otras palabras, la levodopa no pierde su potencia con el tiempo y los pacientes no desarrollan una tolerancia al medicamento, pero los síntomas de esta enfermedad neurodegenerativa progresan de modo que la mejora no es tan completa como lo era años atrás.

Además, la forma en la que los pacientes reaccionan a la levodopa cambia ligeramente a medida que empeoran los síntomas. Inicialmente, el paciente con enfermedad de Parkinson presenta una respuesta constante a la carbidopa/levodopa, es decir, toma dos o tres dosis de medicación y los efectos duran todo el día. Más tarde en el curso de la enfermedad, cuando se disipan los efectos del fármaco, empieza a desarrollar fluctuaciones por deterioro de fin de dosis o fluctuaciones *on/off*. Por consiguiente, es necesario aumentar tanto la dosis como la frecuencia de administración del fármaco.

El paciente en estadio precoz dispone de más alternativas para el alivio sintomático de la enfermedad, y un número cada vez mayor de pacientes empieza a utilizar la levodopa algo más tarde en el curso de la enfermedad. Se dispone de indicaciones de que un inicio más tardío del tratamiento con levodopa contribuye a disminuir los efectos secundarios relacionados con el fármaco (véase el cap. 12).

DIETA DE REDISTRIBUCIÓN DE LAS PROTEÍNAS

Como se ha descrito en el capítulo 12, la levodopa, incluso administrada con un IDD, se asocia con efectos secundarios molestos como las fluctuaciones motrices. Estas fluctuaciones motrices aparecen en el estadio más avanzado de la enfermedad, cuando el alivio de los síntomas depende de unos límites más estrechos de los niveles de levodopa en el cerebro. En consecuencia, cuando la cantidad de dopamina en el cerebro es demasiado baja, reaparecen el temblor, la rigidez, la lentitud del movimiento y los problemas de deambulación del paciente. Si el paciente observa que experimenta un mayor número de fluctuaciones motrices cuando toma una comida rica en proteínas (carne, queso, productos lácteos o legumbres), puede beneficiarse de una dieta de redistribución de las proteínas. Esta dieta reduce el consumo de proteínas durante las horas del día sin una reducción del consumo global de proteínas. Simplemente dejan de consumirse proteínas en el desayuno y en el almuerzo y sólo se consumen durante la cena.

Como los componentes básicos a partir de los que están formadas las proteínas, la levodopa es un aminoácido. Las proteínas que tomamos con los alimentos se descomponen en su mayor parte en aminoácidos en el tubo digestivo, que no discrimina entre la levodopa y los aminoácidos de las proteínas procedentes de los alimentos. Puesto que los aminoácidos de los alimentos compiten con la levodopa por el paso a través de la pared del intestino delgado hasta la sangre, la levodopa tiene dificultades para ser absorbida de manera apropiada por la sangre. De hecho, una parte de la levodopa no penetra en el torrente circulatorio sino que recorre todo el tubo digestivo hasta ser eliminada con las heces.

Los aminoácidos derivados de los alimentos es probable que también compitan con la levodopa por el paso desde el torrente circulatorio hasta el cerebro. Hasta cierto punto, estos aminoácidos impiden que la levodopa alcance el cerebro.

Algunos pacientes, en general en un estadio avanzado de la enfermedad, mencionan que cuando toman Sinemet (carbidopa/levodopa) y una comida rica en proteínas como una hamburguesa, la dosis de Sinemet no les produce ningún efecto. Estos pacientes observan una mejora de sus síntomas cuando limitan el consumo de proteínas durante el día, y sólo consumen proteínas en el momento de la cena.

La redistribución de las proteínas *no* significa reducir la cantidad total de proteínas de la dieta, lo que podría tener consecuencias graves para la salud del paciente. En lugar de ello, se planifica una dieta en la que no se consumen proteínas en el desayuno y en el almuerzo; se toman en la cena de modo que aumenta la absorción de levodopa durante las primeras horas y mejora la función motriz durante el día.

Si está tomando carbidopa/levodopa y *no* ha observado ningún efecto adverso de las proteínas dietéticas, es poco probable que perciba algún beneficio después de una dieta de redistribución de las proteínas. En general, sólo los pacientes que experimentan un deterioro evidente de fin de dosis o fluctuaciones *on/off* observarán un efecto beneficioso de la dieta de redistribución de las proteínas. Incluso así, sólo una pequeña proporción de pacientes se beneficiarán.

Están disponibles dietas especiales que distribuyen las calorías con una proporción específica de hidratos de carbono/proteínas en una tentativa de minimizar los problemas que las proteínas producen en algunos pacientes con Parkinson. Estas dietas pueden obtenerse a partir de las diferentes organizaciones y fundaciones para la enfermedad de Parkinson, existentes en distintos países. Nosotros recomendamos que, antes de utilizar estas dietas, establezca que realmente necesita un cambio dietético y hable de la dieta de redistribución de proteínas con un médico experto en el tratamiento de la enfermedad de Parkinson.

Los pacientes en estadio precoz que no toman ninguna medicación no tienen ninguna razón para seguir esta dieta de redistribución de proteínas, al igual que los pacientes que sólo toman selegilina, agonistas dopaminérgicos, anticolinérgicos o amantadina porque estos fármacos no compiten con las proteínas de la dieta.

En resumen, los pacientes que siguen un tratamiento con carbidopa/levodopa y observan que sus síntomas motores se alivian con esta medicación y no experimentan fluctuaciones motrices o deterioro de fin de dosis con levodopa no se beneficiarán de una dieta de redistribución de proteínas. Sólo está indicada para los pacientes que mencionan una clara pérdida del efecto de carbidopa/levodopa cuando toman el fármaco junto con una comida rica en proteínas y para los pacientes que experimentan fluctuaciones motrices que no se controlan.

FÁRMACOS QUE MEJORAN LA CAPTACIÓN DE LEVODOPA Y LOS NIVELES DE DOPAMINA

La conversión de levodopa en dopamina en el cerebro se relaciona con las neuronas productoras de dopamina que se localizan en la sustancia negra y se comunican con el estriado (núcleo caudado y putamen), al cual distribuyen la dopamina. Son las neuronas afectadas por el proceso patológico de la enfermedad (véase la fig. 13.1). Por consiguiente, no es sorprendente que, a medida que la enfermedad afecta cada vez más a estas neuronas con el tiempo, un número cada vez menor de neuronas puedan efectuar la conversión metabólica de la levodopa en dopamina. Es probable que otras células asuman esta conversión pero estas células simplemente liberan la dopamina de manera inmediata, sin el control o almacenamiento normal ejercido por las neuronas dopaminérgicas cuando funcionan normalmente.

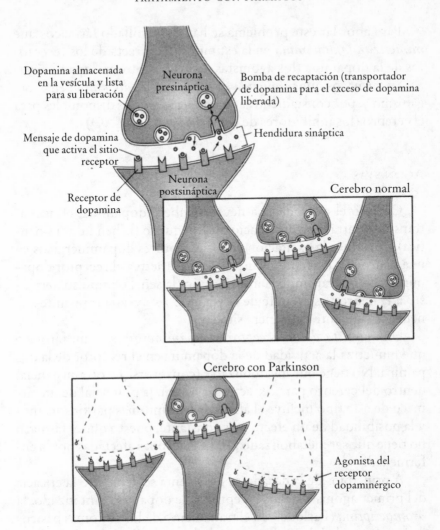

Figura 13.1: En la ilustración de la parte superior se representa una sinapsis normal con la neurona sináptica y la postsináptica. También se muestra el aparato celular, que incluye la dopamina almacenada en las vesículas y la dopamina liberada en la sinapsis, donde actúa en los receptores de dopamina para comunicarse con la neurona postsináptica. En el panel que representa el cerebro normal, están presentes una neurona presináptica y una neurona postsináptica normales y, por consiguiente, pueden llevarse a cabo normalmente las órdenes y las actividades motrices. En el panel que representa el cerebro con Parkinson, el número de neuronas dopaminérgicas presinápticas que se originan en la sustancia negra es menor. Por consiguiente, está disponible un menor número de neuronas dopaminérgicas en la sustancia negra para comunicar los mensajes relacionados con la dopamina y, así, aparecen los síntomas de Parkinson.

Para abordar este problema se han desarrollado fármacos que *mimetizan la dopamina* en la estimulación directa de los receptores de la dopamina (los agonistas de los receptores dopaminérgicos) y fármacos que *inhiben la degradación de dopamina* en el organismo y, por consiguiente, aumentan los niveles disponibles para el cerebro (los inhibidores de la COMT y de la MAO).

Agonistas

Cuando el axón de una neurona libera dopamina, el neurotransmisor atraviesa un espacio muy pequeño (la hendidura sináptica) y produce la excitación de los receptores dopaminérgicos en una neurona adyacente. A medida que se activa el receptor dopaminérgico, se transmite la información (la señal o impulso nervioso) a la neurona siguiente de la vía, que a su vez la transmite a la neurona siguiente de manera similar.

Un *agonista de los receptores dopaminérgicos* es un fármaco que mimetiza la actividad de la dopamina en el receptor de la dopamina. No tiene que metabolizarse (convertirse en otra sustancia) dentro del cerebro para ser activo. La ventaja potencial de un fármaco de este tipo incluye el alivio de los síntomas parkinsonianos y la posibilidad de un efecto más constante, puesto que el fármaco no tiene que ser metabolizado por las neuronas afectadas por la enfermedad.

A principios de la década de los setenta se demostró la eficacia del primer agonista de los receptores de dopamina sintetizado, la *bromocriptina* (Parlodel) en el tratamiento de los síntomas básicos de la enfermedad de Parkinson. A lo largo de diez años, la bromocriptina fue el único agonista de los receptores de dopamina disponible para tratar esta enfermedad. Más adelante, en la década de los ochenta, se introdujo el *pergolide* (Permax). Y en 1997, la Food and Drug Administration (FDA) norteamericana aprobó otros dos nuevos agonistas de los receptores de dopamina, el *pramipexol* (Mirapex) y el *ropinirol* (Requip) para el tratamiento del estadio tanto precoz como avanzado de la enfermedad. Estos cuatro agonistas de los receptores de dopamina se caracterizan por el mismo mecanismo de acción, pero no son iguales. (Los agonistas dopaminérgicos no disponibles ampliamente o sólo disponibles en preparados inyectables incluyen la lisurida, cabergolina y apomorfina, que no se describirán en este capítulo.)

Como se ha mencionado en el capítulo 11, en el cerebro se han identificado como mínimo cinco tipos de receptores de dopamina, denominados D_1, D_2, D_3, D_4 y D_5. Cada agonista de los receptores de dopamina se caracteriza por un perfil ligeramente diferente de cómo actúa en estos cinco receptores diferentes. Todos los agonistas de los receptores de dopamina deben estimular el receptor D_2 para aliviar los síntomas cardinales del Parkinson. Por ejemplo, el pergolide estimula los receptores D_1 y D_2, el pramipexol y el ropinirol estimulan los receptores D_2 y D_3. Se dispone de pruebas crecientes de que el receptor D_3 está más implicado en aspectos de la personalidad y las emociones que en el control de la actividad motriz. Por ejemplo, la estimulación de los receptores D_3 parece afectar a los síntomas de depresión, apatía y pasividad.

Cada uno de los cuatro agonistas mencionados puede combinarse con carbidopa/levodopa, y esta combinación a menudo es útil en el estadio moderado o avanzado de la enfermedad. Algunos médicos prescriben un agonista dopaminérgico exclusivamente como fármaco inicial en el estadio precoz de la enfermedad (a lo que se hace referencia como *monoterapia*), retrasando la introducción de levodopa. Otros médicos tratan de reducir la dosis total de levodopa a la que el paciente se expone a lo largo de los años. Sin embargo, en general el paciente suele empezar a utilizar agonistas después de haber recibido durante muchos años carbidopa/levodopa y de experimentar algunos de los problemas a largo plazo asociados con esta medicación, como las fluctuaciones motrices o las discinesias. Los cuatro agonistas han demostrado su eficacia en el aumento de la cantidad de períodos *on*, cuando el paciente experimenta el efecto antiparkinsoniano beneficioso. Los agonistas también reducen el tiempo en que el paciente se siente torpe y rígido y en consecuencia mejoran la funcionalidad global del paciente, incluyendo actividades como vestirse, andar o afeitarse.

Los cuatro agonistas también producen diversos efectos secundarios como somnolencia, mareo/aturdimiento, disminución de la presión arterial, hinchazón (edema) del tobillo y alteraciones psiquiátricas. Es preciso iniciar el tratamiento con agonistas a una dosis muy baja, y la dosis debe titularse muy lentamente (*titular* significa observar o mensurar cualquier cambio de los efectos con cada pequeño aumento de la dosis). La introducción lenta, gradual evita efectos secundarios como el mareo y las náuseas. Puesto que se dispone de diversos agonistas, si el primero utilizado no es eficaz o provoca demasiados efectos secundarios, el paciente puede tomar un agonista diferente. Un paciente que no tolera uno de estos fármacos puede tolerar bien otro.

Otra posibilidad para evitar efectos secundarios es utilizar un bloqueador de los receptores de dopamina denominado *domperidona*. La dopamina circulante por la sangre en grandes cantidades estimula el centro del vómito del cerebro, y produce náuseas y vómitos como se ha descrito previamente, ya que este centro utiliza un riego sanguíneo extracerebral. Los agonistas dopaminérgicos producen náuseas porque afectan directamente al centro del vómito de la misma forma. La domperidona bloquea los receptores de dopamina en el organismo pero no los del cerebro porque no cruza la barrera hematoencefálica y, por consiguiente, impide que los agonistas dopaminérgicos estimulen el centro del vómito, pero no interfiere con la eficacia de estos preparados en los síntomas de Parkinson. La domperidona está disponible comercialmente en Canadá, Europa e Israel pero no en Estados Unidos. Los pacientes de Estados Unidos que necesitan domperidona pueden obtenerla para uso personal solicitando a su neurólogo una prescripción, y una vez dispongan de la receta, efectuando los trámites necesarios para recibirla del extranjero.

Los agonistas producen los mismos efectos secundarios graves como discinesias y problemas psiquiátricos, asociados a la magnitud total de la estimulación que recibe el sistema dopaminérgico. Como ya se ha mencionado, la levodopa estimula el sistema dopaminérgico, igual que los agonistas dopaminérgicos pero mediante un mecanismo ligeramente diferente. Como consecuencia, cuando se añade un agonista a la medicación, las alucinaciones o las discinesias pueden empeorar o aparecer por primera vez. Si las discinesias se convierten en un problema, es preciso reducir gradualmente la dosis de levodopa a medida que se introduce el agonista dopaminérgico. Un error frecuente es llegar a la conclusión de que el paciente no puede tolerar el agonista dopaminérgico cuando en realidad el problema es que es necesario disminuir la dosis de levodopa. Por otra parte, si se desarrollan alucinaciones durante la introducción del agonista dopaminérgico, se reducirá la dosis del agonista. Los efectos secundarios de tipo psiquiátrico son más frecuentes con los agonistas.

Otro error es simplemente interrumpir el tratamiento con carbidopa/levodopa e introducir el agonista dopaminérgico. Esto casi siempre da lugar a una agravación inaceptable de los síntomas parkinsonianos. En esta situación, a menudo el paciente cree erróneamente que el agonista está empeorando sus síntomas.

Es preciso que los pacientes con esta enfermedad sepan que el efecto de un agonista se percibe de una manera diferente al efecto de la levodopa. Algunos pacientes deciden que el agonista no es beneficioso porque el tratamiento no les «da fuerza» ni produce la súbita explosión de energía motriz que acompaña a la transición desde un período *off* a un período *on* con levodopa. Los agonistas no «dan fuerza» de manera inmediata al paciente. Su acción es más lenta y mejoran el rendimiento motor de manera gradual, por lo que sus efectos también se disipan más lentamente, de modo que no producen los cambios espectaculares que el paciente observa con la levodopa.

Numerosos pacientes y sus médicos abandonan con demasiada rapidez el tratamiento con agonistas dopaminérgicos si no obtienen un beneficio inmediato en el curso del tratamiento con una dosis baja. Y muchos pacientes no obtienen los beneficios de los agonistas simplemente porque el fármaco no se introduce de la manera apropiada. En general, un esfuerzo consistente hasta alcanzar dosis más altas confiere un beneficio considerable.

Nuevos desarrollos en la utilización de agonistas. En el tratamiento de esta enfermedad existe otra controversia: cómo utilizar los agonistas, controversia que en parte surgió de las expectativas originales que se suscitaron para esta clase de medicación. Puesto que a menudo la utilización a largo plazo de levodopa produce efectos secundarios relacionados directamente con dicha medicación, los médicos abrigaban la esperanza de que los agonistas se convirtieran en «agentes ahorradores de levodopa», en otras palabras, que sería posible utilizar los agonistas durante cierto período de tiempo, posponiendo la necesidad de levodopa hasta más tarde en el curso de la enfermedad.

Inicialmente, la bromocriptina se utilizaba sola precisamente de esta forma, pero las altas dosis necesarias fueron la causa de efectos secundarios de gravedad, incluyendo somnolencia, mareo, disminución de la presión arterial y alteraciones psiquiátricas. Todos los agonistas dopaminérgicos producen efectos secundarios similares, pero un paciente que experimenta efectos secundarios con uno puede tolerar bien otro.

El pramipexol y el ropinirol, los nuevos agonistas, son eficaces en monoterapia (utilizados solos, sin levodopa) en el estadio precoz de la enfermedad. Han sido eficaces en la reducción de los síntomas incluyendo el temblor, la rigidez y la lentitud del movimiento, y numerosos investigadores se han mostrado favorablemente impresionados de la buena tolerancia que en general manifiestan los pacientes a estos fármacos. En la actualidad se está estudiando el pergolide para utilizarlo en monoterapia, ya que ha demostrado su eficacia en el estadio precoz de la enfermedad.

Sin embargo, la utilización más común de los agonistas dopaminérgicos es en combinación con levodopa con el objetivo de maximizar el alivio de los síntomas de Parkinson. Una vez más, la esperanza es que la utilización de agonistas en el estadio precoz de la enfermedad reducirá los efectos secundarios asociados a la medicación antiparkinsoniana en estadios más avanzados de la enfermedad.

Se han completado estudios clínicos recientes sobre comparación del uso de los agonistas ropinirol, pramipexol, y pergolide frente a carbidopa/levodopa como monoterapia en pacientes en estadio precoz. Los estudios demuestran que la utilización precoz de agonistas disminuye la frecuencia de las discinesias. No obstante, en estos estudios la utilización de levodopa dio lugar a una mayor mejora de la discapacidad motriz del Parkinson y a una mejor calidad de vida según lo determinado mediante exámenes especiales. En la actualidad la pregunta es si la disminución de las discinesias y las fluctuaciones motrices tiene importancia a largo plazo en el tratamiento de la enfermedad de Parkinson.

¿Qué agonista es mejor? Prácticamente no se dispone de estudios que comparen directamente los diferentes agonistas. En general, todos son beneficiosos. Disponemos de numerosos datos sobre cómo funciona cada preparado, y en todo momento la investigación clínica proporciona más información. Por ejemplo, hay indicios de que el ropinirol confiere más beneficios que la bromocriptina por lo que respecta a la realización de las actividades de la vida diaria. Lo que no sabemos es cómo reaccionará cualquier paciente a estos diferentes agonistas.

Si su médico le ha aconsejado un agonista de los receptores dopaminérgicos, será necesario identificar cuál parece ser la mejor elección para usted y, cuando inicie el tratamiento, deberá prestar atención a cómo responden sus síntomas al agonista, los efectos secundarios que el tratamiento le produce y cómo se siente con los cambios. Si un agonista no es eficaz, su médico le recetará otro. También le recomendará si debe tomar un agonista dopaminérgico o levodopa como primera medicación o si debe seguir un tratamiento de combinación en el caso del estadio moderado o avanzado de la enfermedad.

Tenga en cuenta que a menudo los médicos son reacios a recetar agonistas aunque éstos pueden ser beneficiosos para usted. Numerosos médicos son reticentes a prescribir dosis suficientes de esta medicación, y se necesita tiempo para titular cuidadosa y lentamente la dosis hasta el límite en que el agonista es eficaz. Esto requiere paciencia por parte del paciente y el médico, en especial para afrontar los diferentes efectos secundarios. Sin embargo, a la larga, a menudo merece la pena tolerar los efectos secundarios como contrapartida de importantes beneficios motores.

Inhibidores de la COMT e inhibidores de la MAO

Los inhibidores de la COMT (catecol-O-metiltransferasa) y los inhibidores de la MAO (monoaminooxidasa) ejercen su acción en sistemas enzimáticos aumentando la cantidad de dopamina disponible para el sistema de control de la actividad motriz que se encuentra en el cerebro. Como se ha descrito en el capítulo 11 y previamente en este capítulo, cuando un paciente toma un comprimido de carbidopa/levodopa, parte de la levodopa es secuestrada por las enzimas y se convierte en dopamina en el torrente circulatorio; esta dopamina no puede penetrar en el cerebro para ser utilizada por el sistema de control motor.

Una de las enzimas que secuestran la levodopa es la COMT. Si se inhibe la COMT, se dispone de más cantidad de levodopa que puede penetrar en el cerebro hasta el sistema de control motor. El principio es casi idéntico al del funcionamiento de los IDD como la carbidopa, que se combina con levodopa desde hace unos veinticinco años. Los inhibidores de la COMT se utilizan para pacientes con efectos secundarios producidos por carbidopa/levodopa y que necesitan un inhibidor enzimático adicional en su tratamiento.

Los inhibidores de la MAO, como la selegilina (Eldepryl), impiden que la enzima MAO degrade la dopamina en el propio cerebro y, por consiguiente, aumentan el nivel de dopamina en el mismo y, en teoría, alivian los síntomas del Parkinson. Los inhibidores de la MAO, que sólo actúan en el cerebro, producen un efecto menos sintomático que los inhibidores de la COMT.

Inhibidores de la COMT. Aprobada por la FDA en 1998, el primer inhibidor de la COMT fue la *tolcapona* (Tasmar). A finales de 1999 la FDA aprobó un segundo inhibidor de la COMT, la *entacapona* (Comtan). Los inhibidores de la COMT manipulan una vía bioquímica que, antes de 1998, no había sido el objetivo del tratamiento de la enfermedad de Parkinson. Los pacientes experimentan un beneficio especial con el tratamiento de combinación que incluye carbidopa/levodopa, un agonista dopaminérgico y un inhibidor de la COMT.

Los inhibidores de la COMT son de especial utilidad para pacientes con fluctuaciones motrices. Como se ha descrito previamente, las fluctuaciones motrices se producen a medida que fluctúa el nivel de dopamina en el cerebro. Si el cerebro posee niveles suficientes de este neurotransmisor, el paciente se encuentra en período *on* y puede moverse casi normalmente; de lo contrario, experimenta una rigidez y lentitud cada vez mayor de los movimientos y puede quedar casi paralizado. Cualquier fármaco que da lugar a una mayor distribución de dopamina al cerebro durante un tiempo más prolongado aumentará los períodos *on* y reducirá los períodos *off*, y se ha demostrado que los inhibidores de la COMT son muy eficaces en este sentido.

La tolcapona y la entacapona se caracterizan por pautas de dosificación muy simples. Puesto que no es necesario iniciar el tratamiento con una dosis baja y aumentarla lentamente, el tratamiento se inicia con una dosis eficaz desde el primer día para ambos preparados. Por esta razón, son más fáciles de usar que los agonistas dopaminérgicos. La tolcapona se administra tres veces al día. La entacapona es un fármaco de acción más corta y se administra con cada dosis de carbidopa/levodopa hasta diez veces al día.

Sin embargo, ambos inhibidores de la COMT producen efectos secundarios molestos. Algunos son los mismos que produce la mayoría de los fármacos que estimulan la dopamina: mareo, náuseas, fatiga, hipotensión ortostática, discinesias y alucinaciones. Los efectos secundarios se suelen poder controlar disminuyendo la dosis de levodopa.

Los inhibidores de la COMT plantean problemas concretos para pacientes con discinesias. Si estos movimientos extraños, involuntarios, empeoran con el efecto máximo de la dosis de levodopa, el paciente reacciona a la mayor estimulación del sistema dopaminérgico. Puesto que los inhibidores de la COMT aumentan la dopamina disponible, la adición de estos preparados al régimen farmacológico probablemente aumentará la frecuencia y la gravedad de las discinesias. Una solución puede ser disminuir la dosis de levodopa, habitualmente alrededor del 20 al 25%, cuando se añade el inhibidor de la COMT. Cuando se obtiene el equilibrio apropiado, en general el paciente experimenta una mejora de los períodos *on* con apenas un empeoramiento de las discinesias.

Algunos efectos secundarios de los inhibidores de la COMT requieren una atención cuidadosa. Uno de estos efectos, que no representa una amenaza para la vida, es la diarrea: aproximadamente un mes después de iniciar el tratamiento, de un 5 a un 10% de pacientes tratados con un inhibidor de la COMT desarrolla diarrea. Esto habitualmente significa que es preciso interrumpir el tratamiento. No obstante, toda diarrea inducida por inhibidores de la COMT no reviste tanta gravedad y, si es leve, el fármaco se puede seguir aplicando. Es preciso que mencione a su médico la aparición de diarrea después de empezar el tratamiento con un inhibidor de la COMT.

La complicación de mayor gravedad es la posibilidad de una disfunción hepática. Sabemos que entre un 2 y un 3% de pacientes tratados con tolcapona presenta alteraciones de los niveles sanguíneos de unas enzimas llamadas transaminasas, lo que indica una alteración de la función hepática. Algunos pacientes desarrollan una lesión hepática grave con tolcapona. Esta toxicidad excepcional pero grave del hígado ha propiciado que la FDA publicara severas advertencias sobre la utilización de tolcapona. Sólo se prescribe a pacientes en estadio avanzado de la enfermedad después de haber utilizado otras medicaciones antiparkinsonianas; se prueba durante tres semanas y, si después de este tiempo no se observa ningún beneficio, se interrumpe el tratamiento. Un paciente que recibe Tasmar debe firmar una hoja de consentimiento informando que indica que conoce el riesgo de insuficiencia hepática grave y muerte.

Antes de recetar tolcapona es preciso llevar a cabo exámenes de la función hepática y acto seguido controlar cuidadosamente la función hepática cada dos semanas durante el primer año. La esperanza es que los frecuentes análisis de sangre para verificar la función hepática impidan una lesión tóxica del hígado al poner sobre aviso al médico de los primeros signos de una lesión, de modo que puede interrumpirse de inmediato el tratamiento con la medicación. Esta estrategia es eficaz. En Estados Unidos, desde que las nuevas regulaciones exigen un control de la función hepática, no se han comunicado muertes debidas al tratamiento con Tasmar. (En Canadá y Europa, la tolcapona se ha retirado del mercado.)

La entacapona no produce problemas de toxicidad hepática, por lo que no es necesario el control de la función hepática para pacientes que reciben este fármaco. Si son necesarios inhibidores de la COMT, primero se utiliza entacapona. Sin embargo, merece la pena mencionar que, si un paciente ha tenido problemas con las fluctuaciones motrices y ha probado sin éxito la entacapona, el médico ha de considerar un ensayo con tolcapona, incluso con un control de la función hepática. La tolcapona es muy útil para numerosos pacientes y la esperanza es que la utilización adicional de este preparado demuestre que la toxicidad hepática es excepcional; si es así, podrá relajarse el control cuidadoso de las pruebas de función hepática.

Inhibidores de la MAO. Los inhibidores de la MAO han estado disponibles desde hace más tiempo que los inhibidores de la COMT y algunos de los mismos se han desarrollado como antidepresivos. El sistema enzimático de la MAO se divide en dos subsistemas denominados MAO-A y MAO-B. Los inhibidores de la MAO-A y los inhibidores MAO no selectivos, los que inhiben el sistema MAO-A o MAO-B, alivian la depresión aparentemente aumentando la cantidad de dopamina y noradrenalina que existe en el cerebro.

Los pacientes tratados con los inhibidores más antiguos de la MAO (por ej., pargilina) tenían que evitar el consumo de algunos alimentos con el objetivo de prevenir el llamado efecto «del queso». Cuando se combina con los inhibidores de la MAO-A o inhibidores no selectivos de la MAO, una sustancia denominada *tiramina*, que se encuentra en el queso curado, vino tinto y cerveza, puede transformarse en otra sustancia química que aumenta de manera peligrosa los valores de la presión arterial. Este efecto también aparece si estos inhibidores de la MAO se administran con levodopa, de modo que en general no se utilizan en el tratamiento de la enfermedad de Parkinson.

Afortunadamente para los pacientes con Parkinson, los inhibidores de la MAO-B, como la *selegilina* (Eldepryl), no producen este efecto del queso en las dosis (de 5 a 10 mg al día) utilizadas para tratar la enfermedad de Parkinson y, por consiguiente, el paciente no necesita modificar su dieta. La selegilina se utiliza principalmente para mejorar el rendimiento motor de los pacientes en estadio moderado o avanzado de la enfermedad que tienen dificultades con las fluctuaciones motrices. Sus efectos son muy leves, por lo que el paciente y el médico no suelen notar prácticamente ninguna mejora.

Una hipótesis formulada es que la selegilina protegería frente a la degeneración que tiene lugar en la enfermedad de Parkinson. El hallazgo de un agente que detuviera o retrasara la progresión de la enfermedad de Parkinson ha sido algo así como el del Santo Grial. Incluso una pequeña reducción en la progresión de la enfermedad añadiría años a la capacidad de un paciente para gozar de la vida sin los obstáculos de la discapacidad relacionada con esta enfermedad o con la medicación antiparkinsoniana.

La idea de que la selegilina pudiera ser este fármaco surgió de la investigación sobre MFTP. La droga preparada ilegalmente y por error y después autoadministrada por vía intravenosa produjo el rápido desarrollo de síntomas de Parkinson avanzado (véase el cap. 9). Utilizada en experimentos en animales, la MFTP destruyó las células de la sustancia negra de manera similar a lo que se observa en la enfermedad de Parkinson proporcionando un modelo excelente para la investigación sobre esta enfermedad neurodegenerativa.

La investigación demostró que la inhibición de la función de la MAO previene el parkinsonismo inducido por MFTP en animales. Los científicos formularon la hipótesis de que la enfermedad de Parkinson estaría causada por alguna toxina medioambiental desconocida con un mecanismo de acción similar al de la MFTP o que, al degradar la dopamina, la MAO produciría productos de desecho tóxicos que contibuirían a la pérdida de células nerviosas observada en la enfermedad de Parkinson. Si una de estas hipótesis o ambas fueran verdad, quizás un inhibidor de la MAO prevendría la lesión neuronal progresiva de esta enfermedad.

En la búsqueda de un agente neuroprotector, el Parkinson Study Group (PSG), un grupo de investigadores de EE.UU. sobre la enfermedad, reclutó a pacientes con síntomas muy precoces de Parkinson con el objetivo de controlar la progresión de la enfermedad. Este estudio a gran escala se dio a conocer como DATATOP (*Deprenyl and Tocopherol Antioxidative Therapy of Parkinson*) [deprenilo y tratamiento antioxidante con tocoferol para la enfermedad de Parkinson]. El ensayo DATATOP se diseñó para estudiar a pacientes en estadio precoz de la enfermedad que no requerirían levodopa durante varios años, con el objetivo de determinar si la selegilina (también conocida como deprenilo) o dosis altas de vitamina E (también conocida como tocoferol) retrasarían la progresión de la enfermedad. (Se incluyó la vitamina E porque los investigadores consideraban que protege a las células frente a las lesiones debidas a las toxinas conocidas como radicales libres.)

Los participantes en el estudio se dividieron en cuatro grupos: un grupo recibió selegilina, otro grupo recibió vitamina E, otro grupo recibió selegilina y vitamina E y el último recibió un placebo (un comprimido de glucosa). Los pacientes fueron observados cuidadosamente durante todo el ensayo, que finalizó para cada paciente cuando sus síntomas llegaron a tener la suficiente gravedad como para requerir un tratamiento con levodopa. Los investigadores examinaron cuánto tiempo transcurrió antes de que los participantes necesitaran un tratamiento con levodopa.

Los resultados, publicados en la revista médica *New England Journal of Medicine*, pusieron de manifiesto que los pacientes que recibieron dos mil unidades de vitamina E al día no evolucionaron mejor que los que recibieron placebo, lo que descartó a la vitamina E como agente protector. Sin embargo, en el grupo selegilina se observó una evolución claramente mejor que en el grupo placebo, transcurriendo mucho más tiempo antes de que necesitaran levodopa. Esta parte del estudio suscita cierta controversia.

En otra investigación científica publicada, los autores describían que la selegilina a la misma dosis que la utilizada en el ensayo

DATATOP no mejoró los síntomas de Parkinson pero, según lo que se demostró a partir del estudio DATATOP, para algunos pacientes la selegilina producía un alivio sintomático del temblor, lentitud del movimiento o rigidez. ¿Cómo entender estas conclusiones conflictivas? ¿Necesitaron los pacientes que recibieron selegilina la levodopa más tarde que los no tratados con selegilina porque este fármaco retrasa la progresión de la enfermedad subyacente o porque ya tomaban una medicación (la selegilina) con efectos ligeramente beneficiosos sobre los síntomas? Para complicar todavía más las cosas, al mismo tiempo que se publicaron los resultados del ensayo DATATOP, la FDA aprobó la utilización de selegilina para pacientes en estadio moderado a avanzado de la enfermedad, de modo que a partir de entonces los médicos norteamericanos podían prescribir este fármaco.

Todos estos acontecimientos fueron la principal causa de un desconcierto considerable entre investigadores, neurólogos y los pacientes y sus familias. Parecía que la FDA había aprobado la selegilina porque era algo eficaz en el alivio de los síntomas, a pesar de que en el estudio publicado en el *New England Journal of Medicine* se había descrito que retrasaba la necesidad del tratamiento con levodopa. Se abrigaban muchas esperanzas con respecto a sus efectos neuroprotectores y numerosos médicos prescribían selegilina para pacientes con Parkinson que deseaban probar este medicamento.

Con el tiempo, la fascinación inicial dio paso a la decepción, puesto que los datos de seguimiento a largo plazo del ensayo DATATOP eran cada vez menos alentadores. El PSG describió que, aunque la utilización inicial de selegilina retrasaba el inicio del tratamiento con levodopa, el fármaco carecía de efectos neuroprotectores. Por otra parte, se demostró que el fármaco no retrasa la aparición de los efectos secundarios de la levodopa tal como las fluctuaciones motrices o las discinesias.

Incluso hoy, continúa la controversia sobre el papel de la selegilina en la enfermedad de Parkinson. Algunos neurólogos siguen creyendo que la selegilina confiere un leve efecto neuroprotector, mientras que otros consideran que produce exclusivamente un efecto sintomático leve. En lo que coinciden todos los científicos es en que los efectos de la selegilina, ya sean neuroprotectores o sintomáticos, son leves. Sus efectos son menos potentes que los de la mayoría de otras medicaciones antiparkinsonianas, y numerosos pacientes indican que apenas observan cambios de sus síntomas cuando empiezan con el tratamiento con selegilina o lo interrumpen.

El peso de las pruebas sugiere que la selegilina no confiere una neuroprotección en pacientes en estadio precoz, moderado o avanzado de la enfermedad de Parkinson. La utilización de selegilina debe reservarse para pacientes que requieren este fármaco como tratamiento sintomático para intensificar los efectos de la dopamina en los estadios iniciales de la enfermedad o para mejorar las fluctuaciones motrices en los estadios más avanzados.

Es posible que haya oído usted decir que la utilización de selegilina se asocia con una mayor mortalidad. Esta preocupación se relaciona con un estudio llevado a cabo en el Reino Unido que fue publicado en el *British Medical Journal*. El estudio puso de manifiesto que la tasa de mortalidad entre pacientes tratados con levodopa más selegilina era considerablemente mayor que la de pacientes tratados con levodopa sola. A pesar de que este resultado es sumamente preocupante, no se ha corroborado en otras grandes series de pacientes y en general se considera muy improbable la posibilidad de una mayor mortalidad entre usuarios de selegilina. Por otra parte, el estudio del Reino Unido se caracterizó por muchas imperfecciones. Más tarde se analizaron con detalle los grupos de pacientes del ensayo DATATOP y no se identificó una mayor mortalidad entre los usuarios de selegilina.

Comprensiblemente, la neuroprotección continúa suscitando un gran interés, y se dispone de nuevos y diversos agentes farmacológicos en estudio que algún día podrían retrasar la progresión de la enfermedad. El descubrimiento de un verdadero agente neuroprotector para utilizar en el Parkinson representaría un hito en el tratamiento de esta enfermedad.

ANTICOLINÉRGICOS Y AMANTADINA

La historia de los fármacos anticolinérgicos y la amantadina en el tratamiento de la enfermedad de Parkinson es larga y prestigiosa. Estos fármacos siguen siendo útiles en el estadio precoz de la enfermedad y en ocasiones son beneficiosos para aliviar los síntomas en el estadio avanzado. No son tan eficaces en el estadio moderado de la enfermedad como los fármacos que manipulan el sistema dopaminérgico, y producen efectos secundarios sustanciales. Si se utilizan, es preciso iniciar el tratamiento con la dosis más baja posible, introduciéndolos lentamente y con aumentos graduales de la dosis.

Anticolinérgicos. Los alcaloides de la belladona, que se producen a partir de la planta belladona, eran el tratamiento más importante para los síntomas de la enfermedad durante los últimos años del siglo XIX y a principios del siglo XX. En la década de los cincuenta los fármacos anticolinérgicos sintéticos reemplazaron a los alcaloides de la belladona y siguieron representando la principal categoría de fármacos para el tratamiento de la enfermedad hasta la introducción de la levodopa a finales de la década de los sesenta. Incluso hoy, esta medicación se utiliza para ayudar al control del temblor y del babeo. Sin embargo, no son tan útiles como otros fármacos en alivio de la rigidez, lentitud del movimiento o problemas de la deambulación.

Como se ha mencionado en el capítulo 11, los sistemas de los neurotransmisores acetilcolina y dopamina se encuentran compensados entre sí y, puesto que en la enfermedad de Parkinson se produce un déficit del sistema dopaminérgico, los pacientes presentan un exceso de actividad de la acetilcolina. Los fármacos anticolinérgicos bloquean parcialmente el sistema de la acetilcolina y restablecen el equilibrio entre ambos sistemas de neurotransmisores, aliviando los síntomas.

Las medicaciones anticolinérgicas incluyen una amplia variedad de compuestos, como el trihexifenidilo (Artane), benzatropina (Cogentin), prociclidina (Kemadrin), etopropacina (Parsitan y Parsidol), y el biperideno (Akineton). Se utilizan principalmente para reducir el temblor de reposo de la enfermedad de Parkinson. Además, una dosis baja de un medicamento anticolinérgico como el trihexifenidilo, la benzatropina o etopropacina es útil para un paciente que tiene dificultades con el control de la saliva o que se queja de babeo.

Estos fármacos se asocian con diversos efectos secundarios, lo que limita su utilización, a pesar de que algunos pacientes pueden tomar una dosis eficaz sin experimentar problemas evidentes. Los anticolinérgicos pueden producir sedación, estreñimiento, visión borrosa y, lo que es más preocupante, retención urinaria (los varones con un aumento de tamaño de la próstata han de evitar los anticolinérgicos) y deterioro cognitivo (problemas mentales y de memoria). Algunos pacientes tratados con estos fármacos describen que se sienten torpes mentalmente, pierden la memoria, tienen problemas para mantener la atención y no pueden concentrarse. Los pacientes de edad avanzada son especialmente sensibles a los efectos de los fármacos sobre la memoria y la capacidad mental, e incluso pueden manifestar confusión y desorientación.

Puesto que las medicaciones anticolinérgicas son sobre todo útiles para el temblor, y dado que producen estos efectos secundarios, numerosos pacientes con Parkinson nunca las utilizan. Estos fármacos rara vez son apropiados para individuos ancianos y no son aconsejables para pacientes con problemas de memoria o de la función mental. Algunos pacientes se quejan de sequedad de boca, estreñimiento o visión borrosa, por lo que tampoco es aconsejable que utilicen anticolinérgicos.

Cuando el tratamiento con anticolinérgicos se interrumpe después de un período prolongado, es preciso no hacerlo bruscamente, sino de forma gradual. La interrupción brusca puede provocar un efecto «de rebote», es decir un empeoramiento temporal de los síntomas. Esto se aplica a los síntomas diferentes del temblor, aun cuando los anticolinérgicos no son de mucha utilidad en el alivio de estos otros síntomas.

Amantadina. La amantadina (Symmetrel) se ha utilizado durante décadas para tratar la enfermedad de Parkinson. Sus efectos antiparkinsonianos se reconocieron por primera vez cuando una serie de pacientes con esta enfermedad tomaron este fármaco para otra indicación diferente (con el objetivo de prevenir la gripe) y mencionaron a sus médicos que sus síntomas de Parkinson habían mejorado. Esto propició la realización de diversos estudios clínicos que demostraron que la amantadina alivia la lentitud de movimientos y la rigidez características de la enfermedad de Parkinson.

Se han formulado diversas hipótesis sobre las razones de que la amantadina sea eficaz en la enfermedad de Parkinson. Podría interferir con la recaptación de dopamina o estimular la liberación de dopamina. Cualquiera de ambos mecanismos produciría el efecto de una mayor disponibilidad de dopamina para las células del cerebro. Puesto que en la enfermedad de Parkinson el problema es un déficit de dopamina, cualquier fármaco que aumente los niveles de dopamina en el cerebro tendrá tendencia a mejorar los síntomas. La amantadina también produce efectos anticolinérgicos. Estudios recientes sobre la amantadina han indicado que podría afectar al sistema del glutamato; el *glutamato* es otro importante neurotransmisor en el cerebro que podría estar implicado en los síntomas de Parkinson.

La amantadina es sobre todo útil en el estadio precoz de la enfermedad para aliviar una rigidez leve, lentitud del movimiento y anomalías menores de la deambulación. Aunque es posible que lea usted en el prospecto que su utilidad dura solamente entre diez y doce semanas, algunos pacientes se benefician de la amantadina durante un período de tiempo mucho más prolongado. Recientemente se ha suscitado un interés en la administración de amantadina a pacientes en un estadio más avanzado de la enfermedad que tienen dificultades como fluctuaciones motrices, discinesias y problemas más graves de la deambulación. La amantadina disminuye la gravedad de las discinesias en algunos pacientes pero no en todos. No se ha llevado a cabo un número suficiente de estudios clínicos sobre la amantadina en el estadio avanzado de la enfermedad; sin embargo, hemos prescrito amantadina a pacientes en estadio avanzado y parece haber conferido beneficios a algunos pacientes.

La amantadina produce algunos efectos secundarios. Está contraindicada en pacientes cuyos riñones no funcionan bien. Se elimina por los riñones y los pacientes con una mala función renal pueden experimentar una acumulación tóxica del fármaco. Al igual que todas las medicaciones para esta enfermedad neurodegenerativa, incluso para pacientes con una función renal normal, la amantadina puede producir cambios de la personalidad, sensación de lentitud del pensamiento, malestar inexplicado, problemas de memoria y ocasionalmente alucinaciones y confusión. Todos los cambios cognitivos y de la personalidad inducidos por la amantadina se resuelven al interrumpir el tratamiento.

La amantadina también produce efectos secundarios relativamente insignificantes. Puede motivar una reacción cutánea conocida como *lívedo reticular*, que se caracteriza por una coloración azulada y de aspecto estriado que circunda zonas de piel de coloración normal. Es antiestética, pero no peligrosa. Cuando se interrumpe el tratamiento, los cambios de la piel desaparecen al cabo de varios meses. La amantadina también puede producir hinchazón de los tobillos, que en ocasiones motiva un malestar leve con una sensación de tirantez en el área afectada. Pero si los síntomas de Parkinson del paciente se alivian sustancialmente con la amantadina, la lívedo reticular y la inflamación de los tobillos no son una razón suficiente para interrumpir el tratamiento.

Fármacos para los otros síntomas del Parkinson

Muchos pacientes con Parkinson necesitan medicaciones para aliviar síntomas diferentes del temblor, la rigidez, la lentitud de movimientos y los problemas de la deambulación y el equilibrio. Como se ha mencionado en los capítulos previos, se dispone de pruebas de que la enfermedad en sí puede producir depresión, ansiedad, perturbaciones del sueño, calambres musculares y estreñimiento. Algunos de estos problemas se tratan con cambios del estilo de vida, pero si no son suficientes, o si aumenta la gravedad de estos otros síntomas, se dispone de fármacos de utilidad.

Depresión

En la enfermedad de Parkinson, los sistemas cerebrales que degeneran incluyen algunas regiones del cerebro responsables de las emociones, de modo que la depresión bien puede ser un efecto de la propia enfermedad o un signo de dificultades con el ajuste a los síntomas crónicos o una combinación de ambos. (Los síntomas de la depresión se describen en los caps. 3 y 6.) Si la depresión interfiere con las actividades de la vida diaria, es preciso tratarla.

Ciertas medicaciones son muy útiles en el tratamiento de la depresión. Algunos de los medicamentos antidepresivos más antiguos, como los *antidepresivos tricíclicos* (ATC), siguen siendo muy útiles en la enfermedad de Parkinson. La amitriptilina (Elavil) y la nortriptilina (Pamelor) son ejemplos de ATC. Estos fármacos tienen tendencia a sedar al paciente, de modo que pueden ser útiles para pacientes con perturbaciones del sueño. Los efectos secundarios incluyen sequedad de boca y somnolencia excesiva, y pueden producir cambios de la conducta como disfunción de la memoria o confusión.

Si le han prescrito estos fármacos y ha observado algún efecto secundario, hable con su médico sobre si debe interrumpir el tratamiento. Sus efectos son reversibles. En los últimos años se ha comercializado un *antidepresivo bicíclico* llamado venlafaxino (Effexor) que es mejor tolerado y muy eficaz para la depresión en pacientes con enfermedad de Parkinson.

Los antidepresivos más recientes, llamados *inhibidores selectivos de la recaptación de serotonina* (ISRS), también son eficaces en el alivio de la depresión de la enfermedad de Parkinson. Ejemplos de estos fármacos son la fluoxetina (Prozac), sertralina (Zoloft), y paroxetina (Paxil). Los ISRS son más cómodos de tomar y se toleran mejor. También alivian la ansiedad.

No es fácil determinar qué antidepresivo funcionará para un paciente determinado. No se han llevado a cabo estudios suficientes sobre comparaciones de los diferentes antidepresivos para determinar cuáles son mejores para la depresión o ansiedad del Parkinson, por lo que es aconsejable probarlos, uno cada vez. Encontrar la medicación apropiada requiere paciencia, puesto que la mayoría de estos fármacos requiere un período de entre cuatro y seis semanas para lograr su efecto completo. Si un fármaco no funciona, es importante probar otro. El fracaso de un fármaco para aliviar los síntomas no significa que uno de los otros fármacos no pueda funcionar.

Además, los antidepresivos interaccionan con otros fármacos. Tanto los ATC como los ISRS pueden administrarse con otras medicaciones antiparkinsonianas, aunque son necesarias algunas precauciones. Algunos fármacos no son exclusivamente un ATC o un ISRS, sino que son preparados de combinación, por ejemplo un ATC como la amitriptilina con un tranquilizante mayor como la perfenacina. Estas combinaciones (por ej., Triavil) no son aconsejables en la enfermedad de Parkinson. La perfenacina puede empeorar los síntomas del Parkinson. Otro antidepresivo, la amoxapina (Asendin), produce efectos similares y no es aconsejable para pacientes con Parkinson.

Se han publicado diversos informes de casos que indican que los ISRS empeoran los signos de la enfermedad de Parkinson o inducen síntomas de parkinsonismo en pacientes que no experimentaban síntomas previos. En nuestra experiencia, esto es un acontecimiento muy poco frecuente y no existe una razón para que un paciente con Parkinson y una depresión concomitante no pueda tomar un ISRS. Si ha recibido un tratamiento con un ISRS, es importante que controle sus síntomas e indique a su médico si los síntomas aumentan cuando inicia el tratamiento.

La FDA ha hecho pública una advertencia sobre la utilización de antidepresivos de tipo ISRS en combinación con selegilina. La advertencia se basa en unos pocos informes de casos que sugieren que la combinación de un ISRS como la sertralina (Zoloft) o la paroxetina (Paxil) y un inhibidor de la MAO como la selegilina (Eldegyl) puede dar lugar a una serie de síntomas que se conocen como *síndrome de la serotonina*. Este síndrome se caracteriza por ansiedad, agitación, rigidez y aumento de la temperatura corporal (fiebre). Puesto que esta combinación de medicaciones se utiliza con mucha frecuencia, la advertencia de la FDA suscitó una preocupación considerable entre los neurólogos y las personas con esta enfermedad.

Para verificar la validez de la advertencia, se llevó a cabo un sondeo entre especialistas en la enfermedad de Parkinson que tratan a un elevado número de pacientes. Los médicos mencionaron muy pocos casos de síndrome de la serotonina entre sus enfermos. El sondeo proporcionó muy pocas pruebas que respalden la necesidad de interrumpir el tratamiento con selegilina (Eldepryl) combinado con un ISRS. A pesar de la advertencia de la FDA, continuamos prescribiendo este tratamiento de combinación cuando consideramos que ambas medicaciones están justificadas.

Si le han prescrito estas dos medicaciones, la selegilina y un ISRS, hable de este problema con su médico.

ANSIEDAD

Los pacientes con Parkinson pueden manifestar ansiedad, desarrollar fobias sociales o experimentar ataques de pánico. Se cree que la ansiedad es consecuencia tanto de los cambios bioquímicos en el cerebro como del estrés de afrontar los síntomas de Parkinson. (Véanse los caps. 5 y 6 para más detalles.)

Los ISRS son muy eficaces en el alivio de la ansiedad. El paciente los toma una vez al día para reducir la sensación de ansiedad.

Numerosos médicos prescriben fármacos clasificados como *ansiolíticos* para pacientes que se quejan de nerviosismo. Los más comunes son las *benzodiacepinas*, incluyendo el diazepam (Valium), lorazepam (Ativan), y alprazolam (Xanax). Las benzodiacepinas se toman en el momento en que el paciente se siente ansioso. También son útiles como relajantes musculares o para inducir el sueño. Las benzodiacepinas adolecen de una importante desventaja: la utilización regular da lugar tanto a la tolerancia a los efectos del fármaco como a la dependencia física del fármaco. *Tolerancia* significa que cuando el paciente toma la medicación regularmente, después de cierto período de tiempo, necesita dosis más altas para obtener los mismos beneficios. *Dependencia física* significa que, si las benzodiacepinas se han utilizado durante meses, no pueden interrumpirse súbitamente porque producirán un síndrome de abstinencia. La dosis debe reducirse lenta y gradualmente, antes de interrumpirse el tratamiento. Los efectos secundarios de las benzodiacepinas incluyen somnolencia, pérdida de memoria y confusión leve. Por esta razón, las benzodiacepinas deben utilizarse con precaución.

PERTURBACIONES DEL SUEÑO

Las perturbaciones del sueño (descritas en el cap. 4) son frecuentes entre pacientes con Parkinson. Habitualmente el médico puede confirmar al paciente si sus perturbaciones del sueño se relacionan con la enfermedad de Parkinson o si simplemente son típicas de una persona de su edad (las personas de edad avanzada sanas a menudo duermen menos por la noche pero hacen siestas durante el día). En ocasiones el paciente puede abordar las perturbaciones del sueño con un cambio de hábitos (para sugerencias, véase el cap. 4). En ocasiones las perturbaciones del sueño están causadas por fármacos; en otras ocasiones están inducidas por la medicación insuficiente para tratar los síntomas nocturnos de la enfermedad. Si el temblor, la rigidez y la lentitud del movimiento son un problema por la noche, el paciente se beneficiará de una dosis de carbidopa/levodopa administrada por la noche o estará indicado un fármaco de acción prolongada como Sinemet CR, el preparado de carbidopa/levodopa de liberación controlada.

Las medicaciones antiparkinsonianas, en especial la carbidopa/levodopa y los agonistas de los receptores de dopamina, producen un efecto sedante que causa somnolencia diurna. Si estos medicamentos son necesarios para controlar un temblor de gravedad, rigidez, lentitud del movimiento y problemas de la deambulación, el paciente se encuentra en un dilema. En ocasiones es posible un ajuste de la dosis o de la pauta de la medicación o es aconsejable probar diferentes fármacos antiparkinsonianos. Los estimulantes, como las anfetaminas o el metilfenidato (Ritalin), no son eficaces.

Como se ha mencionado en los capítulos previos, en algunos pacientes se diagnostica por error una enfermedad de Parkinson. Los síndromes atípicos de Parkinson (véase el cap. 10) no responden a la carbidopa/levodopa y los pacientes con estas dolencias pueden experimentar sedación debido a una medicación que no les ayuda de ninguna forma. Para verificarlo, es necesario interrumpir el tratamiento de manera gradual. Si, tras su interrupción, están alertas y sus síntomas motores no empeoran, probablemente no padecen una verdadera enfermedad de Parkinson.

Otros fármacos de prescripción frecuente contribuyen a una somnolencia diurna excesiva: los somníferos utilizados a la hora de acostarse, igual que los fármacos administrados para la ansiedad, depresión, calambres musculares, dolor e incontinencia urinaria. Para pacientes excesivamente somnolientos durante el día, es adecuado tratar de reducir o eliminar estas medicaciones.

También es preciso considerar algunos cambios en el estilo de vida como tratamiento de primera línea frente a las perturbaciones del sueño. Somos muy prudentes prescribiendo cualquier sedante a pacientes con Parkinson para que puedan conciliar el sueño. Los pacientes con esta enfermedad neurodegenerativa ya toman medicaciones que afectan a la función cerebral, y los somníferos producen efectos prolongados. Especialmente en el caso de pacientes de edad avanzada o de pacientes con alteraciones cognitivas preexistentes, la adición de cualquier medicación que embote la mente puede causar confusión y desorientación durante la noche e incluso al día siguiente.

Dicho esto, cuando no son suficientes las estrategias del estilo de vida tal como practicar el suficiente ejercicio y evitar la cafeína y las siestas durante el día, en ocasiones prescribimos sedantes y somníferos. Hay muchos para elegir, incluyendo medicaciones indicadas específicamente para el insomnio, como el temazepam (Restoril), igual que medicaciones con características sedantes aunque están indicadas para otros problemas, tal como la depresión o la ansiedad, por ejemplo amitriptilina (Elavil), trazodona (Desyrel), o diazepam (Valium). Estos fármacos no deben utilizarse de manera sistemática, sino sólo cuando sea necesario y en la dosis más baja eficaz posible.

SÍNTOMAS PSICÓTICOS

Cuando un paciente pierde la capacidad para distinguir la realidad de los sueños o las alucinaciones, el médico diagnostica una *conducta psicótica*. En pacientes con Parkinson, la psicosis se relaciona casi siempre con la medicación. Los pacientes insisten en que los niños, extraños, animales e insectos que «ven» son reales. Repiten que su cónyuge tiene una aventura, que les roban, les envenenan o conspiran contra ellos. También pueden experimentar una intensa confusión mental y estados maníacos y actuar de manera beligerante o agresiva.

El tratamiento de la psicosis relacionada con levodopa es complicado. Las anomalías de la conducta pueden mejorar disminuyendo la dosis de la medicación antiparkinsoniana, incluyendo la carbidopa/levodopa, u omitiendo algunas medicaciones. Sin embargo, cuando se reduce la dosis de la medicación antiparkinsoniana, los síntomas parkinsonianos subyacentes a menudo se hacen más destacados. Afortunadamente disponemos de numerosas estrategias para resolver este problema, como la disminución cuidadosa de la dosis de algunos fármacos, la interrupción del tratamiento con algunas medicaciones o la adición de agentes antipsicóticos atípicos como la quetiapina (Seroquel) o la clozapina (Clozaril). Los antipsicóticos atípicos suprimen los síntomas psicóticos, pero tienen menos probabilidades de empeorar un parkinsonismo que los antipsicóticos típicos. Un paciente tratado con clozapina ha de someterse a análisis de sangre frecuentes debido al riesgo de una disminución de leucocitos (glóbulos blancos). Sólo deben prescribir estos fármacos médicos expertos en esta medicación y los procedimientos relacionados con su administración.

CALAMBRES MUSCULARES

Numerosos pacientes con Parkinson solicitan relajantes musculares para aliviar la rigidez que experimentan durante el día. No obstante, los relajantes musculares tradicionales apenas proporcionan un alivio porque el problema no reside en los músculos, sino en el sistema de control muscular. Además, el paciente con Parkinson ya toma numerosos medicamentos, por lo que no suele ser una buena idea añadir fármacos innecesarios a su régimen de medicación múltiple.

Para los espasmos musculares distónicos, el baclofeno (Lioresal), un tipo especial de relajante muscular, es útil tanto a la hora de acostarse como de manera intermitente durante el día, pero nuestro grupo prefiere ajustar los niveles de medicación, como se ha descrito en el capítulo 4. Los calambres distónicos se observan especialmente a primera hora de la mañana, cuando los niveles de dopamina en el cerebro son bajos después de toda la noche sin medicación. En ocasiones se producen de manera intermitente cuando se disipa el efecto de las dosis individuales durante el día. Los espasmos distónicos que aparecen durante la noche o a primera hora de la mañana se suelen eliminar tomando Sinemet CR al acostarse. Si los espasmos aparecen exclusivamente después del despertar a la misma hora cada mañana, otra estrategia eficaz es poner el despertador una o dos horas antes, tomar una dosis de carbidopa/levodopa y volver a conciliar el sueño hasta la hora habitual de despertar. Entonces, los niveles de dopamina en el cerebro ya habrán alcanzado el valor suficiente para prevenir los espasmos distónicos.

ESTREÑIMIENTO

Sin ninguna duda, el estreñimiento es la alteración más frecuente del hábito intestinal en pacientes con Parkinson, quizá debido a las numerosas posibles causas de estreñimiento: el envejecimiento normal, la degeneración del control motor de la musculatura del intestino grueso, un aumento de los hábitos sedentarios y las medicaciones antiparkinsonianas (véase el cap. 4).

Una vez más, la primera y mejor defensa es un cambio del estilo de vida. Es necesario que los pacientes beban entre cinco y seis vasos de agua al día, incrementen la cantidad de fibra en la dieta y hagan ejercicio para aumentar el movimiento de los músculos intestinales. También es útil establecer un horario regular para la evacuación de las heces. Suele ser preferible acostumbrar al intestino a evacuar por la mañana y es útil tomar un desayuno que incluya fibra y ciruelas y acto seguido salir a dar un paseo.

Si el aumento del consumo de líquidos y de la fibra en la dieta no son suficientes para resolver el problema, el paciente puede tomar preparados ricos en fibra como metamucilo o salvado y laxantes que ablandan las heces como aceite mineral o de parafina (Colace). En algunos pacientes pueden ser necesarios fármacos más potentes como la lactulosa, los comprimidos bisacodilo (Dulcolaxo), la leche de magnesia o los enemas. El estreñimiento agudo representa una emergencia médica y en raras ocasiones puede dar lugar a una obstrucción intestinal.

CRISIS DE SUEÑO

Informes recientes han descrito una somnolencia diurna excesiva y lo que se denominaban *crisis de sueño* debidas a los nuevos agonistas dopaminérgicos pramipexol y ropinirol. Esto ha propiciado la realización de un número considerable de estudios y en la actualidad está claro que la somnolencia excesiva incluso hasta el punto de que el paciente se queda dormido mientras conduce puede aparecer con la mayoría de fármacos antiparkinsonianos. No está claro si es más frecuente con los agonistas específicos. Es preciso que pacientes y médicos conozcan este problema con el objetivo de controlar una somnolencia excesiva y de ajustar las actividades, en especial la conducción, en consecuencia.

Durante las tres últimas décadas, la levodopa ha restaurado la actividad de un número muy elevado de pacientes con Parkinson en todo el mundo. Es el fármaco individual más eficaz en el tratamiento del estadio moderado y avanzado de la enfermedad. Hasta que se desarrolle un tratamiento que proteja a las neuronas frente a la degeneración, es probable que la levodopa siga siendo la base del tratamiento de la enfermedad de Parkinson. En este capítulo hemos descrito cómo puede utilizarse la levodopa con otros fármacos para obtener el mejor control de los síntomas. En el capítulo 14 consideraremos otras estrategias para controlar los síntomas y en el capítulo 15 consideraremos los tratamientos quirúrgicos.

Capítulo 14

Dieta, ejercicio y tratamientos complementarios alternativos

- ¿Ayudan las dietas especiales con los síntomas de Parkinson?
- ¿Protegen los antioxidantes frente a la enfermedad de Parkinson?
- ¿Hasta qué punto son útiles el ejercicio, la rehabilitación y la logoterapia?
- ¿Qué tipos de beneficios confiere el tai chi o la acupuntura?
- ¿Por qué algunos médicos disuaden a los pacientes para no utilizar tratamientos complementarios?

Las dietas especiales, los suplementos vitamínicos, el ejercicio, la rehabilitación y la logoterapia, y una serie de tratamientos complementarios alternativos son estrategias disponibles, además de los tratamientos alopáticos (médicos) descritos en los capítulos 11, 12 y 13. En general, como médicos, consideramos aceptable cualquier tratamiento que mejora a un paciente sin perjudicarle en ningún sentido o siempre que no sustituya a un tratamiento médico apropiado.

Las técnicas de reducción del estrés son un buen ejemplo. Medite. Busque el equilibrio en su vida. Ríase. Disfrute de sus nietos. Sea franco con su enfermedad para no tener que gastar energías ocultándola. A pesar de que no sabemos con seguridad si los tratamientos descritos en este capítulo contribuyen a disminuir la dosis de la medicación antiparkinsoniana para algunos pacientes, muchos de los tratamientos desempeñan un papel en el bienestar global del paciente, y en dicho caso pueden ser beneficiosos.

DIETA

Los pacientes y sus familias plantean con frecuencia preguntas sobre la dieta. Con unas pocas excepciones que se describen más adelante, para pacientes con Parkinson no se recomiendan tratamientos dietéticos específicos. Es importante una dieta equilibrada y un control del peso corporal, que debe permanecer estable. El aumento de peso se suma a la tensión de los movimientos corporales, y la pérdida de peso puede indicar otros problemas y, por consiguiente, si se produce, es preciso mencionarla al médico.

Si sufre la enfermedad de Parkinson, no está indicada ninguna restricción dietética especial. El sentido común es la mejor guía. Aumentar la cantidad de fibra en la dieta y beber entre cinco y seis vasos de agua al día fomentará unos buenos hábitos intestinales y contribuirá a prevenir el estreñimiento.

Si no padece otras dolencias de salud o toma alguna medicación que haga que el alcohol sea poco aconsejable, un paciente con Parkinson puede tomar un vaso de vino o de cerveza o un cóctel antes de la cena. Las medicaciones antiparkinsonianas mencionadas más adelante son compatibles con el consumo de cantidades razonables de alcohol: carbidopa/levodopa de liberación inmediata y controlada (Sinemet y Sinemet CR) y selegilina (Eldepryl); todos los agonistas de los receptores dopaminérgicos: pergolide (Permax), bromocriptina (Parlodel), ropinirol (Requip) y pramipexol (Pramipex); entacapona (Comtan) y tolcapona (Tasmar); amantadina (Symmetrel); y los anticolinérgicos: trihexifenidilo (Artane), benzatropina (Cogentin), y prociclidina (Kemadrin). Los fármacos que *no* son compatibles con el alcohol incluyen los tranquilizantes diazepam (Valium), alprazolam (Xanax), cloracepato (Tranxene) y lorazepam (Ativan).

VITAMINAS

Ante todo una advertencia: cuando se toman vitaminas, en especial con una finalidad terapéutica, es preciso tener en cuenta que tanto las vitaminas como los minerales no están sometidos a los estándares rigurosos de pureza y consistencia que regulan los medicamentos y, por consiguiente, es preferible adquirir una marca conocida y de preferencia en la farmacia.

Se ha formulado la hipótesis de que la vitamina C y la vitamina E protegerían a las neuronas y retrasarían la degeneración neuronal en la enfermedad de Parkinson. Ambas vitaminas son *antioxidantes*. La oxidación es una reacción química que se produce por ejemplo cuando el hierro se oxida o cuando la pulpa expuesta al aire de una manzana adopta un color pardo oscuro. Cuando determinadas moléculas del organismo se oxidan, se produce una lesión de las células. Si, como sugiere la hipótesis, parte de la degeneración neuronal en la enfermedad de Parkinson está provocada por un exceso de sustancias químicas oxidantes en el organismo, eliminar estas sustancias oxidantes de la circulación protegería a las neuronas. Los antioxidantes reaccionan con las sustancias oxidantes y las neutralizan.

Desde esta perspectiva, es de suponer que los antioxidantes como las vitaminas E y C protegerían a las neuronas. La vitamina E se ensayó en el estudio DATATOP, descrito en el capítulo 13. Sin embargo, los investigadores no observaron dicho efecto protector aun cuando los participantes en el estudio recibieron dos mil unidades al día. Podrían ser beneficiosas dosis más altas, pero los efectos secundarios también serían importantes.

La siguiente pregunta es si la vitamina C conferiría una neuroprotección en dosis de 2 a 3 gramos al día. Los estudios sobre la vitamina C en pacientes con Parkinson han incluido un reducido número de pacientes y los resultados han sido poco concluyentes: no podemos confirmar que la vitamina C desempeñe un papel neuroprotector.

Otras vitaminas que ha suscitado interés son la vitamina B_6 (piridoxina), que ha sido el origen de confusión para muchas personas debido a algunos estudios publicados unas décadas atrás. La vitamina B_6 desempeña numerosas funciones en el organismo, una de las cuales es reforzar la enzima que convierte la levodopa en dopamina. A finales de la década de los sesenta y a principios de la de los setenta, cuando se utilizaba levodopa sola para tratar la enfermedad de Parkinson (antes de la introducción de la combinación carbidopa/levodopa), algunos investigadores formularon la hipótesis de que la administración de vitamina B_6 junto con levodopa contribuiría a aliviar los síntomas del Parkinson. La idea era que la adición de vitamina B_6 a la dieta intensificaría el proceso enzimático, aumentando la tasa de conversión de levodopa en dopamina.

En la práctica, cuando los pacientes tomaron vitamina B_6 y levodopa *sola*, ocurrió lo contrario, los síntomas de Parkinson empeoraron. La razón de ello es que la vitamina B_6 refuerza la conversión de levodopa en dopamina tanto dentro como fuera del cerebro. Más vitamina B_6 convierte más levodopa fuera del cerebro en dopamina y, como se recordará, la dopamina no cruza la barrera hematoencefálica, por lo que este aumento de la dopamina en la sangre no contribuye a mejorar el sistema de control de la actividad motriz. Puesto que los síntomas empeoraron, se aconsejó a los pacientes con Parkinson que evitaran la vitamina B_6 y los alimentos que contienen esta vitamina mientras recibían tratamiento con levodopa.

Cuando se introdujo la carbidopa/levodopa (Sinemet), la historia cambió. La carbidopa bloquea la conversión de levodopa fuera del cerebro, permitiendo utilizar dosis mucho más bajas de levodopa, e impide la aparición de náuseas y vómitos. Puesto que la enzima que convierte la levodopa en dopamina es bloqueada por la carbidopa, la vitamina B_6 deja de ser un problema. En la actualidad la levodopa rara vez se utiliza sola, y la vitamina B_6 es compatible con Sinemet (cabidopa/levodopa), Sinemet CR o las combinaciones de benseracida/levodopa (Prolopa y Madopar), disponibles fuera de Estados Unidos. Los comprimidos multivitamínicos que contienen entre 5-10 mg de vitamina B_6 y los cereales para el desayuno enriquecidos con vitamina B_6 no plantean ningún problema. La vitamina B_6 nunca presentó conflictos con fármacos que no contienen levodopa, como los agonistas de los receptores de dopamina, la amantadina o la selegilina.

DIETA DE REDISTRIBUCIÓN DE PROTEÍNAS

Algunos pacientes con Parkinson que son tratados con levodopa deben seguir una dieta especial, la dieta de redistribución de proteínas, descrita en el capítulo 13. Esta dieta simplemente modifica el momento en el que el paciente consume proteínas durante el día.

Para resumir: después de una dieta rica en proteínas, algunos pacientes tratados con levodopa experimentan fluctuaciones motrices u otros signos de que la levodopa no está ejerciendo sus efectos farmacológicos. La razón de ello es que los aminoácidos de las proteínas contenidas en los alimentos compiten con la levodopa (que también es un aminoácido) por las vías metabólicas desde el intestino delgado hasta la sangre y desde la sangre hasta el cerebro. Por consiguiente, en realidad el organismo dispone de menos cantidad de levodopa para que penetre en el cerebro y la dosis del fármaco que ha tomado el paciente es menos eficaz de lo que debiera. Una solución para estos pacientes es consumir las proteínas por la noche, cuando la movilidad es menos importante, más que durante el día. Aunque en esta dieta cambia el momento del consumo de proteínas, el paciente sigue consumiendo la cantidad suficiente de las mismas para evitar otros problemas de salud.

Como se ha destacado en el capítulo 13, esta dieta sólo es útil para pacientes tratados con levodopa que han observado un aumento de las fluctuaciones motrices cuando siguen dietas ricas en proteínas. La dieta no es útil para pacientes en estadio precoz que no utilizan medicación o para pacientes que sólo utilizan agonistas de los receptores de dopamina, selegilina, anticolinérgicos o amantadina, fármacos que no compiten por las mismas vías metabólicas que las proteínas y la levodopa.

SUPLEMENTOS DIETÉTICOS ALTERNATIVOS

Se han comercializado numerosos suplementos dietéticos como posibles agentes terapéuticos para pacientes con Parkinson. Estos suplementos incluyen los antioxidantes que se adquieren sin receta, suplementos alimentarios, ginkgo biloba, ginseng, remedios fitoterápicos, dosis masivas de vitaminas y preparados a base de nicotinamido-adenín-dilucleótido reducido (NADH) (este suplemento tiene fama de conferir beneficios en la enfermedad de Parkinson). No se ha demostrado el valor de ninguno de estos suplementos en el tratamiento de la enfermedad de Parkinson, ni hemos observado jamás cualquier efecto terapéutico útil de estos suplementos. Por otra parte, estos preparados no están regulados y su pureza es muy variable.

EJERCICIO

El ejercicio contribuye a mejorar la fuerza, la resistencia, el tono muscular y la flexibilidad. También contribuye a impedir que el paciente con Parkinson se sienta pasivo e inútil, ya que, si permanece activo, adquiere una sensación de control. Nunca se insistirá lo suficiente en la importancia del ejercicio para los pacientes con esta enfermedad. Cuando se efectúa ejercicio de manera constante, las personas se sienten más sanas y su estado de ánimo mejora; en pocas palabras, se sienten mejor.

Los síntomas de la enfermedad de Parkinson como la rigidez, la lentitud motriz, la pérdida de destreza y el deterioro de la deambulación, así como la sensación de fatiga, la depresión y la apatía, disminuyen las probabilidades de que un paciente dedique el tiempo suficiente a la actividad física. Se crea un círculo vicioso en el cual el paciente cada vez menos activo invierte menos tiempo con los amigos y la familia y, por último, su vida se hace mucho más sedentaria.

El ejercicio físico resulta un medio tangible de interrumpir este círculo vicioso. Cuando elija el tipo de actividad física, considere ante todo lo que puede y no puede hacer, y la actividad que más le distrae.

No se puede afirmar si lo más significativo para nuestros pacientes son los beneficios físicos o los emocionales de una buena forma física. Sin embargo, lo que está claro es que los pacientes que permanecen físicamente activos se benefician a muchos niveles.

El ejercicio adecuado para pacientes con Parkinson incluye sesiones de gimnasia formal o actividades recreativas como andar, la natación o los paseos en bicicleta. Los programas e intensidad del ejercicio han de adaptarse a la capacidad física de cada paciente y al estadio de la enfermedad. Sin embargo, cada paciente encontrará oportunidades para hacer ejercicio físico. Siempre es importante tomar una serie de precauciones de seguridad, como utilizar un casco para pasear en bicicleta, no ir a nadar nunca solo y disponer de un monitor que supervise los ejercicios.

REHABILITACIÓN Y FISIOTERAPIA

La rehabilitación mejora la vida del paciente con Parkinson. Un programa de fisioterapia y terapia ocupacional contribuye a que el paciente aprenda estrategias para moverse: cómo darse la vuelta y levantarse más fácilmente de la cama, levantarse de una silla o salir de un vehículo. En ocasiones los terapeutas sugieren utilizar dispositivos simples que ayudan con las actividades de la vida diaria, como asideros junto a la ducha, taburetes para la bañera o un asiento elevado para el retrete. Los terapeutas ocupacionales y los fisioterapeutas disponen de experiencia para encontrar el medio de ayudar al paciente a abrocharse la ropa, a cocinar y en general a continuar con su vida cotidiana. Conocen tipos especiales de utensilios que facilitan la sujeción de los alimentos en el tenedor o la cuchara. Incluso un paciente con un temblor grave, una intensa lentitud del movimiento o rigidez puede utilizar estos utensilios para comer sin ponerse perdido. Además de ayudar al paciente a disfrutar de la comida, este tipo de tratamiento contribuye a que mantenga su independencia y su dignidad.

Si vive con la enfermedad de Parkinson, este tratamiento le ayudará a aumentar su resistencia, fuerza, forma física general y nivel de energía. También puede ayudarle a mejorar su estado de ánimo y a disminuir su ansiedad.

Los estudios científicos sobre programas de terapia no han demostrado consistentemente que mejoren el temblor, la lentitud del movimiento o las dificultades de deambulación asociadas a esta enfermedad neurodegenerativa. Por esta razón, algunos neurólogos se muestran un tanto escépticos respecto al valor de estos programas. Los estudios realizados hasta la fecha han incluido un reducido número de pacientes, y será preciso diseñar estudios futuros que sean más sensibles para detectar la mejora de la calidad de vida producida por la fisioterapia y la terapia de rehabilitación. Por ejemplo, hemos visitado a pacientes que inician un tratamiento de rehabilitación y observan que siguen conservando su independencia para ducharse si instalan un asidero en la pared de la ducha, un taburete y aplican una superficie antideslizante en el suelo de la bañera. Este tipo de cambio representa una importante diferencia en la vida del paciente, pero no es perceptible para los investigadores interesados en observar cambios apreciables en una escala neurológica que mensura los síntomas de la enfermedad de Parkinson.

LOGOPEDIA

Los logopedas disponen de una amplia formación en la evaluación de cómo funcionan los músculos y las estructuras de la boca y la garganta. Ya hemos descrito cómo pueden evaluar el mecanismo de la deglución en personas con la enfermedad de Parkinson (véase el cap. 4). Sus recomendaciones sobre los tipos de alimentos preferibles para pacientes con dificultades de deglución ayudan a las personas con Parkinson en el ámbito de la alimentación, además de ser beneficiosas desde un punto de vista de la nutrición del paciente.

Los programas de logopedia para mejorar el habla del paciente con Parkinson han sido motivo de críticas. El paciente y su familia mencionan que la calidad de la voz y el habla mejoran en presencia de un logopeda, pero al regresar a casa su voz se convierte de nuevo en casi un susurro.

Recientemente se ha diseñado sólo para individuos con Parkinson un nuevo programa de logopedia, conocido como método de la voz de Lee Silverman. Este método se concentra en ayudar al paciente con Parkinson a intensificar el volumen de la voz. No se ha demostrado todavía si esta estrategia dará lugar a una mejora perdurable, pero parece prometedora. Si cree que necesita una terapia de logopedia, es aconsejable que se informe de si en el lugar donde vive están disponibles sesiones de adiestramiento de Lee Silverman.

Algunos pacientes tienen problemas para controlar la velocidad del habla y la fluidez de sus palabras, por lo que es difícil entenderles cuando hablan. Se beneficiarán si utilizan una *tabla de ritmo*, un dispositivo con el que el paciente puede adiestrar los movimientos de sus manos para que se correspondan con la cadencia de su voz, ayudándoles a hablar de modo que los demás les entiendan. También se ha mencionado que las inyecciones de colágeno en las cuerdas vocales contribuyen a fortalecer la voz débil asociada a la enfermedad de Parkinson. Sin embargo, ésta no es una técnica muy utilizada.

MEDICINA COMPLEMENTARIA Y ALTERNATIVA

Numerosos pacientes buscan alternativas a la medicina alopática tradicional. Nuestros pacientes con enfermedad de Parkinson han utilizado un elevado número de terapias alternativas, que incluyen el tai chi, la acupuntura, la terapia de quelación y los tratamientos en balnearios.

Las variaciones habituales de los síntomas parkinsonianos de un día a otro hacen difícil evaluar si las terapias alternativas son realmente eficaces a largo plazo o sólo son útiles durante breves períodos. El desarrollo de tratamientos tradicionales, como los fármacos, ha implicado largos años de investigación intensiva y este tipo de investigación todavía no se ha llevado a cabo para las terapias alternativas.

Tanto el tai chi como la acupuntura han de someterse al mismo tipo de evaluación que aplicamos a todas las terapias, de acuerdo con principios científicos sólidos. Apenas se han publicado informes en la prensa no especializada sobre terapias no tradicionales como la acupuntura basados en ensayos clínicos controlados. La medicina china se basa en premisas muy diferentes de las de la medicina occidental y la investigación sólo está en sus albores. Necesitamos respuestas claras sobre el papel de las terapias alternativas en el tratamiento de la enfermedad de Parkinson antes de poder recomendarlas.

TAI CHI

El tai chi es una disciplina china que presta atención al ejercicio, postura, equilibrio, movimientos fluidos y meditación. Como se ha mencionado previamente, el ejercicio es vital para pacientes con Parkinson, y el tai chi es una forma de ejercicio con la que pueden pasarlo bien. El tai chi puede ser extremadamente simple o más complejo y agotador, por lo que debe adaptarse a los diferentes niveles de capacidad. El tai chi también presta atención a la disciplina mental, a menudo deficitaria en los programas de ejercicio tradicional, y desarrolla el equilibrio y la estabilidad, dos áreas que a menudo no responden bien a la medicación antiparkinsoniana actual. Para muchas personas, los movimientos fluidos del tai chi producen tranquilidad y satisfacción al tiempo que proporcionan una sensación de bienestar general. Un pequeño estudio de investigación indicó que el tai chi puede beneficiar a algunos pacientes con Parkinson, pero sigue por dilucidarse desde un punto de vista científico si el tai chi confiere alguna ventaja sobre los programas de ejercicio estándar.

ACUPUNTURA

La acupuntura utiliza agujas para equilibrar la energía corporal, conocida como *chi*. De acuerdo con los estudios médicos chinos, el *chi* fluye a lo largo de unas líneas corporales denominadas *meridianos*, que es posible que usted haya visto representadas en los gráficos de acupuntura chinos. El acupuntor determina los lugares en los que el flujo está bloqueado o se mueve con excesiva rapidez y después aplica agujas de acuerdo con esta evaluación.

La acupuntura se ha aplicado satisfactoriamente para los síndromes dolorosos y los problemas de adicciones y abusos de sustancias (drogodependencias). Numerosos pacientes con esta enfermedad neurodegenerativa desean saber si la acupuntura resolverá los síntomas cardinales de su enfermedad. En la actualidad, apenas disponemos de datos que sugieran que la acupuntura es eficaz en la resolución de los síntomas de la enfermedad y no se dispone de pruebas de que retrase su progresión.

La acupuntura puede ayudar al paciente a encontrar un mayor equilibrio en su vida y quizás a sentirse más sano. Algunos pacientes con Parkinson que reciben acupuntura se sienten más relajados o mencionan un alivio del dolor. Siempre que la acupuntura se utilice junto con las recomendaciones de un médico, es probable que no sea perjudicial y es muy posible que sea útil.

TERAPIA DE QUELACIÓN

La terapia de quelación es otra estrategia no tradicional utilizada por pacientes que solicitan medicinas alternativas. La terapia de quelación representa la administración intravenosa de agentes quelantes, que eliminan los metales y otras sustancias del organismo uniéndose a los mismos. Los agentes quelantes se utilizan en la medicina occidental para tratar las intoxicaciones o sobredosis de algunos metales como el plomo. Sin embargo, no se dispone de pruebas de que la exposición a metales se asocie a la enfermedad de Parkinson y, por consiguiente, no existe una base racional para administrar quelantes en esta enfermedad.

Los que practican la terapia de quelación sugieren que los agentes quelantes también eliminan otros «tóxicos» presentes en el organismo que podrían contribuir al desarrollo de la enfermedad de Parkinson. Una vez más, esto carece de una base teórica razonable. Además, la terapia de quelación plantea algunos problemas. En primer lugar, los agentes quelantes no son específicos por lo que respecta a las sustancias que eliminan del organismo y, en consecuencia, pueden eliminar metales y minerales necesarios como el hierro y el calcio. Puesto que el tratamiento incluye inyecciones intravenosas, el paciente corre un riesgo de infecciones y de desarrollar coágulos que pueden obstruir vasos sanguíneos esenciales.

La terapia de quelación para el Parkinson no está cubierta por la Seguridad Social u otros planes de asistencia sanitaria estatales. A pesar de la ausencia de pruebas de que esta terapia sea eficaz, y pese a los riesgos asociados al uso de quelantes, algunos pacientes y sus familias pagan grandes sumas de dinero para este tratamiento. Sin embargo, nuestra opinión es que la terapia de quelación no desempeña ningún papel en el tratamiento de la enfermedad de Parkinson.

TRATAMIENTOS EN BALNEARIO

Hay balnearios y balnearios. Muchos pacientes con Parkinson muestran a su médico la propaganda de un balneario a menudo localizado en Alemania, Suiza o algún país de la Europa del Este que anda a la caza de clientes ensalzando las virtudes de sus tratamientos para la enfermedad de Parkinson o incluso su curación. Los problemas con estos balnearios residen en su propaganda extravagante y en las terapias que ofrecen. Las terapias incluyen dietas especiales, diversas formas de baños, masajes, inyecciones de quelantes e inyecciones de células fetales de oveja o de vaca que supuestamente rejuvenecerán el cuerpo (no lo confunda con el trasplante de células fetales que se describe en el cap. 15). Su valor en el tratamiento de cualquier enfermedad, incluyendo la de Parkinson, nunca se ha podido demostrar. Por otra parte, las inyecciones de cualquier producto en el organismo comportan riesgos de abscesos o infecciones locales.

Una estancia durante siete a catorce días en un balneario europeo tiene un coste de entre 55.000 a casi 120.000 euros en Suiza y Alemania o de 21.000 a 55.000 euros en balnearios de Polonia, Hungría o Rumanía. Gastarse este dinero para unas vacaciones relajadas, si puede permitírselo, es una cosa, pero no gaste estas sumas de dinero si no puede costearlo ni piense que el tratamiento en el balneario será la panacea para su enfermedad o que la curará, ya que no sólo no es verdad sino que puede perjudicarle.

¿POR QUÉ LOS MÉDICOS SE MUESTRAN PREOCUPADOS POR LAS MEDICINAS ALTERNATIVAS?

Como médicos que visitamos a numerosos pacientes con enfermedad de Parkinson, entendemos que en ocasiones los pacientes y sus familias se sientan desesperados, incluso profundamente abatidos por su situación médica. En estos momentos de desesperación pueden considerar la medicina alternativa, sin que importe lo poco realista que pueda parecer o el coste que tenga.

El papel que desempeña un médico es el de un recurso en el que los pacientes y sus familias pueden confiar. El médico dispone de información actual sobre todos los tratamientos que son peligrosos, las terapias que son de dudosa eficacia, las que pueden ser beneficiosas y producir algún cambio, las terapias cuya eficacia no se ha demostrado, pero que en último término pueden ser beneficiosas y los tratamientos eficaces. Por consiguiente, cuando un paciente acude a la consulta del médico entusiasmado porque ha oído hablar de un nuevo tratamiento, el médico puede parecer muy escéptico o excesivamente crítico con esta terapia alternativa. Sin embargo, este escepticismo refleja la información que el médico ha almacenado a lo largo de sus años de educación y formación, que hace hincapié en que es preciso que las recomendaciones médicas se basen en datos científicos sólidos, y no sólo en opiniones o en la intuición. Afortunadamente, numerosas instituciones ofrecen una financiación cada vez mayor para estudiar a fondo los beneficios de las terapias complementarias y alternativas.

El hecho de que un tratamiento parezca razonable no significa que sea eficaz. Una vez más, una terapia que aumente el bienestar del paciente sin perjudicarle probablemente es buena. Sin embargo, parafraseando, *en primer lugar, no debe perjudicar* o *primum non nocere*.

Capítulo 15
Tratamientos quirúrgicos

- ¿Cuáles son los riesgos de la neurocirugía y cuáles son los beneficios?
- ¿Cuáles son los procedimientos quirúrgicos aceptados hoy día y llevados a cabo por los neurocirujanos y qué procedimientos se encuentran todavía en desarrollo?
- ¿De qué medios dispone el paciente para evaluar las habilidades y la experiencia de un neurocirujano?
- ¿Qué factores determinan si la cirugía es apropiada para un paciente en concreto?

Durante décadas, los neurocirujanos han investigado la relación entre la anatomía del cerebro y los síntomas de la enfermedad de Parkinson. Interrumpiendo diversos circuitos neurales dentro del cerebro, mediante la destrucción cuidadosa de una región de tejido cerebral con el objetivo de crear una *lesión*, los cirujanos han tratado de reducir o aliviar los síntomas cardinales de la enfermedad de Parkinson: el temblor, la rigidez, la lentitud del movimiento y los problemas posturales. Los neurocirujanos no preveían que estos procedimientos curaran o retrasaran la progresión de la enfermedad, pero esperaban que mejoraran los síntomas y la calidad de vida en pacientes en estadio avanzado de la enfermedad para los que la medicación había dejado de ser tan eficaz como lo había sido en otro tiempo.

En el capítulo 11 describimos cómo se origina la señal para el movimiento en la corteza cerebral y se transmite a través de múltiples circuitos concéntricos en el cerebro para una retroalimentación y modulación antes de alcanzar finalmente el músculo. Cuando la enfermedad de Parkinson altera la sustancia negra-sistema dopaminérgico, los grupos de neuronas situadas en lenguaje médico «torrente abajo» desde la lesión se vuelven hiperactivos y esto da lugar a algunos de los síntomas de Parkinson. Una lesión producida quirúrgicamente destruye parte de esta hiperactividad restaurando el equilibrio de los impulsos nerviosos y, por consiguiente, alivia los síntomas.

Aunque crear una lesión cerebral contribuya a aliviar los síntomas de Parkinson, la cirugía no cura o retrasa la progresión de la enfermedad. La enfermedad de Parkinson sigue siendo una enfermedad degenerativa y, por esta razón, continúa empeorando. Diversos centros de neurocirugía indican que algunos de los beneficios de la cirugía duran más de cuatro años. Otros centros indican que los beneficios empiezan a desaparecer después de aproximadamente un año. Un paciente con Parkinson podría preguntarse: «Si me someto a este tratamiento quirúrgico, y sólo es útil durante dos años, ¿merece la pena?». Para algunos pacientes la respuesta es afirmativa.

Los tratamientos quirúrgicos para la enfermedad de Parkinson se iniciaron en la década de los treinta, antes del desarrollo de la levodopa, y produjeron resultados notablemente desiguales. Las lesiones quirúrgicas tenían el objetivo principal de reducir el temblor, pero también creaban nuevos déficit neurológicos como una parálisis y un habla vacilante. A finales de la década de los sesenta, las estrategias quirúrgicas habían evolucionado y los neurocirujanos habían aprendido qué áreas del cerebro responden mejor a la cirugía y qué «objetivos» quirúrgicos producían el menor número de efectos secundarios. Más tarde, los cirujanos prestaron atención a dos estructuras cerebrales: el *tálamo* y el *globo pálido*. El tálamo contiene una serie de grupos celulares diferenciados que participan en complejos relevos, algunos de los cuales nacen a partir del globo pálido, en los circuitos de control de la actividad motriz descritos en el capítulo 11. Los médicos consideraban que la *talamotomía* (la destrucción selectiva de una pequeña porción del tálamo) y la *palidotomía* (la destrucción selectiva de una pequeña área del globo pálido) ofrecerían un alivio potencial del temblor y la rigidez característicos de esta enfermedad.

Estos procedimientos neuroquirúrgicos se utilizaban en la década de los cincuenta y de los sesenta, antes de la era de la levodopa. Sin embargo, incluso entonces, no era muy difundida la utilización de esta neurocirugía «funcional» (que significa una cirugía que trata de mejorar el *funcionamiento*, y no proporcionar una curación). Estos procedimientos confirieron beneficios demasiado inconsistentes y con excesiva frecuencia produjeron efectos adversos. Sin embargo, la cirugía se utilizaba como tratamiento del temblor intenso porque se disponía de muy pocas medicaciones útiles.

La levodopa, muy eficaz en el alivio de los síntomas de Parkinson, apareció a finales de la década de los sesenta y muchos neurólogos y neurocirujanos perdieron su entusiasmo por los procedimientos quirúrgicos con sus riesgos asociados. Prácticamente la talamotomía y la palidotomía dejaron de utilizarse, excepto en algunos países, incluyendo Suecia y Japón. El interés en la talamotomía no se ha reavivado nunca en Estados Unidos porque la levodopa continúa siendo eficaz en el tratamiento de los mismos síntomas que alivia este procedimiento y la talamotomía sólo es eficaz para el alivio del temblor.

Por otra parte, en Estados Unidos ha resurgido el interés por la palidotomía. El procedimiento se puso de nuevo de moda en la década de los noventa, en parte porque los neurocirujanos mejoraron significativamente sus técnicas y en la actualidad se entienden mejor los circuitos neurales que provocan los síntomas de Parkinson. Además, las discinesias inducidas por fármacos, que no existían en la década de los sesenta, antes de que estuviera disponible la levodopa, son un problema mucho más frecuente, que responde bien al tratamiento quirúrgico.

Nuestra descripción de las estrategias neuroquirúrgicas para la enfermedad de Parkinson prestará atención a cuatro procedimientos diferentes:

1. Talamotomía y palidotomía, la aplicación de lesiones en el tálamo o el globo pálido.
2. La estimulación profunda cerebral del tálamo, globo pálido o núcleo subtalámico.
3. El trasplante de células nerviosas.
4. La inyección de factores del crecimiento de células nerviosas en el cerebro.

En la actualidad se utilizan las dos primeras estrategias, mientras que el trasplante de células nerviosas y la inyección de factores del crecimiento de las células nerviosas en el cerebro sólo están disponibles a través de programas de investigación que examinan su seguridad y eficacia. En el futuro podrá utilizarse la neurocirugía para aplicar la terapia génica al cerebro. Los genes o células manipuladas genéticamente se introducirán directamente en el cerebro con la esperanza de reparar la lesión de las neuronas, reemplazar las células lesionadas o proporcionar factores de crecimiento nervioso.

Someterse a un procedimiento quirúrgico es muy diferente de tomar un fármaco. Los riesgos de la neurocirugía son significativos, incluyendo apoplejías, hemorragia cerebral (que rara vez puede dar lugar a la muerte), habla titubeante, confusión postoperatoria, cambios cognitivos y de la conducta e infección en el lugar de la trepanación en el cráneo. Si un paciente toma la decisión de someterse a un tratamiento quirúrgico es aconsejable que se opere en un centro quirúrgico con gran experiencia en dicho procedimiento.

Los centros con experiencia informarán al paciente de cómo se han llevado a cabo numerosos procedimientos quirúrgicos, cuántos pacientes han mejorado, qué síntomas han mejorado y la frecuencia y el tipo de complicaciones como consecuencia de la intervención. En general, estos centros forman parte de un hospital y disponen de un equipo de neurólogos, neurocirujanos, electrofisiólogos, neuropsicólogos y enfermeras con una experiencia considerable en la evaluación y el tratamiento de la enfermedad de Parkinson. Un paciente que considera la cirugía ha de evaluar los riesgos y beneficios potenciales de la opción quirúrgica y poner esta opción en perspectiva con otras terapias disponibles.

A pesar de que algunos de estos procedimientos quirúrgicos ya se utilizan para tratar los síntomas de Parkinson, se requiere una investigación continuada para definir adecuadamente la población específica de pacientes que se beneficiarán de cada procedimiento. En general, las intervenciones disponibles en la actualidad no mejoran los síntomas que no han respondido a la levodopa, con la excepción del temblor. Específicamente, la cirugía no mejora la sensación de parálisis y las caídas que se producen incluso durante los períodos *on*, ni mejoran el habla del paciente. Los problemas cognitivos y de memoria pueden empeorar después de la cirugía, en ocasiones de manera considerable.

En resumen, todos estos procedimientos comportan un riesgo significativo. Al término de este capítulo proporcionamos una lista de preguntas que el paciente, el médico y el cirujano deben plantearse cuando consideran un tratamiento quirúrgico para la enfermedad de Parkinson.

TALAMOTOMÍA Y PALIDOTOMÍA

Antes de llevar a cabo una talamotomía o una palidotomía, el cirujano identifica la región objetivo del cerebro utilizando uno de los métodos posibles, que incluyen sistemas especiales de diagnóstico por imagen computerizada, registros electrofisiológicos de las neuronas del cerebro y atlas anatómicos especiales. También identifican las estructuras próximas para evitarlas cuando crean las lesiones.

Durante la cirugía, se procede a trepanar el cráneo y a través del agujero se pasa una sonda fina con electrodos hasta la región objetivo. El paciente permanece despierto. Aunque no experimenta dolor, puede sufrir un malestar considerable asociado con la postura en decúbito sobre la mesa de operaciones durante un período prolongado. Durante el procedimiento, el cirujano solicita al paciente que lleve a cabo movimientos repetitivos, como abrir y cerrar la mano, o hablar, con la finalidad de confirmar que la sonda se localiza con precisión en el objetivo. Los pacientes frecuentemente son conscientes del momento en que su temblor o rigidez mejora durante el procedimiento quirúrgico.

Después de haber identificado el lugar preciso del cerebro, el cirujano calienta la punta del electrodo hasta que lesiona de manera irreversible una pequeña cantidad de tejido cerebral en el área objetivo. En una talamotomía, se destruye una pequeña región del tálamo. Este procedimiento es útil sobre todo para pacientes con un temblor intenso; también puede aliviar la rigidez. La talamotomía no es útil para otras características discapacitantes del Parkinson como la lentitud del movimiento, la torpeza o las dificultades de deambulación y, como se ha mencionado previamente, en la actualidad rara vez se lleva a cabo.

En una palidotomía se destruye una pequeña región del globo pálido. El procedimiento actual para la palidotomía crea una lesión en un área ligeramente diferente del globo pálido que la que creaba el procedimiento más antiguo. Una lesión creada en esta nueva área objetivo afecta fidedignamente a los síntomas del Parkinson. Numerosos centros neuroquirúrgicos han descrito que este procedimiento es especialmente beneficioso para las discinesias inducidas por fármacos y también puede aliviar el temblor, la rigidez y la bradicinesia.

Puesto que la palidotomía utilizando el objetivo previo, ligeramente diferente, ya se había reconocido como un procedimiento neuroquirúrgico estándar, los cirujanos han reanudado la práctica de este procedimiento sin llevar a cabo estudios clínicos extensos. Los procedimientos quirúrgicos no están sometidos a los mismos estándares que los productos farmacéuticos. En Estados Unidos y en la mayoría de otros países, antes de que un fármaco esté disponible con objetivos específicos, es preciso llevar a cabo ensayos extensos para demostrar tanto su seguridad como su eficacia. Pero esto no es necesario para los procedimientos quirúrgicos que se han utilizado previamente.

En nuestra opinión, la palidotomía no debe tomarse a la ligera. Una razón es el debate continuado entre los neurólogos sobre su papel apropiado en el tratamiento de la enfermedad de Parkinson. Algunos neurólogos creen que es apropiada principalmente para pacientes con discinesias inducidas por fármacos. Otros neurólogos consideran que debe reservarse para pacientes en estadio avanzado que tienen dificultades cada vez mayores con los síntomas básicos de la enfermedad como el temblor, la lentitud de movimientos, la rigidez y la deambulación. El número de palidotomías ha aumentado en los últimos años. Sin embargo, el interés de los pacientes se centra cada vez más en la utilización de la estimulación cerebral profunda (véase el apartado siguiente).

Otro método de lesionar el tálamo o el globo pálido sin una intervención abierta es la radiación concentrada con un «bisturí gamma». Los que defienden esta técnica argumentan que es un procedimiento no invasivo y más seguro, en especial para pacientes ancianos y frágiles o para pacientes en los que está contraindicada la cirugía funcional estándar (por ej., pacientes con tendencia a experimentar hemorragias o que toman anticoagulantes). Sin embargo, los neurocirujanos más funcionales consideran que esta técnica tiene demasiados problemas, incluyendo la precisión necesaria para obtener un beneficio óptimo, y efectos secundarios debidos a la propagación de la lesión inducida por la radiación más allá del área deseada.

ESTIMULACIÓN CEREBRAL PROFUNDA

Una importante estrategia quirúrgica nueva, la estimulación cerebral profunda (ECP) funciona partiendo de un principio similar a la palidotomía o talamotomía, excepto que en la ECP se *estimula eléctricamente* una pequeña área del cerebro más que destruirla. La estimulación eléctrica produce un bloqueo temporal de la función en esta área del cerebro. El neurocirujano utiliza una sonda para implantar con precisión un pequeño electrodo en una localización específica del cerebro, de modo que interfiera con el funcionamiento de dicha área.

Si la ECP no produce el resultado deseado, simplemente los electrodos de estimulación se desconectan o se ajusta la intensidad del estímulo. Ésta es una situación muy diferente de la que crea la talamotomía o la palidotomía, que son procedimientos irreversibles. Si una lesión creada quirúrgicamente da lugar a un mal resultado, como una alteración de la visión del paciente, no se dispone de un medio para invertir el proceso. La cirugía llevada a cabo en ambos lados del cerebro comporta un gran riesgo, y estas lesiones «bilaterales» dan lugar a una incidencia relativamente mayor de complicaciones permanentes, en especial alteraciones del lenguaje. Debido a su reversibilidad, la ECP comporta un riesgo menor, en especial cuando se aplica a ambos lados del cerebro.

En la ECP, el cirujano identifica el área del cerebro en la que desea interferir con el funcionamiento de los circuitos cerebrales, efectúa una trepanación e inserta la sonda en un proceso muy similar al de la talamotomía y la palidotomía. Una vez más, el paciente permanece despierto con el objetivo de responder al cirujano cuando aplica el electrodo. Cuando el cirujano está satisfecho con la aplicación, se introduce el electrodo estimulante final.

Inmediatamente después, o al cabo de una semana, se practica un segundo procedimiento. Después de administrar anestesia general al paciente, el cirujano conecta el electrodo a un cable aplicado debajo de la piel que estimula una caja dentro de una bolsa localizada bajo la piel de la pared torácica. La caja y el cable proporcionan el estímulo eléctrico para el electrodo. Su disposición es muy similar a la implantación de un suministro eléctrico para un marcapasos cardíaco (véase la fig. 15.1). Por consiguiente, en comparación con la palidotomía o la talamotomía, la ECP requiere dos procedimientos quirúrgicos, uno de ellos con anestesia general.

Una vez se ha implantado esta especie de «marcapasos», el paciente puede activar y desactivar fácilmente la estimulación. Cuan-

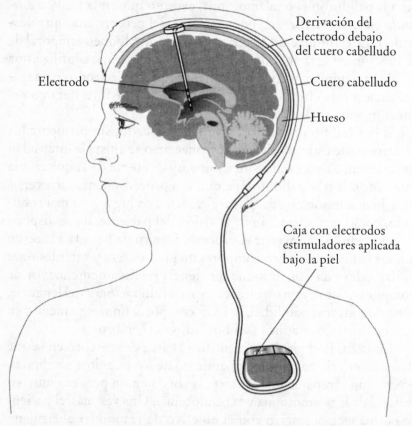

Figura 15.1: Esta figura ilustra la implantación profunda en el cerebro de un electrodo estimulante en las áreas del cerebro implicadas en la disfunción motriz de la enfermedad de Parkinson. Las técnicas para la estimulación cerebral profunda incluyen la implantación de un electrodo en esta región profunda dentro del cerebro, localizándose la porción superior justo debajo del cuero cabelludo y extendiéndose el cable debajo de la piel hasta la pared del tórax en su caja estimuladora (una situación similar a la de un marcapasos cardíaco).

do activa la estimulación, la corriente eléctrica pasa desde el electrodo hasta la región objetivo e interrumpe temporalmente la función de esta área del cerebro.

La estimulación cerebral profunda se ha aprobado en Estados Unidos y otros países específicamente para el tratamiento del temblor de la enfermedad de Parkinson, con una implantación del electrodo en el tálamo. La ECP del tálamo, al igual que la talamotomía, sólo alivia el temblor.

Si habla de la posibilidad de realizar una ECP con su médico, asegúrese de identificar el objetivo cerebral deseado del procedimiento. La única ECP aprobada hasta la fecha por la Food and Drug Administration norteamericana es la del tálamo para el alivio del temblor parkinsoniano. A pesar de que el temblor es un síntoma muy frecuente en esta enfermedad neurodegenerativa, a menudo responde muy bien a la medicación antiparkinsoniana. Además, el temblor suele disminuir cuando el paciente hace un movimiento deliberado y, por consiguiente, no provoca una discapacidad funcional importante. Los únicos pacientes en los que debe considerarse una ECP para el temblor son los que experimentan un temblor discapacitante, grave, que no responde a la medicación. Los pacientes con un temblor leve o moderado no deben correr el riesgo de someterse a la aplicación de una ECP en el tálamo.

De la misma forma que la palidotomía, la ECP se está desarrollando para el globo pálido y para el núcleo subtalámico. Se espera que el electrodo estimulante reduzca otros síntomas parkinsonianos, incluyendo la rigidez y la bradicinesia, sin la necesidad de crear una lesión cerebral destructiva. Nuestra experiencia con la ECP en el globo pálido de pacientes con enfermedad de Parkinson sigue siendo muy limitada. Diversos informes sugieren que puede ser tan eficaz como la palidotomía, pero esto se ha de demostrar en ensayos clínicos.

También se han descrito mejoras espectaculares de los síntomas de Parkinson con la ECP del núcleo subtalámico, una región localizada profundamente en el cerebro. Una vez más, la experiencia quirúrgica con la ECP del núcleo subtalámico es limitada. Simplemente es demasiado temprano para saber hasta qué punto será segura y eficaz para pacientes en un estadio avanzado de la enfermedad. No obstante, un número cada vez mayor de pruebas indican que la ECP del globo pálido y el núcleo subtalámico mejorará sustancialmente las fluctuaciones motrices y las discinesias de los pacientes afectados.

La aplicación quirúrgica del electrodo de la ECP se acompaña de los mismos riesgos asociados con otra cirugía cerebral: hemorragias, apoplejías, pérdida parcial de la visión, infecciones y parálisis. Puesto que la ECP requiere la implantación a largo plazo de un electrodo en el cerebro, conectado por cables con una caja estimuladora en la piel del tórax, existe la posibilidad adicional de complicaciones, incluyendo la infección en estos lugares remotos o averías mecánicas que requerirán una corrección quirúrgica adicional. Cuando se hayan llevado a cabo el número suficiente de procedimientos, podremos determinar si la incidencia de estas complicaciones es menor para la ECP que para los procedimientos que inducen a lesiones.

TRASPLANTE DE CÉLULAS NERVIOSAS

Otra área que ha suscitado un especial interés en las estrategias quirúrgicas para tratar la enfermedad de Parkinson es el trasplante de células nerviosas. La historia del trasplante de células nerviosas se inició en la década de los ochenta, cuando se suscitó un interés en el trasplante de *células de la glándula suprarrenal*, no de células nerviosas, en el cerebro de pacientes con Parkinson. El cuento del trasplante de células de la glándula suprarrenal tiene moraleja. El principio en el que se basa este procedimiento es que las células se extraen de la glándula suprarrenal del abdomen del paciente y se introducen en su cerebro, donde en teoría se convertirían en células productoras de dopamina. Al principio se describieron resultados favorables en los estudios publicados, y los medios de comunicación también hablaron de este procedimiento. Un número considerable de pacientes se sometió a estos trasplantes, a pesar de que representaban una intervención quirúrgica mayor, ya que incluía cirugía abdominal para extraer las células de la glándula suprarrenal y neurocirugía para implantarlas en el cerebro. Más tarde se puso de manifiesto que el trasplante de células suprarrenales no era eficaz, y una revisión de los informes iniciales reveló que el entusiasmo inicial se basaba en pruebas sumamente dudosas. En la actualidad se ha abandonado el trasplante de células suprarrenales en el cerebro.

El principio en el que se basa el trasplante de células nerviosas en el cerebro es similar. En la actualidad se presta atención tanto al trasplante de células fetales humanas como al trasplante de células fetales porcinas (de cerdo). El *trasplante de células fetales humanas* es un procedimiento experimental. Las células nerviosas destinadas a convertirse en la sustancia negra se extraen de cerebros de fetos que están en un estadio inicial del desarrollo pero que no han llegado a nacer y después se implantan en el cerebro de pacientes con Parkinson en el área donde se localizan los receptores de dopamina. (Recuerde que la sustancia negra es el área que degenera en la enfermedad de Parkinson.) La esperanza es que las células fetales humanas formen arborizaciones, estableciendo contacto con los receptores dopaminérgicos y restaurando la función de control motor.

En Suecia un grupo de investigadores se ha interesado en este procedimiento durante dos décadas. Durante los últimos años, los centros suecos han seguido a un pequeño grupo de pacientes sometidos a este procedimiento y han descrito una mejora sintomática. Sin embargo, los investigadores suecos indican que el procedimiento sigue siendo experimental. En otros países, entre ellos Cuba y China, existen centros de neurocirugía en los que es posible el trasplante de células fetales humanas. No se han publicado estudios científicos sobre resultados bien documentados de pacientes que han sido sometidos a procedimientos de trasplante en estos países, por lo que no podemos extraer conclusiones.

En Estados Unidos, una serie de centros llevan a cabo el trasplante de células fetales humanas para pacientes con Parkinson. Los centros utilizan diversas técnicas para el procedimiento, y sus resultados son variables. Algunos llevan a cabo el procedimiento exclusivamente como investigación y otros lo ofrecen a los pacientes con Parkinson siempre que estén dispuestos a sufragarlo de su bolsillo. (Las compañías aseguradoras no reembolsan sistemáticamente los procedimientos experimentales.) En este momento los investigadores están llevando a cabo en Estados Unidos dos estudios controlados a doble ciego para evaluar la seguridad y eficacia del trasplante de células fetales humanas. (Un estudio a doble ciego es un ensayo en el que el paciente y el investigador que lleva a cabo el seguimiento no conocen el procedimiento al que ha sido sometido el paciente.) Un estudio publicado recientemente consistió en un grupo de pacientes con Parkinson tratados con implantes de células fetales y un segundo grupo que recibió cirugía «simulada» (es decir una intervención quirúrgica en la que se llevan a cabo todas las formalidades técnicas pero en la que, de hecho, no se implantan células; por consiguiente, la cirugía simulada es un tipo de placebo). Poco después de la cirugía, los investigadores solicitaron a los participantes en el estudio que contestaran a una serie de preguntas sobre lo bien que sus síntomas respondieron al tratamiento. Apenas se observaron diferencias en los síntomas entre ambos grupos de pacientes y en pacientes con más de 60 años de edad no se observó ninguna diferencia. Y lo que es más importante todavía, en algunos de los pacientes en los que se observó cierto grado de beneficio, después de la cirugía, se desarrollaron las discinesias más discapacitantes como complicación, que, a diferencia de las discinesias inducidas por fármacos, habían persistido a pesar de interrumpir el tratamiento con agonistas dopaminérgicos.

Incluso si los estudios a doble ciego, controlados con placebo sobre trasplante de células fetales humanas, indican que este procedimiento es útil para pacientes con Parkinson, es poco probable que esta terapia llegue a utilizarse de manera difundida. El procedimiento requiere un numeroso equipo de investigadores que recogen las células fetales, examinan las células en busca de infecciones, las almacenan, las disecan y, por último, las trasplantan en el cerebro de los pacientes. Este procedimiento comporta una inversión de tiempo y esfuerzos considerables, requiere un elevado número de fetos (hasta ocho por paciente) y plantea numerosos problemas éticos de importancia.

Se ha dedicado una atención considerable al hallazgo de un sustituto de las células fetales humanas. El *trasplante de células fetales porcinas* puede sustituir al trasplante de células fetales humanas, porque las células porcinas (de cerdo) son muy parecidas a las células humanas. Sin embargo, cuando se utilizan tejidos de otros animales (a lo que se hace referencia como *xenotrasplante*) se plantean problemas significativos, ya que en general las células de los animales comportan un riesgo mucho mayor de rechazo por parte del cuerpo del ser humano, lo que puede significar no solamente la pérdida del tejido implantado sino también una inflamación de otros tejidos. A pesar de que no está claro si en el cerebro se puede producir rechazo, toda inflamación del tejido cerebral representa un problema grave. Por consiguiente, a menos que se puedan alterar las células de los animales de algún modo para disminuir la posibilidad de rechazo, el xenotrasplante requiere la administración permanente de inmunosupresores con la finalidad de inhibir los mecanismos de rechazo del organismo frente a las células del animal. Los fármacos inmunosupresores no están exentos de riesgos porque deterioran el sistema inmunitario del organismo.

Sin embargo, las células fetales porcinas parecen ser una de las alternativas más prometedoras al trasplante de células fetales humanas. La parte del cerebro destinada a convertirse en la sustancia negra se obtiene a partir de embriones de cerdo, y las células productoras de dopamina se disecan y trasplantan en el cerebro del paciente. La idea es la misma que en el trasplante de células fetales humanas, es decir, que las células fetales porcinas formen arborizaciones, establezcan contacto con los receptores de dopamina en el cerebro del paciente con Parkinson y luego restauren la función motriz.

Aunque puede parecer ciencia-ficción, ya están en marcha estudios sobre este procedimiento. Los informes preliminares indican cierta mejora en pacientes que han sido sometidos a un trasplante de células fetales porcinas. Sin embargo, es preciso destacar que se trata de un procedimiento exclusivamente experimental. Sólo el tiempo y una investigación más prolongada nos dirán si es o no por completo seguro y eficaz.

FACTORES DE CRECIMIENTO NERVIOSO

Otro tratamiento en estudio es la utilización de factores de crecimiento nervioso, que pueden proporcionar nuevas estrategias de tratamiento. Los factores de crecimiento nervioso (a los que también se hace referencia como *factores neurotróficos*) son sustancias químicas dentro del cerebro que facilitan la supervivencia y el desarrollo de células nerviosas o neuronas. En los capítulos previos hemos descrito cómo las células nerviosas utilizan unas sustancias químicas llamadas neurotransmisores (como la dopamina) para comunicarse entre sí. Los factores neurotróficos son sustancias químicas adicionales dentro del cerebro, decisivos para la supervivencia de las células nerviosas.

De los diversos tipos diferentes de factores neurotróficos identificados, el *factor neurotrófico derivado de la glía* (la glía es un tejido del sistema nervioso central), o FNDG, es uno de los más importantes para la supervivencia y desarrollo de las células productoras de dopamina. Algunos investigadores sugieren que el FNDG puede mejorar la supervivencia de las células nerviosas productoras de dopamina en pacientes con Parkinson, mejorar sus síntomas y quizás incluso retrasar el progreso de esta enfermedad. Se ha demostrado que el FNDG es muy eficaz en monos.

En este tipo de tratamiento, el FNDG se inyecta directamente o se implanta en las cavidades llenas de líquido dentro del cerebro que denominamos *ventrículos*. El FNDG es una molécula de gran tamaño que no puede cruzar la barrera hematoencefálica y por esta razón no se puede administrar por vía oral o mediante las técnicas habituales de inyección. La distribución de FNDG a los ventrículos del cerebro requiere una intervención quirúrgica. Para esta administración intraventricular, el neurocirujano trepana el cráneo e implanta un catéter, que atraviesa la superficie del cerebro hasta la cavidad del ventrículo. Acto seguido, el catéter se une a un reservorio que se implanta debajo de la piel del cuero cabelludo. A partir del reservorio, el FNDG se inyecta con tanta frecuencia como sea necesario o, alternativamente, una bomba unida al reservorio puede infundir lenta y continuamente el FNDG. Los estudios acerca del FNDG han sido decepcionantes y el ensayo clínico inicial sobre FNDG se clausuró. Los estudios ilustran lo difícil que es poner en práctica en el ser humano los ensayos que han sido satisfactorios en animales de investigación. En el futuro, el FNDG seguirá suscitando un interés, ya sea utilizándolo mediante infusión directa en el tejido cerebral (por ej., en el núcleo caudado y el putamen) o aplicando alguna forma de terapia génica para que el FNDG producido alcance la región del sistema dopaminérgico nigroestriado que degenera en la enfermedad de Parkinson.

¿QUÉ PREGUNTAS ES PRECISO PLANTEARSE SOBRE LA NEUROCIRUGÍA PARA LOS SÍNTOMAS PARKINSONIANOS?

Las estrategias neuroquirúrgicas para el tratamiento de la enfermedad de Parkinson son complejas. En la actualidad, los pacientes y sus médicos se encuentran en la frustrante posición de tener que tomar decisiones partiendo de una información fragmentaria. Se plantean numerosas preguntas que los pacientes y sus familias han de entender y examinar cuando consideran un tratamiento neuroquirúrgico para la enfermedad de Parkinson:

— ¿Es correcto el diagnóstico de enfermedad de Parkinson?
— ¿He investigado por completo las alternativas médicas (no quirúrgicas)?
— ¿Es eficaz el tratamiento quirúrgico para los síntomas responsables de mi discapacidad?
— ¿Cuánto tiempo duran los beneficios del tratamiento quirúrgico?
— ¿Es de prever una mejora suficiente que me ayude en el funcionamiento motor?
— ¿Qué tipos de pacientes tienen más probabilidades de beneficiarse de este procedimiento? ¿Formo parte de estos pacientes?
— ¿Se ha perfeccionado el procedimiento quirúrgico?
— ¿Cuál es el nivel de experiencia de mi neurocirujano y del neurólogo con este procedimiento?
— Además de los efectos neurológicos, ¿qué efectos es probable que tenga la cirugía sobre mi organismo? ¿Me producirá malestar? ¿Cuánto tiempo durará?
— ¿Cuáles son los efectos secundarios frecuentes de este procedimiento quirúrgico?
— ¿Qué complicaciones poco frecuentes pero de gravedad ha producido o se pueden prever?
— ¿Tengo algún problema que hace más probable una complicación específica o de gravedad?
— ¿Cambiará mi régimen de medicación después de la intervención?
— ¿Cuál es el coste del procedimiento? ¿Lo cubre mi seguro de asistencia sanitaria?
— ¿Impedirá esta intervención otras opciones en el futuro?
— ¿Son mis expectativas realistas?

El único medio de abordar todas estas importantes preguntas es consultar con un neurólogo que tenga experiencia considerable con estos procedimientos. Repase toda la lista, pregunta a pregunta, con un neurólogo. Hable con el neurocirujano o con otro neurólogo para obtener una segunda opinión (muchas compañías de asistencia sanitaria exigen una segunda opinión antes de autorizar la cobertura de un procedimiento quirúrgico). Antes de tomar la decisión, ha de sentirse satisfecho de haber obtenido una respuesta clara a todas sus preguntas.

Quinta parte

OTROS PROBLEMAS

Capítulo 16

Enfermedades, hospitalización y enfermedad de Parkinson

- ¿Cómo puede un paciente con Parkinson estar seguro de que recibe la mejor asistencia posible cuando es hospitalizado?
- ¿Qué complicaciones médicas deberían preocupar especialmente a un paciente con Parkinson?

La enfermedad de Parkinson no reduce significativamente el tiempo de vida de una persona, y en general ningún paciente fallece de esta enfermedad. Sin embargo, esa enfermedad no confiere ninguna protección frente a las otras y a los accidentes a los que cualquier persona es propensa, algunos de los cuales pueden ser de la suficiente gravedad como para requerir el ingreso en un hospital. En este capítulo no describiremos todas las posibles razones por las que un paciente puede ser hospitalizado sino que limitaremos nuestra descripción a lo que ocurre cuando el paciente debe ingresar en el hospital para un tratamiento quirúrgico electivo (es decir, programado) o urgente o para un tratamiento médico.

Los hospitales son instituciones burocráticas inmensas, que, hablando en términos generales, no son apropiadas para las necesidades del paciente con Parkinson. El hospital puede ser una institución de primer orden en la que se llevan a cabo tratamientos quirúrgicos de derivación de las arterias coronarias, se extirpan vesículas biliares y se tratan las dolencias del riñón. Sin embargo, están menos preparados para las necesidades específicas del paciente con Parkinson mientras está hospitalizado. Siempre que el paciente y su familia lo comprendan, pueden tomar las precauciones necesarias para evitar los errores comunes de la hospitalización de pacientes con enfermedad de Parkinson.

MEDICACIONES EN EL HOSPITAL

Uno de los problemas más frecuentes a los que se enfrenta un paciente con Parkinson en el hospital se relaciona con su pauta de medicación. Los miembros del personal hospitalario suelen administrar la medicación a las 9 de la mañana, a la 1 de la tarde, a las 5 de la tarde y a las 9 de la noche. Como saben los pacientes con esta enfermedad, su pauta de medicación no suele seguir esta rutina. Es posible que deban tomar la medicación cada dos o tres horas, aunque los pacientes tienen tendencia a encontrar su propia pauta para obtener los mayores beneficios del tratamiento antiparkinsoniano. Por ejemplo, un paciente se da cuenta de que su medicación es más eficaz si la toma treinta minutos antes de las comidas, o veinticinco minutos antes de las comidas, o doce minutos antes.

Si toma medicaciones para los síntomas de Parkinson y está hospitalizado por cualquier razón, es muy poco probable que el personal hospitalario pueda administrarle la medicación antiparkinsoniana en esta pauta que usted considera más eficaz. Por experiencia sabemos que, dadas las presiones que se ejercen sobre el personal, no es posible que siga con gran precisión una pauta complicada de la medicación que se administra por vía oral. Al principio considerará que es alarmante que el personal no pueda hacerlo, pero más que preocuparse porque el personal del hospital no le administra la medicación según esta rutina, es preciso que adopte una postura proactiva. Hable de la compleja pauta de medicación con el personal hospitalario en el momento de su ingreso. Infórmeles de que es mejor para usted autoadministrarse la medicación según su criterio más que esperar a que se la proporcione el personal de enfermería. Habitualmente esta solución es posible. De esta forma, podrá controlar la administración de su medicación antiparkinsoniana y sus síntomas al mismo tiempo que se atienden sus problemas médicos o quirúrgicos. Y lo que es más importante todavía, hable con el o los médicos y el personal de enfermería de las medicaciones que utiliza y de las dosis que le han prescrito.

Otro problema relacionado con la medicación que a menudo se plantea cuando un paciente con Parkinson es ingresado en el hospital es que recibe por error fármacos que no son compatibles o que interaccionan con la medicación antiparkinsoniana, lo que incluye una amplia variedad de fármacos utilizados para el control de la conducta (véase el cap. 13). Es importante que el paciente y la familia controlen los medicamentos administrados en el hospital, y por qué razones. Naturalmente esto se aplica a *todos* los pacientes hospitalizados, pero los pacientes con Parkinson han de ser especialmente vigilantes por lo que respecta a la medicación que puede empeorar los síntomas de su enfermedad.

La falta de familiaridad del personal médico o quirúrgico del hospital con algunas de las características menos habituales de la enfermedad de Parkinson suele originar problemas. Hemos visitado a pacientes con Parkinson que no han recibido un tratamiento adecuado por parte del hospital porque el personal estaba poco familiarizado con los problemas de las fluctuaciones motrices. Muchos pacientes se quejan amargamente de que los miembros del personal (de cualquier servicio médico o quirúrgico en el que han sido ingresados) se niegan a ayudarles en algunas de las actividades de la vida diaria como vestirse, ducharse o comer.

¿Cuál es la razón de todo esto? Puesto que en otros momentos durante el día los miembros del personal han visto al paciente durante un período *on*, consideran que es por completo o casi por completo funcional. Este error representa una seria laguna en la educación del personal hospitalario, pero también es una laguna que los pacientes y sus familias deben conocer. Por consiguiente, el paciente y su familia han de planificar de antemano una charla con el personal en determinados períodos durante el día, en los que el paciente requiere más o menos ayuda en la realización de algunas actividades de la vida diaria.

Si está hospitalizado y experimenta fluctuaciones motrices, no hay nada malo en pedir ayuda durante los momentos en los que se encuentra en período *off* y es incapaz de realizar determinadas funciones. Una vez más, hable de antemano con el personal de las fluctuaciones motrices para evitar los malentendidos y sentirse dolido.

COMPLICACIONES MÉDICAS

Los pacientes con Parkinson son especialmente propensos a experimentar complicaciones médicas específicas cuando se encuentran hospitalizados. En ocasiones, tales complicaciones no pueden evitarse, pero es necesario que el internista, el médico de familia o el cirujano conozca esta predisposición, lo que permitirá que se tomen medidas preventivas. Estos problemas incluyen el delirio postoperatorio, la trombosis venosa profunda (coágulos en las piernas) y la neumonía.

DELIRIO POSTOPERATORIO

Todo paciente que se somete a un procedimiento médico o quirúrgico que requiere la administración de anestesia general o una sedación considerable corre el riesgo de desarrollar un delirio o un estado confusional postoperatorio. La confusión o los delirios postoperatorios suelen ser autolimitados, lo que significa que desaparecerán por sí solos al cabo de un período breve de tiempo, habitualmente de uno a tres días. Los pacientes con enfermedad de Parkinson son algo más propensos al desarrollo de este problema, y es preciso que todo el personal responsable de la asistencia de un paciente con Parkinson conozca esta posibilidad. Si es posible, se llevará a cabo el procedimiento sin anestesia general (quizás utilizando un tipo de anestesia más local). Naturalmente, en ocasiones la anestesia local no es apropiada y supone un riesgo, por lo que se requiere la administración de anestesia general. Si el paciente desarrolla confusión después del procedimiento, siempre que sea posible, es preciso evitar la administración de ciertos fármacos, incluyendo los descritos en el capítulo 13, que tienen tendencia a empeorar los síntomas. Se debe tratar la confusión postoperatoria de manera conservadora, en general esperando a que el problema se resuelva por sí solo, y, si es posible, se evitará la administración de medicación para tratar la confusión. Si se debe administrar medicación, se utilizarán neurolépticos atípicos esenciales como la quetiapina (Seroquel), olanzapina (Zyprexa) o clozapina (Clozaril).

Trombosis venosa profunda

La trombosis venosa profunda (la presencia de coágulos en las venas) tiene tendencia a desarrollarse en los músculos de las piernas cuando un paciente permanece inmóvil durante un período prolongado de tiempo. Naturalmente, los pacientes con Parkinson tienen un problema añadido, su inmovilidad, que es una característica de la enfermedad, y con la inmovilidad adicional que impone el tiempo de recuperación tras una intervención quirúrgica aumenta el riesgo de desarrollar una trombosis o coágulos de las venas profundas. Si ha de someterse a un tratamiento quirúrgico, hable de este problema con el médico que solicita su ingreso en el hospital. Hay disponibles métodos que contribuyen a prevenir el desarrollo de coágulos sanguíneos en las extremidades inferiores, incluyendo la fisioterapia y algunos fármacos. También es útil un programa agresivo para prevenir la trombosis venosa profunda en pacientes hospitalizados con enfermedad de Parkinson. Si se desarrolla, el tratamiento consiste en la administración de fármacos anticoagulantes con un control cuidadoso del tiempo de coagulación. La amenaza es que se desprenda el coágulo, que puede viajar hasta los pulmones, lo que es necesario evitar.

Neumonía

Todos los pacientes corren el riesgo de desarrollar una neumonía después de una intervención quirúrgica. Sin embargo, en el caso de la enfermedad de Parkinson el riesgo es mayor porque el paciente tiene más dificultades para generar una tos productiva necesaria para impedir que se acumule líquido en los pulmones. Es preciso que estos pacientes reciban instrucciones detalladas además de las habituales de los fisioterapeutas respiratorios para el tratamiento postoperatorio pulmonar. Hay que invertir más tiempo en explicar las maniobras que deben realizarse en el postoperatorio y la importancia de toser, además de explicar los otros ejercicios prescritos por los fisioterapeutas respiratorios.

Otro tipo de neumonía a la que es más propenso un paciente con Parkinson es la neumonía por aspiración, descrita en el capítulo 5. Este tipo de neumonía es consecuencia de la disfunción de la deglución, en la que parte de los alimentos que deben descender desde el esófago hasta el estómago penetra en los pulmones. El personal hospitalario ha de tomar diversas precauciones con la finalidad de prevenir la neumonía por aspiración en pacientes con riesgo. Una vez más, asegúrese de preguntar a su internista y a su cirujano si en su caso han de tomarse medidas especiales para prevenir una aspiración.

Restablecimiento

Por último, el tiempo de restablecimiento suele ser más prolongado para pacientes con enfermedad de Parkinson. Los médicos a menudo indican a los pacientes cuánto tiempo necesitarán para restablecerse de un procedimiento o intervención quirúrgica. Por ejemplo, el cirujano indica a un paciente que después de una intervención planificada de antemano necesitará seis semanas para «volver a la normalidad». Como norma, un paciente con Parkinson necesita dos o tres veces más tiempo que una persona sin esta enfermedad para restablecerse de cualquier intervención quirúrgica. Simplemente, su organismo necesita más tiempo para reajustar sus actividades basales. Por consiguiente, sea cual sea el procedimiento médico o quirúrgico al que se someta, si es víctima de esta enfermedad neurodegenerativa, posiblemente su restablecimiento será más prolongado. Pero esto no ha de ser motivo de preocupación. Simplemente, planifíquelo.

Capítulo 17

Investigación sobre la enfermedad de Parkinson

- ¿Cuáles son las áreas activas de investigación sobre la enfermedad de Parkinson?
- ¿Por qué tardan tanto los progresos científicos?
- ¿Cómo pueden contribuir los pacientes con Parkinson y sus familias a la investigación?

Los científicos y los médicos que desarrollan nuevos tratamientos para pacientes con esta enfermedad neurodegenerativa están siguiendo nuevas pistas muy prometedoras. Pero el ritmo de la investigación clínica puede parecer penosamente lento a una persona con una dolencia progresiva como el Parkinson. En este capítulo describiremos buena parte de esta investigación y cómo se lleva a cabo con el objetivo de que los pacientes y sus familias comprendan mejor las razones por las que los nuevos descubrimientos y tratamientos requieren un período de tiempo tan prolongado hasta que están disponibles de una manera generalizada para todos los afectados. También reanudaremos la descripción iniciada en el capítulo 1 sobre la posibilidad de que los pacientes participen en ensayos clínicos, y examinaremos otras formas en las que el paciente y su familia pueden contribuir a los avances científicos.

INVESTIGACIÓN BÁSICA Y CLÍNICA

La investigación científica requiere mucho personal, consume mucho tiempo y tiene un coste muy elevado. Aunque no es evidente para un paciente con Parkinson, en el tratamiento de esta enfermedad el ritmo de los progresos ha sido relativamente rápido, en especial si se consideran los obstáculos que han tenido que salvarse. El hecho es que no hay atajos para los descubrimientos científicos sólidos. El progreso sólo se puede producir por ensayo y error, múltiples exámenes y la demostración fehaciente de que un nuevo fármaco, procedimiento quirúrgico o tratamiento complementario para el Parkinson está exento de efectos secundarios y es eficaz. En este apartado revisaremos los pasos que es preciso seguir para convertir un descubrimiento científico en un tratamiento médico.

El proceso del descubrimiento y desarrollo que son las características tanto de la *investigación básica*, llevada a cabo por los científicos, como de la *investigación clínica*, realizada por los investigadores clínicos (los médicos), representa un esfuerzo de colaboración en el que médicos y científicos interaccionan continuamente. La investigación tanto básica como clínica incluye un delicado acto de equilibrio: la urgencia de descubrir nuevos remedios, incluso curas, para enfermedades discapacitantes en contraposición a la necesidad de evitar poner en riesgo al paciente procediendo con precaución y prestando atención a cada detalle, y la inmensa inversión económica necesaria para la investigación frente a los potenciales beneficios imprevistos de un descubrimiento importante. Tanto el gobierno como las compañías farmacéuticas financian y patrocinan la investigación básica; las compañías farmacéuticas son las que más a menudo financian la investigación clínica.

INVESTIGACIÓN BÁSICA

Cuando llevan a cabo una investigación científica básica en ciencias biológicas, los investigadores examinan los procesos biológicos que pueden o no tener una relación con la enfermedad. Aunque de hecho una nueva comprensión sobre un proceso bioló-

gico fundamental tiene profundas implicaciones para enten‚
proceso patológico, en general los investigadores no pueden
decir si la investigación en un área biológica básica tendrá una aplicación práctica o clínica. Por esta razón, no siempre está claro
cuánto tiempo, dinero y esfuerzos es necesario invertir.

Por ejemplo, nadie podía haber previsto que la investigación
inicial sobre la neuroquímica del cerebro de la vaca daría lugar a
unos descubrimientos fundamentales sobre la enfermedad de Parkinson. Sin embargo, la nueva comprensión sobre el papel potencial de la dopamina en el cerebro fue la consecuencia del descubrimiento de que la dopamina se detecta en concentraciones elevadas
en los ganglios basales del cerebro de vaca. Y más tarde este hallazgo propició el descubrimiento de que los niveles de dopamina
son más bajos en los ganglios basales de los cerebros de pacientes
con la enfermedad Parkinson y, por último, el desarrollo de la terapia de sustitución con levodopa.

Aunque muchos descubrimientos científicos, como el mencionado previamente, se basan en la serendipia,* importantes hallazgos también han sido consecuencia de una planificación cuidadosa
y de que los investigadores se han guiado por su «intuición» basa-
da en numerosos indicios científicos. Puesto que la financiación
del gobierno para la investigación básica ha llegado a ser cada vez
más competitiva, se solicita de forma creciente a los investigadores
que demuestren de antemano una probabilidad convincente de que
su proyecto de investigación dará lugar al desarrollo de aplicaciones prácticas. En general, se concede financiación a los proyectos
que parecen tener las mayores probabilidades de transformarse en
aplicaciones prácticas (a pesar de que, como se ha mencionado previamente, a menudo es difícil afirmar de antemano si esto será así).
Con frecuencia, este tipo de investigación básica en la que se presta
atención a un objetivo definido surge de conversaciones entre científicos y médicos. El médico destaca las necesidades básicas de los
pacientes y esta información motiva al científico para avanzar por
las áreas de mayor necesidad.

* La serendipia es el don de descubrir cosas afortunadas sin proponérselo.
(*N. de la t.*)

PRUEBAS EN ANIMALES DE EXPERIMENTACIÓN

Cuando la investigación básica da lugar a un descubrimiento de importancia potencial para el trabajo clínico, los investigadores utilizan las diversas pruebas y exámenes en animales de experimentación para determinar si el nuevo tratamiento no produce efectos secundarios y es eficaz con el objetivo de ensayarlo más tarde en el ser humano. El descubrimiento de una sustancia neuroquímica que parece conferir algún beneficio en un modelo animal de un proceso de enfermedad desencadena numerosos estadios de pruebas adicionales en animales antes de que la sustancia química se examine como fármaco en pacientes con una enfermedad específica.

Cuando la gente lee en un artículo del periódico u oye en la televisión alguna noticia relacionada con la identificación de un nuevo fármaco para mejorar los síntomas en un modelo animal de la enfermedad de Parkinson, con frecuencia no se da cuenta de que se requieren muchos más estadios de pruebas en animales antes de que el fármaco se pueda ensayar en el ser humano. En las pruebas en animales se examina el fármaco en busca de su *eficacia* potencial y de su *toxicidad*. Las pruebas toxicológicas son especialmente importantes para evaluar si el nuevo fármaco puede producir lesiones de órganos como el hígado, el riñón o el corazón o si es susceptible de producir cáncer.

Aunque los estadios preliminares de las pruebas parezcan prometedores, el nuevo fármaco anunciado en el periódico o los noticiarios de la televisión no estará disponible para ensayos clínicos en pacientes con Parkinson hasta varios años más tarde. Incluso si el fármaco resulta no ser tóxico y es eficaz en animales de experimentación y se demuestra que no es tóxico y muy eficaz en la investigación clínica en pacientes con Parkinson, transcurrirán muchos años de exámenes y más exámenes en seres humanos con el objetivo de reunir información adicional antes de que la Food and Drug Administration (FDA), la agencia reguladora de nuevos fármacos en Estados Unidos, apruebe la utilización del preparado en el ser humano.

ENSAYOS CLÍNICOS

En el caso de que el fármaco supere las pruebas toxicológicas, el proceso sigue adelante ensayándose en seres humanos sanos, para lo que se seleccionan individuos voluntarios. (Las pruebas que incluyen a seres humanos se denominan *ensayos clínicos*.) Los primeros ensayos clínicos se llevan a cabo en individuos sanos con el objetivo de evaluar exclusivamente sus *efectos secundarios*. Los investigadores que llevan a cabo los ensayos para la compañía farmacéutica que patrocina la investigación examinan a estos voluntarios en busca de diversos síntomas como una disminución de la presión arterial, un aumento de la frecuencia cardíaca, náuseas excesivas o mareo, que no aconsejarían la utilización del fármaco en poblaciones de pacientes.

Si el fármaco supera la fase de exámenes en voluntarios sanos, se inician las evaluaciones en un número relativamente reducido de pacientes (en este caso, con la enfermedad de Parkinson). Estos ensayos iniciales de un fármaco en pacientes con la enfermedad se llevan a cabo en condiciones cuidadosamente controladas. Los participantes pueden ingresar en el hospital para los exámenes y el control del fármaco, o puede ser necesario que visiten con regularidad a un neurólogo. El fármaco que supera estos estadios de control y vigilancia cuidadosos en busca de su *seguridad* (un número reducido de efectos secundarios) y *eficacia* se examina más adelante en los grandes ensayos clínicos llevados a cabo por varias instituciones, centros u hospitales al mismo tiempo.

La compañía farmacéutica que desarrolla un fármaco para la enfermedad de Parkinson ha de llevar a cabo ensayos para demostrar que no produce efectos secundarios de gravedad y es eficaz en situaciones específicas. Por ejemplo, puede diseñarse un estudio para examinar lo bien que se tolera el fármaco, y lo eficaz que es, en pacientes con un diagnóstico reciente de enfermedad de Parkinson. Cabe diseñar otro estudio para examinar sus efectos terapéuticos en pacientes con síntomas más avanzados. Cualquier indicio de problemas que parezcan relacionados con el nuevo fármaco precipita la realización de pruebas y análisis adicionales extensos o la interrupción de los ensayos.

Es preciso que toda la investigación clínica en seres humanos sea supervisada y aprobada por un comité de revisión institucional. Los *comités de revisión institucional* examinan cuidadosamente el plan del estudio, o protocolo, para garantizar que se están cumpliendo las directrices de seguridad y ética de la investigación. También garantizan que los investigadores obtienen el consentimiento previo de cada persona incluida en el estudio. El comité de revisión institucional exige a los investigadores que presenten actualizaciones periódicas sobre el progreso de los pacientes en el estudio. Si existe cualquier razón para creer que los participantes en el estudio corren un riesgo innecesario o inapropiado, el comité tiene la autoridad suficiente para intervenir y retirar su aprobación.

Una vez que se han completado los ensayos clínicos, las compañías farmacéuticas presentan los numerosos datos recogidos a partir de los ensayos a una agencia reguladora gubernamental, como la FDA en Estados Unidos o la entidad correspondiente, como un Ministerio de Sanidad en otros países. Las agencias reguladoras revisan todos los datos para determinar si se han recogido apropiadamente, si los datos y los análisis estadísticos son válidos y si el fármaco produce algún efecto secundario de gravedad o comporta riesgos inaceptables. Después de una deliberación y de exámenes considerables, la FDA publica una resolución sobre si aprueba el fármaco para su comercialización, y a partir de ese momento puede prescribirse para pacientes con la enfermedad.

Como se ha mencionado previamente, todo el procedimiento, desde el descubrimiento del proceso biológico que puede ser importante para una enfermedad, pasando por todos los estudios en animales y en el ser humano, hasta la aprobación por parte de la FDA, requiere muchos años de trabajo, y los costes implicados son elevadísimos. Algunos argumentan que en la actualidad el proceso es demasiado prolongado y, sin ninguna duda, se pueden hacer muchos esfuerzos para reducir algunos de los pasos. Sin embargo, en este proceso de evitar parte de las distintas fases del proceso se corre un riesgo: el de que se comercialicen fármacos con una eficacia o seguridad cuestionables. El objetivo es mantener un equilibrio crítico entre el progreso científico y la seguridad de los pacientes.

Nuevas vías de investigación prometedoras en la enfermedad de Parkinson

La investigación sobre la enfermedad de Parkinson se caracteriza por nuevas vías prometedoras, numerosos desarrollos prometedores que pueden dar su fruto en los años venideros. Un área que suscita un gran interés es la utilización de nuevos tipos de diagnóstico por imagen para «visualizar» el cerebro de los pacientes afectados. Se están haciendo progresos significativos en la capacidad para examinar el cerebro con nuevas técnicas, incluyendo la TEP (tomografía por emisión de positrones), la TEFU (tomografía por emisión de fotón único) y la RM (resonancia magnética) funcional. Es posible que la investigación sobre cada una de estas técnicas conduzca a una prueba específica para el diagnóstico de esta enfermedad neurodegenerativa y a información más precisa sobre el progreso de la enfermedad en pacientes individuales, y también a una mayor capacidad para distinguir entre todos los «primos» de la enfermedad de Parkinson.

Además de la investigación en tecnología diagnóstica, los estudios actuales se dedican tanto al descubrimiento de la causa de la enfermedad, lo que puede contribuir a que se establezcan una serie de medidas preventivas, como al desarrollo de nuevos tratamientos para los síntomas de la enfermedad, incluyendo las denominadas terapias complementarias.

El hallazgo de la causa de la enfermedad de Parkinson

Como ya se ha descrito en el capítulo 2, parece poco probable que la enfermedad de Parkinson esté causada exclusivamente por la constitución genética de un individuo o sólo por una toxina medioambiental. Sin embargo, la investigación tanto sobre la epidemiología (el estudio sobre la incidencia, distribución y control de una enfermedad en una población) como sobre la genética es continuada y enérgica, igual que la investigación sobre los factores responsables de que las células nerviosas (neuronas) se lesionen y mueran. Es preciso seguir todas estas vías de investigación sobre la causa de la enfermedad, no sólo para evitar que se pase por alto cualquier posible medio de prevenir la enfermedad de Parkinson sino también para examinar la más amplia variedad posible de estrategias de tratamiento para los pacientes con esa enfermedad.

Epidemiología. Los investigadores en el campo de la epidemiología centran sus esfuerzos en la búsqueda de «los hilos comunes» entre los diferentes pacientes que desarrollan la enfermedad de Parkinson. Investigan su estilo de vida, lo que comen, dónde viven, el tipo de agua que beben y los tipos de pesticidas y de toxinas industriales a los que pueden haber estado expuestos; también su historia familiar.

Como se ha mencionado en el capítulo 2, los estudios sobre gemelos también son útiles porque pueden ayudar a los epidemiólogos a determinar quién contrae la enfermedad de Parkinson y por qué razón. Supongamos que una enfermedad está determinada únicamente por un gen individual. Para gemelos idénticos, sería de esperar que, si uno de los dos desarrollara la enfermedad, el otro también acabara padeciéndola. Para gemelos fraternos (es decir, los que no comparten genes idénticos), si un gemelo desarrolla la enfermedad, el otro gemelo sólo tendría las mismas probabilidades de desarrollarla que cualquier otro hermano de la familia. Si un gemelo idéntico desarrolla síntomas de Parkinson y el otro no, esto sugiere que los factores no genéticos pueden ser más importantes que los factores genéticos como causa de la enfermedad: quizás el gemelo que ha contraído esta enfermedad neurodegenerativa se expuso a una toxina en el medio ambiente a la que no se expuso el gemelo que no la padece.

Genética. Un área muy activa de investigación es la evaluación de la genética en la enfermedad de Parkinson. Cuando se les pregunta si en su familia algún miembro sufre la enfermedad de Parkinson, la gran mayoría de pacientes contesta que no. Sin embargo, diversos estudios han identificado un mayor riesgo de padecerla en los miembros de la familia de pacientes afectados. En 1996, en la comunidad científica se produjo un gran revuelo con el descubrimiento de un gen responsable del parkinsonismo en una familia italiana muy numerosa (véase el cap. 2) y en tres familias griegas menos numerosas. Los síndromes en los miembros de estas familias tenían el número suficiente de rasgos en común con la enfermedad de Parkinson para que los científicos se plantearan la pregunta de si en pacientes con esta enfermedad neurodegenerativa están afectados el mismo gen o genes similares.

Los miembros de estas familias italianas y griegas son algo distintos del paciente corriente con la enfermedad de Parkinson. En primer lugar, en estas familias se detectó una prevalencia muy elevada de la enfermedad en cada generación: estaban afectados por un parkinsonismo más de la mitad de los miembros de la familia en una sola generación. Por otra parte, en algunos miembros de la familia el inicio de la enfermedad tuvo lugar a una edad mucho más joven de lo que es habitual para la enfermedad de Parkinson. Los investigadores han descubierto que el gen identificado en la familia italiana produce una proteína, la alfa sinucleína, conocida por desarrollarse en los cuerpos de Lewy, estructuras identificadas en la autopsia de cerebros de personas con Parkinson. Aunque se han hecho numerosas tentativas sin éxito para encontrar el gen responsable de esta enfermedad en la población general, el hallazgo de un gen individual en una familia concreta daría lugar a unos conocimientos fundamentales más importantes sobre esta enfermedad neurodegenerativa.

Desde el descubrimiento original, los investigadores han hallado dos genes más que son de posible importancia, uno en varias familias con una enfermedad de Parkinson más típica y otro en pacientes con una forma de parkinsonismo de inicio juvenil. La investigación en este campo avanza rápidamente, de modo que en el momento en el que usted lea este libro, es posible que se hayan descubierto otros genes de importancia.

Investigación sobre los mecanismos de la lesión celular. El hallazgo de las causas de la lesión progresiva y la muerte de las células nerviosas y los procesos que intervienen es importante. En esta enfermedad neurodegenerativa, las neuronas se lesionan y mueren con independencia de lo que origina dicho proceso (es decir, existe una combinación de factores genéticos y medioambientales). Podrían darse diferentes desencadenantes, pero un número limitado de vías o procesos provoca, finalmente, la degeneración de las células nerviosas. Por esta razón, el estudio sobre neuroprotección es una importante área de investigación para la enfermedad de Parkinson y muchas otras enfermedades neurológicas. *Neuroprotección* hace referencia al concepto de que un fármaco pueda ser capaz de detener o retrasar la progresión del proceso patológico. Si existiera dicho fármaco no necesitaríamos conocer la causa o causas de la enfermedad con el objetivo de alterar su progreso.

La esperanza es que un agente neuroprotector retrasaría el reloj de modo que los síntomas que en la actualidad es de prever que aparezcan después de cinco a diez años de la enfermedad no aparecerían hasta mucho más tarde, por ejemplo pongamos que tras quince o veinte años. En la actualidad no disponemos de este fármaco. Los investigadores continúan estudiando diversos sistemas enzimáticos dentro del cerebro para determinar los posibles mecanismos de la neuroprotección.

Como se ha descrito en el capítulo 15, otra importante vía de estudio es la utilización de *factores neurotróficos*, las sustancias químicas naturales del organismo que potencian el crecimiento y la supervivencia de las células cerebrales, como agentes neuroprotectores. Los factores neurotróficos podrían mejorar la supervivencia o incluso facilitar la recuperación de las áreas lesionadas del cerebro. Se están haciendo esfuerzos considerables para mejorar nuestra comprensión de los procesos básicos del envejecimiento que probablemente también depararán descubrimientos importantes en el área de la neuroprotección.

EL HALLAZGO DE NUEVAS ESTRATEGIAS DE TRATAMIENTO SINTOMÁTICO

Medicaciones. Aunque un fármaco sintomático no altera la progresión de una enfermedad, a menudo modifica significativamente los síntomas de esa enfermedad y mejora de manera notable la calidad de vida de los pacientes. Como se ha mencionado a lo largo de esta obra, para la enfermedad de Parkinson están disponibles numerosas medicaciones sintomáticas, pero hoy la terapia disponible todavía adolece de muchos puntos débiles. Sin duda, serán bienvenidas las medicaciones con una mejor eficacia, un menor número de efectos adversos de gravedad y una mayor comodidad de administración.

El tratamiento actual sólo alivia de manera parcial algunos síntomas de esta enfermedad, y un buen número de síntomas siguen sin responder a cualquier estrategia terapéutica disponible. Los síntomas que sólo responden parcialmente incluyen el temblor, el bloqueo al andar, la pérdida de equilibrio y las fluctuaciones motrices. Los síntomas como el estreñimiento, la depresión, la incontinencia urinaria, las dificultades del habla y la disfunción sexual tampoco responden adecuadamente a las medicaciones disponibles. La disfunción cognitiva continúa siendo uno de los problemas más difíciles de tratar, lo que suscita la necesidad urgente de disponer de mejores terapias en esta área.

Los pacientes con Parkinson también se beneficiarían del descubrimiento de medicaciones sintomáticas con menos tendencia a provocar efectos secundarios como las discinesias, alucinaciones, náuseas, mareo y somnolencia. Y puesto que las pautas de administración pueden ser complejas y molestas, las medicaciones que ofrecen una mayor comodidad para el paciente incluyen los preparados de acción prolongada que reducen la frecuencia de dosificación o los parches cutáneos que proporcionan una distribución más continua de la medicación con menos molestias para el paciente. En los ensayos clínicos se están estudiando dichos parches cutáneos para la enfermedad de Parkinson, que pueden ser una realidad en un futuro no muy lejano.

Cirugía. Como se ha descrito en el capítulo 15, los procedimientos neuroquirúrgicos representan una vía significativa de la investigación clínica actual. Desconocemos qué papel desempeñarán en último término estos procedimientos quirúrgicos en el tratamiento de la enfermedad de Parkinson. ¿Demostrarán ser tan seguros y eficaces que llegarán a reemplazar la medicación? ¿O continuarán utilizándose en un subgrupo más pequeño de pacientes con síntomas avanzados a los que no alivia la medicación? No conoceremos las respuestas completas a estas preguntas hasta dentro de unos años.

Terapias complementarias. Concluiremos esta descripción de las direcciones de la investigación sobre el alivio de los síntomas de esta enfermedad con un área que prácticamente pasan por alto los esfuerzos actuales de la investigación: las terapias complementarias o alternativas (véase el cap. 14). Estas terapias son cada vez más aceptadas por el público, a pesar de las escasas fuentes de financiación para la investigación sobre los efectos secundarios o su eficacia.

Como se ha descrito en el capítulo 14, a diferencia de los fármacos, que están regulados por la FDA, las terapias alternativas se comercializan para un elevado número de enfermedades sin que se haya demostrado su eficacia. A medida que aumenta sin parar la proporción del dinero de asistencia sanitaria asignado a las terapias alternativas, son necesarios esfuerzos de investigación para demostrar su eficacia o falta de eficacia. El gobierno tomará medidas y promulgará regulaciones para que se investiguen de manera adecuada las terapias alternativas. En Estados Unidos se han introducido nuevas regulaciones concernientes a los suplementos dietéticos y a las afirmaciones sobre su eficacia. Queda por ver si las nuevas regulaciones producirán un cambio en la comercialización de los suplementos dietéticos. La Division of Alternative Therapies de los National Institutes of Health (NIH) constituye un esfuerzo a pequeña escala para empezar a abordar este problema cada vez mayor. En nuestra opinión, en el futuro no debería existir el concepto de «medicina alternativa» sino solamente el de «medicina» para todas las estrategias que se han estudiado y cuya eficacia se ha demostrado.

LOS PACIENTES Y LAS FAMILIAS PUEDEN AYUDAR EN EL ESFUERZO DE INVESTIGACIÓN

Los pacientes con esta enfermedad y sus familias y amigos pueden ayudar en el proceso de investigación de tres formas. En primer lugar, los pacientes pueden participar en los ensayos clínicos. A menudo explicamos a nuestros pacientes con una enfermedad en estadio precoz, moderado o avanzado que cualquier medicación que es útil para ellos en ese momento o lo será en el futuro está disponible comercialmente gracias a la participación de otros pacientes en ensayos clínicos. Los pacientes y sus cuidadores forman una comunidad y el único medio de lograr un progreso es que el paciente considere la participación en el proceso que da lugar a dicho progreso. Naturalmente, el paciente no tiene una garantía de que participar en un ensayo clínico le beneficiará directamente. Pero incluso más allá de los casos en los que un nuevo fármaco, técnica quirúrgica o dispositivo demuestra su utilidad (en cuyo caso el participante habrá tenido un acceso precoz al tratamiento), diversas pruebas sugieren que el simple hecho de tomar parte en un ensayo clínico confiere beneficios emocionales y físicos considerables gracias al elevado nivel de control médico de los pacientes incluidos en los ensayos clínicos.

En segundo lugar, los pacientes y sus familias pueden ayudar involucrándose junto con las fuerzas políticas y sociales que determinan la política y los procedimientos de financiación de los gobiernos estatales y federales. La voluntad política de un compromiso de los pacientes puede ser muy eficaz para dirigir los ingresos públicos a un problema de salud nacional significativo como la enfermedad de Parkinson. Las personas interesadas en reinvindicar esta importante labor pueden participar en una organización o fundación para la enfermedad de Parkinson y escribir cartas o mandar correos electrónicos a sus representantes a nivel estatal y federal, explicando la importancia de los servicios de salud y la investigación sobre esta enfermedad neurodegenerativa.

Por último, debido a la competencia cada vez mayor por la limitada financiación disponible a partir del gobierno, son extremadamente importantes las donaciones y contribuciones privadas para ayudar a apoyar la investigación básica y clínica. Éste es un problema delicado y comprendemos que cada persona dispone de recursos económicos diferentes y tiene distintas responsabilidades, pero a menudo la gente se sorprende cuando descubre lo útiles que son las donaciones privadas para sufragar las costosas actividades de la investigación. Pueden hacerse contribuciones a una organización específica sobre la enfermedad de Parkinson o a cualquiera de los programas sobre esta enfermedad de la mayoría de facultades de medicina u hospitales universitarios de los diferentes países.

Capítulo 18

Preguntas y respuestas

En este capítulo responderemos a algunas de las preguntas que numerosos pacientes, familias y cuidadores nos han planteado sobre la enfermedad de Parkinson. En las respuestas, también referiremos al lector al capítulo o capítulos de este libro que contienen una descripción completa del tema.

DEFINICIONES Y HECHOS ESENCIALES

P.: ¿Qué es la enfermedad de Parkinson?
R.: La enfermedad de Parkinson es una dolencia neurodegenerativa progresiva que afecta a un grupo específico de células nerviosas en el cerebro. Este grupo de células, al que se hace referencia como sustancia negra, utiliza el neurotransmisor dopamina para comunicarse dentro del cerebro. En los pacientes con esta enfermedad, las células de la sustancia negra mueren o degeneran progresivamente, lo que se acompaña de una pérdida de dopamina. Esto da lugar a los síntomas de la enfermedad, es decir, la pérdida progresiva de células de la sustancia negra asociada a un déficit de dopamina (cap. 1). Los síntomas incluyen temblor de reposo (un temblor rítmico), rigidez (rigidez de los músculos), bradicinesia y acinesia (lentitud y ausencia de movimiento), y pérdida de los reflejos posturales (caps. 3, 4 y 5). No conocemos la causa de la enfermedad de Parkinson. Hoy día, no se dispone de un fármaco u otra estrategia curativa para esta enfermedad, pero tenemos una

amplia serie de fármacos útiles en el alivio de los síntomas (caps. 12 y 13).

P.: ¿Por qué a mí?

R.: Ésta es una pregunta comprensible y que numerosos pacientes plantean cuando reciben el diagnóstico de la enfermedad por primera vez: ¿por qué me ha tocado a mí? La respuesta es que no sabemos cuáles son los factores que predisponen claramente a esta enfermedad. En otras palabras, carecemos de respuesta a la pregunta de por qué un individuo específico desarrolla esta enfermedad (cap. 2).

P.: ¿Desarrollarán también la enfermedad otros miembros de mi familia?

R.: En su mayor parte, la enfermedad de Parkinson no es un proceso de carácter familiar. En la inmensa mayoría de pacientes otros miembros de la familia no padecen esta enfermedad. A pesar de que las pruebas de la herencia como factor en el desarrollo del Parkinson no son convincentes, se ha prestado una atención considerable a tratar de localizar un gen anómalo asociado a esta enfermedad neurodegenerativa; algunos estudios sugieren la posibilidad de un mecanismo genético para la enfermedad. Sin embargo, incluso si se descubre un factor genético, es posible que otros factores desempeñen un importante papel en la determinación de si este factor genético se expresa como enfermedad y a qué edad. Cuando un miembro de la familia la contrae, los familiares en primer grado pueden correr un riesgo ligeramente mayor de desarrollarla que la población en conjunto (cap. 2).

P.: ¿Es infecciosa?

R.: No. No se puede contraer la enfermedad por el hecho de estar en contacto estrecho con un paciente con Parkinson o de cuidar de él.

PRONÓSTICO

P.: ¿Cuál es el pronóstico de un paciente con enfermedad de Parkinson?

R.: El pronóstico varía según cada paciente. Sin embargo, puesto que es una enfermedad progresiva, un paciente con Parkinson probablemente experimentará problemas adicionales cada año, a pesar del tratamiento. Numerosos pacientes se encuentran bien durante años, manteniendo una buena calidad de vida doce a quince años después del diagnóstico de la enfermedad, mientras que otros han de afrontar dificultades motrices al cabo de cinco a diez años de su inicio. Hoy día, no disponemos de un medio para predecir el ritmo del deterioro para un paciente individual.

P.: ¿Qué me ocurrirá o experimentaré en los dos a tres primeros años después del diagnóstico de la enfermedad?
R.: Tras la aparición de los primeros síntomas de la enfermedad, los dos a tres años primeros después del diagnóstico inicial son razonablemente estables, con un ligero aumento de la gravedad de los síntomas, incluyendo posiblemente un mayor temblor, un aumento de la lentitud del movimiento o cambios leves en los hábitos de deambulación. La medicación será eficaz para el alivio de estos síntomas y en ese momento no experimentará una discapacidad significativa, ni tampoco una disfunción cognitiva ni alteraciones apreciables del equilibrio (cap. 3).

P.: ¿Cómo suelen progresar los síntomas?
R.: Después de un período de dos a tres años, probablemente precisará medicaciones antiparkinsonianas más potentes para controlar los síntomas. En general, la medicación es muy eficaz para los síntomas incipientes, y los pacientes suelen continuar encontrándose razonablemente bien. Desde los cuatro a los siete años después del diagnóstico o inicio de la enfermedad, el paciente puede empezar a experimentar algunas de las complicaciones relacionadas con el tratamiento antiparkinsoniano a largo plazo, incluyendo períodos de «deterioro de fin de dosis», discinesias leves (movimientos involuntarios) o alucinaciones visuales que no representan ningún riesgo, aunque son poco frecuentes. Es probable que se afecte la capacidad del paciente para llevar a cabo las actividades de la vida diaria (cap. 4).

Una discapacidad parkinsoniana importante es rara hasta después de siete años del diagnóstico y una discapacidad importante no suele observarse hasta mucho más tarde (cap. 5). Con frecuencia, el nivel de discapacidad o dificultades en la realización de actividades varía de una hora a otra, lo que depende de cuándo se tomó por última vez la medicación. El estado funcional, o funcionamiento, puede ser excelente (posiblemente incluso normal o casi normal) cuando la medicación es eficaz (durante los períodos *on*) con una discapacidad periódica a medida que se disipa el efecto de la medicación (período *off*) (cap. 12).

P.: ¿Me convertiré en un inválido?

R.: Una vez más, la enfermedad sigue un curso exclusivo en cada paciente. En este momento no disponemos de ningún medio para predecir el curso de la gravedad de la enfermedad en un paciente específico. Algunos pacientes en último término perderán su independencia y dependerán de los demás para la realización de las actividades de la vida diaria, como vestirse, ir al baño y alimentarse, pero otros muchos no (cap. 5).

P.: ¿Cuál es la relación entre la enfermedad de Parkinson y la enfermedad de Alzheimer?

R.: La enfermedad de Parkinson y la de Alzheimer son dos procesos patológicos diferentes. El Parkinson afecta a un área específica localizada profundamente dentro del cerebro conocida con el término de sustancia negra, mientras que la enfermedad de Alzheimer afecta a la corteza cerebral, un área mucho mayor del cerebro localizada cerca de la superficie y también a estructuras más profundas. Los síntomas de las dos enfermedades son notablemente diferentes (cap. 10).

P.: ¿Empeora el estrés los síntomas de la enfermedad?

R.: El estrés puede agravar temporalmente los síntomas, pero no afecta a la progresión subyacente de esta dolencia. En otras palabras, si un paciente está muy ansioso, sometido a una gran tensión o a emociones como la cólera o un estado de excitación, el temblor del Parkinson empeorará, igual que la lentitud del movimiento y las dificultades de deambulación. Sin embargo, cuando remite la situación de estrés o de excitación, el temblor, la lentitud de movimientos y los problemas de deambulación recuperan su estado basal. Para algunos pacientes, un período de estrés inusitado puede revelar el temblor algo más precozmente de lo que habría aparecido de otro modo, pero en último término los síntomas de la enfermedad habrían surgido, aun cuando no hubiera intervenido este episodio estresante.

ALIMENTOS, BEBIDAS Y EJERCICIO

P.: ¿Qué actividades y alimentos es aconsejable evitar?
R.: En pacientes con Parkinson no se prohíben actividades o alimentos específicos. Alentamos a los pacientes a realizar alguna actividad física hasta su nivel de tolerancia, tanto en el estadio precoz como avanzado de la enfermedad (cap. 14). No se han establecido restricciones dietéticas especiales pero se ha prestado una atención considerable a la dieta de redistribución de proteínas, y esta dieta es útil para pacientes que experimentan fluctuaciones motrices cuando reciben tratamiento con carbidopa/levodopa (Sinemet o Sinemet CR) (caps. 13 y 14).

P.: ¿Puedo seguir consumiendo alcohol con un diagnóstico de enfermedad de Parkinson?
R.: En cualquier circunstancia, hay que consumir alcohol con moderación y utilizando el sentido común. No existe una razón médica por la cual un paciente con esta enfermedad no pueda beber una cerveza, un cóctel o un vaso de vino. De hecho, las propiedades relajantes del alcohol suelen ser beneficiosas para los síntomas, en especial para el temblor. Todas las medicaciones antiparkinsonianas son compatibles con una cantidad moderada de alcohol. El alcohol produce un efecto multiplicador sobre las propiedades sedantes de los fármacos administrados para tratar la ansiedad (ansiolíticos) o para el insomnio (somníferos, como las benzodiacepinas, incluyendo el Valium, Tranxene, Xanax, Ativan, Restoril y Klonopin), de modo que, si le han recetado cualquiera de estos fármacos, sea juicioso en el consumo de alcohol para evitar una somnolencia excesiva.

ACTIVIDAD LABORAL Y ACTIVIDADES RECREATIVAS

P.: ¿Cuánto tiempo podré continuar trabajando?

R.: El trabajo y la carrera son una fuente importante de satisfacción, y la mayoría de la gente no toma a la ligera la decisión de dejar su trabajo. Después del diagnóstico de la enfermedad de Parkinson, la decisión sobre si continuar trabajando dependerá de varios factores: la personalidad, la capacidad para llevar a cabo el trabajo, las consideraciones económicas, el deseo de disfrutar de un período de jubilación con una buena calidad de vida, los beneficios de trabajar (como la estimulación mental y los contactos sociales) y el grado de estrés como consecuencia del trabajo y del horario laboral. En último término, la decisión de continuar trabajando o no depende de si considera que trabajar mejora o empeora su calidad de vida (cap. 1).

P.: ¿Podré seguir conduciendo?

R.: El hecho de padecer la enfermedad de Parkinson no significa que no pueda conducir, pero es importante que comprenda que esta enfermedad puede comprometer gravemente su capacidad para conducir sin riesgos. La discapacidad motriz del Parkinson, incluyendo unas respuestas o reflejos motores lentos (la incapacidad para responder con rapidez a situaciones cambiantes) y el temblor excesivo, discinesias o el bloqueo pueden ser incompatibles con el control de un vehículo a motor. La disfunción cognitiva que a veces aparece en el estadio más avanzado hace peligrosa la conducción. El sentido común dictará lo que puede o no hacer en materia de conducción.

Cuando tenga dudas, un evaluador profesional de la conducción valorará sus habilidades para conducir utilizando un vehículo equipado especialmente que garantiza la seguridad en la situación de prueba. La pérdida de la independencia que proporciona la conducción representa un problema de una gran carga emocional, y a veces aceptar este cambio es más fácil si la recomendación llega después de que una evaluación en profundidad de las habilidades de conducción del paciente ha demostrado que simplemente no puede conducir con la misma seguridad que es necesaria.

P.: ¿Podré viajar?

R.: Para muchas personas los viajes son una experiencia enriquecedora, y no existe razón por la que un paciente con Parkinson no pueda viajar. En especial, los pacientes en estadio precoz o moderado no tienen dificultades para viajar. En el caso de un estadio más avanzado con una mayor discapacidad es preciso que considere sus necesidades especiales cuando haga planes de viaje. Tenga en cuenta sus limitaciones cuando planifique unas vacaciones y no programe más actividades o más actividades agotadoras de las que pueda disfrutar. Antes de iniciar el viaje haga cualquier ajuste de la medicación y no empiece un tratamiento con un nuevo fármaco ni trate de alterar la dosis mientras está de vacaciones. Además, llévese una provisión del fármaco en una bolsa de mano en vez de guardar toda la medicación en la maleta que puede perderse durante el viaje.

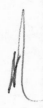

P.: En los casos de viajes transcontinentales, ¿es necesario un ajuste de la pauta de medicación?

R.: Los pacientes con pocas fluctuaciones motrices o sin este problema simplemente deben tomar la medicación utilizando la hora de su zona de tiempo actual. Por ejemplo, por los cambios en los husos horarios, los viajes desde Estados Unidos o Canadá hasta Europa le dejan en la tarde o la noche del país de llegada. Si hace un viaje largo de este tipo, durante el vuelo siga su pauta de medicación habitual y, al llegar a su destino, reanude dicha pauta utilizando la nueva hora. Las personas con fluctuaciones motrices, cuyo nivel de actividad está estrechamente relacionado con la precisión del horario de la medicación, necesitan tomar más o menos medicación (lo que depende de la dirección del viaje) el día del viaje hasta una zona horaria distinta. Es aconsejable que antes de viajar hable del problema con su médico.

P.: ¿Están disponibles los fármacos antiparkinsonianos en otros países?

R.: Los fármacos antiparkinsonianos, en especial las diversas formas de carbidopa/levodopa, están disponibles en todo el mundo. Naturalmente, en cada país los fármacos se venden con nombres comerciales distintos, de modo que, cuando viaje, llévese una lista de los nombres químicos, también conocidos como nombres genéricos, de los fármacos que está tomando:

Artane es el trihexifenidilo (en España y otros países el nombre comercial es el mismo).

Cogentin es la benzatropina.

Comtan es la entacapona.

Edepryl es la selegilina.

Mirapex es el pramipexol.

Parlodel es la bromocriptina (en España y otros países el nombre comercial es el mismo).

Permax es el pergolide (también comercializado con el nombre de Pharken).

Requip es el ropinirol.

Sinemet es la carbidopa/levodopa (el mismo nombre comercial en España y otros países).

Sinemet CR es la carbidopa/levodopa de acción prolongada.

Symmetrel es la amantadina (también comercializada en otros países con los nombres de Amantadin, Amantadine y Protexin).

Tasmar es la tolcapona

(Véase cap. 13 para los nombres genéricos de los otros fármacos que pueden haberle prescrito y no se citan en esta lista.) Si se queda sin medicación o necesita consejos sobre el tratamiento farmacológico mientras está de vacaciones, indique al médico o farmacéutico local el nombre químico o genérico del fármaco, para que pueda suministrarle la medicación equivalente.

P.: ¿Hay algún problema en transportar la medicación a través de fronteras nacionales?

R.: No tiene por qué surgir ningún problema por llevar la medicación que necesita a través de fronteras nacionales. Es aconsejable que disponga de una nota de su médico en la que se indique que usted toma estos fármacos por si la policía le pregunta. Si viaja durante un período prolongado y lleva mucha medicación en la maleta, esto puede despertar las sospechas de la policía o los responsables de seguridad. Una carta de su médico o farmacéutico en la que se indique el nombre del fármaco, el número de comprimidos que toma al día y la dosis que requiere durante un viaje largo será útil en estas circunstancias.

P.: Durante los viajes, ¿necesito una carta de mi médico con explicaciones sobre la medicación?

R.: Si necesita asistencia médica, será muy útil una lista de las medicaciones que está tomando en la que se especifiquen los nombres genéricos o químicos.

MEDICACIONES

P.: *¿Pueden producirse interacciones entre la medicación antiparkinsoniana y los medicamentos que se adquieren sin receta como los analgésicos y antiinflamatorios o la medicación adquirida con receta como los antibióticos, somníferos, antidepresivos y ansiolíticos?*

R.: Los fármacos utilizados para tratar la enfermedad de Parkinson prácticamente no producen interacciones farmacológicas. Los pacientes tratados con carbidopa/levodopa (Sinemet o Sinemet CR), agonistas dopaminérgicos (incluyendo Mirapex, Requip, Permax y Parlodel), anticolinérgicos (incluyendo Artane, Kemadrin, Parsitan y Cogentin), amantadina (Symmetrel), o selegilina (Eldepryl) pueden tomar paracetamol (Tylenol™), aspirina u otros fármacos antiinflamatorios como Motrin™ y Advil™, cuyo nombre genérico es ibuprofeno, sin temor a que se produzcan interacciones. Cuando son necesarios para tratar infecciones, los antibióticos pueden administrarse sin temor a la aparición de interacciones farmacológicas con los fármacos antiparkinsonianos. La medicación prescrita para tratar la ansiedad (los llamados tranquilizantes menores cuyo nombre genérico es el de benzodiacepinas, incluyendo el Valium, Tranxene, Ativan y Xanax) y la mayor parte de antidepresivos pueden utilizarse sin problemas (naturalmente en dosis apropiadas) sin temor a interacciones con los fármacos antiparkinsonianos.

P.: *¿Qué fármacos debe evitar un paciente con la enfermedad de Parkinson?*

R.: Los pacientes con Parkinson deben evitar los medicamentos psiquiátricos conocidos como neurolépticos al igual que los tranquilizantes mayores, incluyendo la tioridacina (Mellaril), haloperidol (Haldol), trifluoperacina (Stelazine), clorpromacina (Thorazine) y perfenacina (Trilafon), que se utilizan en el tratamiento de la psicosis y la esquizofrenia. Estos fármacos bloquean el efecto de la dopamina e interfieren con los efectos de los fármacos antiparkinsonianos. También han de evitar la metoclopramida (Reglan y Primperan), utilizada frecuentemente para tratar las molestias gastrointestinales, y la proclorperacina (Compazine), utilizada como tratamiento de las náuseas, porque interfieren con la acción de los fármacos antiparkinsonianos. Tampoco deben utilizar fármacos para la presión arterial como la reserpina. Todos estos fármacos empeoran los síntomas parkinsonianos.

P.: ¿Cuándo debe iniciarse el tratamiento farmacológico antiparkinsoniano?

R.: En la actualidad, todas las medicaciones antiparkinsonianas tan sólo mejoran los síntomas de la enfermedad de Parkinson sin alterar el curso de la misma. Por esta razón, un paciente con Parkinson habitualmente no inicia la medicación antiparkinsoniana hasta que empieza a experimentar algún grado de discapacidad. Esto puede ocurrir cuando el temblor se hace más pronunciado, cuando se compromete su destreza o cuando sus síntomas ponen en riesgo su actividad laboral o su actividad recreativa favorita (cap. 12). Todas éstas son razones apropiadas para iniciar el tratamiento.

Naturalmente, si por último se desarrollan fármacos que suprimen o retrasan el proceso de la enfermedad, será muy importante iniciar la medicación tan pronto como se establezca el diagnóstico. En estos momentos no disponemos de fármacos de esta naturaleza, por lo que los médicos han de guiarse por las necesidades sintomáticas de sus pacientes.

P.: ¿Es cierto que los preparados a base de levodopa como Sinemet, Sinemet CR, Prolopa o Madopar sólo son eficaces durante un período limitado de tiempo?

R.: No. La levodopa es la medicación más potente para tratar los síntomas de Parkinson y sigue siendo eficaz durante todo el curso de la enfermedad. La levodopa continúa manteniendo su eficacia para los síntomas de Parkinson a pesar de una utilización prolongada. Sin embargo, lo que ocurre es que, a medida que los síntomas se hacen más graves y avanzados, no se alivian por completo durante todo el día. En este sentido, la acción de la levodopa puede compararse con la acción de un analgésico que alivia por completo un dolor de cabeza moderado pero solamente «amortigua» el dolor de una migraña (cap. 13) —no es que el analgésico «no funcione», sino que el dolor es demasiado intenso para poderlo controlar con un analgésico.

P.: *¿Provocan la levodopa y otras medicaciones antiparkinsonianas movimientos involuntarios anómalos?*

R.: Los movimientos anómalos que aparecen con la utilización a largo plazo de carbidopa/levodopa se conocen por el nombre de discinesias. Aunque no todos los pacientes con Parkinson desarrollarán discinesias, éstas son muy frecuentes después de cinco a diez años de tratamiento con levodopa. Los movimientos anómalos suelen controlarse cambiando la dosis y el momento de administración de la medicación antiparkinsoniana. En un 20 a un 30% de pacientes tratados con levodopa y agonistas de los receptores de dopamina se desarrollan algunos efectos secundarios psiquiátricos, que incluyen sueños vívidos, alucinaciones visuales transitorias benignas, paranoia e incluso una conducta psicótica manifiesta. Estos efectos secundarios también se controlan con una modificación de la medicación antiparkinsoniana y con un tratamiento basado en las medicaciones antipsicóticas llamadas atípicas como la clozapina (Clozaril), la olanzapina (Zyprexa) o la quetiapina (Seroquel) (cap. 13).

P.: *¿Es útil la vitamina E en pacientes con Parkinson?*

R.: Después de un estudio concienzudo, los investigadores han llegado a la conclusión de que la vitamina E (tocoferol), incluso en dosis de dos mil unidades al día, no retrasa la progresión de la enfermedad ni confiere ningún beneficio sobre los síntomas del Parkinson (cap. 14). Algunos autores consideran que son necesarias dosis más altas de esta vitamina para que produzca un efecto beneficioso, pero las dosis de más de dos mil unidades al día pueden causar efectos secundarios.

P.: *¿Es útil la vitamina C?*

R.: Algunos estudios clínicos, no controlados, de pequeño alcance, han sugerido que la vitamina C retrasaría la progresión de la enfermedad, pero las pruebas actuales son poco convincentes. No está aceptada de manera difundida la idea de que la vitamina C altere de algún modo la enfermedad de Parkinson. La dosis de vitamina C recomendada para el Parkinson es de 2 a 3 gr al día pero, una vez más, no disponemos de pruebas que lo confirmen. La mayor parte de especialistas en trastornos del movimiento no recomienda a sus pacientes un tratamiento con dosis altas de vitamina C en el curso de su enfermedad (cap. 14).

P.: ¿Y la vitamina B_6?

R.: Muchos pacientes consideran que la vitamina B_6 (piridoxina) es perjudicial. Esta opinión se basa en lo que ahora consideramos un período histórico en el tratamiento de la enfermedad de Parkinson, cuando la levodopa se administraba sola, sin un inhibidor periférico de la dopa-descarboxilasa como la carbidopa. Cuando la levodopa se utilizaba sola, la vitamina B_6 interfería con el transporte de la dopamina en el cerebro (cap. 14). Sin embargo, los pacientes que utilizan carbidopa/levodopa pueden tomar vitamina B_6 sin efectos perjudiciales. La vitamina B_6 forma parte de los preparados multivitamínicos que se adquieren en la farmacia y de los cereales u otros alimentos y no interfiere con la eficacia de Sinemet o Sinemet CR (o Madopar y Prolopa en otros países).

P.: ¿Cuándo debo tomar la medicación: antes, durante o después de las comidas?

R.: El único fármaco al que afecta la presencia de alimentos en el estómago es la carbidopa/levodopa, que es más eficaz si se toma de veinte a treinta minutos *antes* de las comidas. Sin embargo, tomar la carbidopa/levodopa con el estómago vacío también es más probable que produzca molestias gastrointestinales como náuseas y vómitos, en cuyo caso es aconsejable tomar la medicación con las comidas. El consumo de una comida rica en proteínas con una dosis de carbidopa/levodopa, o poco después, reduce la eficacia del preparado en algunos pacientes, en los que es aconsejable una dieta de redistribución de proteínas (caps. 13 y 14). Los agonistas del receptor de dopamina (Parlodel, Permax, Mirapex y Requip), tolcapona (Tasmar), entacapona (Comtan), selegilina (Eldepryl), anticolinérgicos (Artane, Kemadrin y Cogentin), y amantadina (Symmetrel) se pueden tomar antes, durante o después de las comidas sin ninguna preocupación por una alteración de su eficacia.

P.: ¿Hasta qué punto es decisivo que tome la medicación a horas concretas?

R.: Debe tomar la medicación antiparkinsoniana en una pauta regular para que su organismo se acostumbre a un horario sistemático de las dosis, más que tener que afrontar una dosificación irregular. Seguir una pauta de medicación es extremadamente importante con el objetivo de ayudar a su médico a ejercer mejor su labor en el tratamiento de sus síntomas. El ajuste del control de los síntomas de Parkinson requiere una historia fiable de la toma de la medicación y un relato probado de los síntomas. La importancia de seguir las pautas de la medicación aumenta a medida que progresan los síntomas de la enfermedad. En los primeros estadios, los síntomas son «indulgentes», y la medicación puede tomarse más temprano o más tarde sin sacrificar el control de los síntomas. A medida que los síntomas avanzan, un retraso de incluso quince o treinta minutos puede afectar sustancialmente a la capacidad del paciente para actuar.

P.: ¿Qué debo hacer si he olvidado una dosis de la medicación?

R.: Si no experimenta fluctuaciones motrices y se ha olvidado de una dosis de la medicación, probablemente no notará las consecuencias de omitir solamente una dosis. No necesita compensar la dosis o doblarla en la siguiente toma. Pero si se encuentra en un estadio más avanzado de la enfermedad y experimenta «deterioros de fin de dosis» con fluctuaciones motrices, el retraso en la administración de la medicación probablemente dará lugar a una mayor discapacidad debida a un tiempo más prolongado en período *off*. Cuando ocurre, probablemente será necesario añadir la dosis omitida a su pauta. Debe tomar la dosis de inmediato, y en consecuencia probablemente será recomendable que ajuste el momento de tomar las dosis restantes del día.

DISCAPACIDAD

P.: ¿Necesitaré en último término alguna ayuda doméstica?

R.: La enfermedad de Parkinson es progresiva pero en cada paciente progresa a un ritmo diferente. No todo el mundo con la enfermedad necesita en último término una ayuda doméstica, pero muchos pacientes en estadio avanzado experimentan una discapacidad del grado suficiente para requerir ayuda (como mínimo en algún momento durante el día) con muchas de las funciones domésticas.

P.: ¿Necesitaré ingresar alguna vez en una residencia?

R.: Algunos pacientes en último término experimentan una discapacidad de tal grado que necesitan la asistencia en una residencia. Sin embargo, muchos pacientes nunca requieren este tipo de asistencia. Además del problema fundamental de la gravedad y discapacidad de la enfermedad, otras cuestiones importantes determinan si un paciente requiere asistencia en una residencia: el nivel de apoyo familiar disponible, la situación económica del paciente y su familia, y el grado de deterioro cognitivo. Unos recursos económicos suficientes y un apoyo familiar apropiado contribuyen a que el paciente siga viviendo en su domicilio.

P.: A medida que progrese la enfermedad, ¿podré controlar la función vesical y rectoanal?

R.: Los problemas vesicales y el estreñimiento son frecuentes en el estadio avanzado de la enfermedad (cap. 5), pero la incontinencia urinaria y fecal son problemas excepcionales. Cuando se producen precozmente problemas de tipo de incontinencia urinaria y fecal, es probable que el paciente no padezca una verdadera enfermedad de Parkinson, sino más bien un síndrome parkinsoniano (cap. 10).

P.: ¿Puedo seguir manteniendo relaciones sexuales después del diagnóstico de la enfermedad?

R.: La continuación de unas relaciones sexuales saludables es especialmente importante para un paciente con una enfermedad neurológica crónica. En el estadio precoz y moderado de la enfermedad, los pacientes rara vez tienen problemas con la erección y el orgasmo, pero pueden plantearse dificultades psicológicas como las preocupaciones de la imagen corporal, la sensación de ser menos deseables sexualmente, depresión y ansiedad. A medida que aumenta la discapacidad física, la movilidad física y la destreza se convierten en un problema. Es importante que su pareja sexual sea una buena comunicadora para compensar estos cambios.

Los varones con esta enfermedad suelen experimentar una disfunción eréctil (impotencia), que en ocasiones se desarrolla relativamente pronto en el curso de la enfermedad. Se dispone de numerosos medios para tratar este problema, incluyendo un fármaco administrado por vía oral, el sildenafilo (Viagra), y medicaciones que se administran a través de una inyección directamente en el pene (cap. 5). Apenas se dispone de información sobre la experiencia sexual o el tratamiento apropiado de problemas sexuales en mujeres con Parkinson. Son útiles las investigaciones diagnósticas médicas, un asesoramiento psicológico y diversas intervenciones terapéuticas. Es preciso resaltar que algunos pacientes experimentan un aumento del apetito sexual como respuesta a algunas medicaciones antiparkinsonianas. Es conveniente mencionar este hecho al médico para que determine los ajustes necesarios de la medicación.

P.: ¿Reducirá la enfermedad mi esperanza de vida? ¿Es mortal?
R.: La enfermedad de Parkinson no es en absoluto fatal. Es una dolencia crónica, progresiva, que da lugar a grados muy variados de discapacidad. La discapacidad y la inmovilidad relacionadas con esta enfermedad neurodegenerativa pueden dar lugar a enfermedades que representan un riesgo para la vida, como una neumonía por aspiración o infecciones de las vías urinarias (cap. 5). El tratamiento de pacientes con una enfermedad en estadio avanzado incluye una vigilancia y medidas preventivas para protegerles frente a las complicaciones que les ponen en riesgo, pero la enfermedad no afecta de una manera significativa a la longevidad.

P.: ¿Qué son las vacaciones de fármaco?
R.: Las *vacaciones de fármaco* es el término que se aplica a una estrategia terapéutica utilizada en pacientes con Parkinson que en la actualidad ha caído en desuso. Consistía en la supresión de la levodopa cuando el paciente con Parkinson no se sentía bien. La supresión de la levodopa daba lugar a un empeoramiento notable de los síntomas y la teoría era que se obtenía una mejora notable cuando se reiniciaba el tratamiento con levodopa. Lamentablemente, la mejora era de breve duración y las complicaciones eran espectaculares, incluyendo un empeoramiento destacado y grave de los problemas motores, trombosis venosas profundas (coágulos en las piernas), dificultades de deglución y neumonía por aspiración. Cuando hay que hacer un cambio radical en la medicación antiparkinsoniana, siempre es aconsejable realizarlo con la supervisión de un neurólogo experto.

Recursos

Algunas asociaciones de familiares de enfermos de Parkinson en España

Parkinson Galicia

Polígono Delviña, bloque 17B
15002 A Coruña

Parkinson Aranjuez

C/ Manuel Serrano, 23
28300 Aranjuez
Tel.: 918 011 465

Parkinson Ávila

Pza. San Francisco, 3
05005 Ávila
Tel.: 920 224 848

Associació Catalana per al Parkinson

C/ Padilla, 235, 1r 1a
08013 Barcelona
Tel.: 932 454 396
Fax: 932 461 633

Parkinson España
Federación Española de Parkinson

C/ Padilla, 235, 1r 1a
08013 Barcelona
Tel.: 932 454 396
Fax: 932 461 633

Asociación Parkinson Bizkaia

C/ General Concha, 25, 7º
Departamento 3º
48010 Bilbao
Tel. / Fax: 944 435 335

Parkinson Burgos

C/ Aranda de Dueros, 7, bajos
09005 Burgos
Tel.: 947 279 750

Parkinson Castellón

Apartado de Correos 175
12530 Burriana
Tel.: 964 511 313

Associació Catalana per al Parkinson
Delegació Cerdanyola

Av. Creu Roja, 17
08290 Cerdanyola
Tel. / Fax: 935 800 311

Parkinson Jovellanos

Av. de Galicia, 62
33025 Gijón
Tel.: 985 309 995

Parkinson Granada Agora

C/ Ángel, 6, bajos
18002 Granada
Tel.: 958 522 547

Parkinson Huelva

C/ Sor Paula Alzola, 12, bajo izq.
21002 Huelva
Tel.: 959 256 277

Parkinson Almería

C/ Centro, 20
04600 Huercal-Overa
Tel.: 950 134 624

Asociación Provincial de Parkinson
Canarias Parca

C/ Donante Altruista, 4, local 8
35012 Las Palmas de Gran Canaria
Tel.: 928 428 445

Parkinson La Rioja

Av. Portugal, 1, entrepl. 4
26001 Logroño
Tel.: 941 203 202

Parkinson Madrid

C/ Andrés Torrejón, 18, bajos
28014 Madrid
Tel.: 914 340 406
Fax: 914 340 407

Parkinson Málaga

C/ San Pablo, 11
29009 Málaga
Tel.: 952 103 027

Parkinson Murcia

Av. de la Estación, 8, 1ºA
30500 Molina de Segura
Tel.: 968 641 261

Parkinson Móstoles

C/ Azorín, 32-34
28935 Móstoles (Madrid)
Tel.: 916 144 908
parkmostoles@wanadoo.es

Parkinson on/off

C/ Emilio Piñero, 1, 1ºA
30007 Murcia
Tel.: 968 249 863

Asociación Parkinson Asturias

C/ Mariscal Solís, 5
33012 Oviedo
Tel.: 985 237 531
Tel.: 985 257 531

Asociación Parkinson Balear

C/ de la Rosa, 3, 1r
07003 Palma de Mallorca
Tel.: 971 720 514

Asociación Navarra de Parkinson-Anapar

C/ Aralar, 17, bajos
31004 Pamplona
Tel.: / Fax: 948 232 355

Asociación Parkinson Comarques Tarragona

C/ Doctor Peiry, 14
Institut Català de la Salut
43202 Reus
Tel.: 977 381 644

Parkinson Guipúzcoa

C/ General Echague, 9, 4° izq.
20003 San Sebastián
Tel.: 943 421 268

Parkinson Segovia

C/ Andrés Reguera Antón, s/n
40004 Segovia
Tel.: 921 443 400
aparakinss@yahoo.es

Asociación de Enfermos de Parkinson Andaluces (AEPA)

C/ Fray Isidoro de Sevilla, s/n
41009 Sevilla
Tel.: 954 907 061
Fax: 954 561 983

AVAN

C/ Antonio Maura, 1, 1r 3a
08225 Terrassa
Tel.: 937 882 080

Parkinson Valencia

C/ Chiva, 10, bajos
46018 Valencia
Tel. / Fax: 963 824 614

Parkinson Aragón

Centro Municipal de Actividades
C/ Amador Gutiérrez Mellado, 15-17, pje. bajo.
50009 Zaragoza
Tel. / Fax: 976 564 583

PÁGINAS WEB DE INTERÉS

ALGUNOS RECURSOS DE INFORMACIÓN
SOBRE LA ENFERMEDAD DE PARKINSON:

http://www.parkinson.org/

http://www.parkinsonsdisease.com/

http://pdweb.mgh.harvard.edu/

http://www.wpda.org/

http://www.servicom.es/parkinson/

Índice analítico y de nombres

El número de páginas en cursiva indica figuras; los seguidos de «t» indican tablas.

Acatisia, 81-82

Acetilcolina, 112, 172-173, 221

Acetofenacina, 148t

Acinesia, 20, 26, 57, 70

Acupuntura, 242

Afrontamiento de la enfermedad de inicio en el adulto joven, 118-119

Agonistas del receptor de dopamina, 113, *207*, 208-213
    efectos secundarios, 210-211
    elección del mejor fármaco, 212-213
    interrupción del tratamiento, 211
    mecanismo de acción, 178, 188, 199, 208
    nuevos medios de utilización, 211-212
    para las fluctuaciones motrices, 191

Aislamiento social, 71

Akineton, *véase* Biperideno

Alprazolam, 147, 227, 228

Alprostadilo, 95

Alucinaciones, 98, 109-110, 113, 163, 193-195

Alucinaciones visuales, 109-110, 163, 194-195

Amantadina, 113, 222-224

Americans with Disabilities Act, 33, 121

Amitriptilina, 224, 228

Andadores, 89

Anfetaminas, 80

Ansiedad, 60-61, 71, 98, 105-106, 187, 226-227

Antagonistas del receptor de dopamina, 156

Antidepresivos tricíclicos, 224

Antidepresivos, 105, 187, 224-225

Antioxidantes, 218, 235, 295-296

Antipsicóticos, 147, 148t, 229, 268, 293, 295

Apatía, 61, 71, 106

Apomorfina, 209

Apoplejía, 144-145
    pequeñas, múltiples, 28t, 137, 143

Artane, *véase* Trihexifenidilo

Asistencia en una residencia, 298

Atamet, *véase* Carbidopa/levodopa

Ataques de pánico, 60-61, 226

Ativan, *véase* Lorazepam

Atrofia multisistémica (AMS), 28t, 95, 137, 161-162
Aumento de tamaño de la próstata, 93-94, 222
Awakenings (Despertares), 176
Axones, 167-168, *169*, 178
Ayudas para la comunicación, 87

Babeo, 73-74, 89-90
Baclofeno, 230
Barrera hematoencefálica, *174*, 175-177, 199
Belladona, 172-173, 221
Benseracida/levodopa, 200, 201t
Benzatropina, 90, 112, 221
Benzodiacepinas, 227
Biperideno, 221
Bisturí gamma, 252-253
Blefarospasmo, 158
Bloqueo (congelación), 76, 88
Bloqueo motor, 76
Bradicinesia, 20, 26, 57, 70
Bromocriptina, 191, 208-213
Butaperacina, 148t

Cabergolina, 209
Caídas, 75, 88, 183
Calidad de vida, 287
Cambios de la voz, 33, 55, 59, 72, 87
    logopedia, 74, 240
Capacidad mental, 97-98, 101-103
Cara de máscara, 55, 71, 104, 134
Carbidopa, 201
Carbidopa/levodopa, 182, 200-202
    administración antes de las comidas, 202, 296
    de liberación controlada, 80, 191, 201-202
    efectos secundarios, 79, 113
    líquidos, 191
    movimientos involuntarios, 192-193
    para las fluctuaciones motrices, 119, 201
    preparados, 200-201, 201t
Carfenacina, 148t

Caverject, *véase* Alprostadilo
Cerebelo, 168, *170*
Cerebro, 168, *170*
Ciclo menstrual, 119
Cloracepato, 234
Clordiacepóxido, 147
Clorpromacina, 147, 148t, 293
Clorproticeno, 148t
Clozapina (Clozaril), 147, 148t, 229, 268, 295
Cobertura del seguro sanitario, 118-119
Cogentin, *véase* Benzatropina
Compazine, *véase* Proclorperacina
Complicaciones médicas, 268-270
    delirio postoperatorio, 268
    neumonía, 269-270
    trombosis venosa profunda, 269
Comtan, *véase* Entacapona
Conducción, 290
Consumo de alcohol, 153-154, 234, 289
Consumo de drogas ilegales, 45, 142-143, 217
Corea, de Huntington, 155
Corteza cerebral, 169
Crisis de sueño, 231
Cuerpos de Lewy, 23

Definición/descripción de la enfermedad de Parkinson, 19, 285-286
Degeneración estriadonígrica, 28t, 162
Degeneración olivopontocerebelosa, 28t, 161
Delirio, postoperatorio, 268
Delirios, 98, 110, 113, 163, 193, 195
Delirios paranoides, 110, 113, 195
Demencia, 98, 103, 164
Demencia pugilística, 146
Depresión, 58-60, 71, 98, 103-105, 187, 224-226
Dermatitis seborreica, 81
Desarrollo de la enfermedad de Parkinson, 37-48, *48*

Destreza manual, 56, 72-73, *135*
Desvanecimientos después de
    levantarse, 95-96
Desyrel, *véase* Trazodona
Deterioro del sistema nervioso
    autónomo o vegetativo, 76-79,
    92-96
Detrol, *véase* Tolterodina
Diagnóstico, 30, 127-140
    clínico, 129-136, 141
    diagnóstico de la enfermedad de
        inicio en el adulto joven,
        117-118
    diagnóstico diferencial, 26-27,
        28t, 128, 151-164
    ensayo con levodopa para
        establecer el diagnóstico, 199
    examen médico, 127-129
    examen neurológico, 128, 130,
        131-135
    exámenes diagnósticos, 128-129
    indicios que descartan la
        enfermedad, 137-140, 152t
    precoz, 62-63
    preguntas que contribuyen al
        diagnóstico, 136-137
    retraso en el diagnóstico, 134
    técnicas de diagnóstico por
        imagen cerebral, 129
Diarrea, 77-78, 215
Diazepam, 147, 226, 229, 234
Dieta, 234-237, 289
    administración de la medicación
        antes de las comidas, 202, 296
    alimentación con un tubo de
        gastrostomía, 91
    consumo de alcohol, 153-154,
        234, 289
    dieta de redistribución de
        proteínas, 204-206, 236-237,
        289
    fibra, 77, 230-231
    inhibidores de la MAO y, 216-
        217
    problemas de la deglución y, 74,
        90-91

suplementos, 237
    vitaminas, 218, 234-236, 295-296
Dieta de redistribución de proteínas,
    204-206, 236-237, 289
Dificultades de deambulación, 57,
    88-89
    en la enfermedad en estadio
        moderado, 75-76
Dificultades de equilibrio, 20, 57-58,
    74-75, 88-89, *131*
Discapacidad, 33, 84, 121, 288, 297-
    299
Discinesia coreiforme, 191-192
Discinesia coreodistónica, 192
Discinesias, 191-193, 210, 295
Discinesias de efecto máximo de la
    medicación, 192-193
Disfunción cognitiva, 97-98, 101-
    103, 139, 163-164
Disfunción eréctil, 78, 94, 299
Disfunción sexual, 53, 78, 94-95, 298-
    299
Disfunción vesical, 78, 92-94
Distonía, 157-159, 192
Distonía oromandibular, 158
Distonía sensible a la dopa, 158
Distonía sensible a la levodopa, 158
Ditropan, *véase* Oxibutinina
Documentos legales, 84
Dolor, 54, 68-69, 86
Domperidona, 210
Dopa-descarboxilasa, *174*, 176, 177
Dopamina:
    acetilcolina y, 112, 172, 221
    barrera hematoencefálica, *174*,
        175, 199
    neurolépticos y dopamina, 147
    pérdida de dopamina, 24-25,
        175-177, 285

Edad de inicio, 40-41
    antes de los cincuenta años de
        edad, 115-123
Efectos secundarios de la
    medicación, 96-97, 185, 188-195
    comparados con los efectos

deseados, 111-112
efecto sinergista, 112
efectos conductuales y
    psiquiátricos, 98-99, 104,
    193-195, 210-211, 295
fluctuaciones motrices, 189-191
movimientos involuntarios, 191-
    193, 210, 295
Efectos sensoriales de la enfermedad,
    54
Efectos tóxicos de la medicación, 97,
    189
Effexor, *véase* Venlafaxino
Ejercicio, 98, 238
Elavil, *véase* Amitriptilina
Eldepryl, *véase* Selegilina
Embarazo, 120
Encéfalo,
    cirugía, 247-260
    degeneración neuronal, 20-24,
        22, 24
    estructura, 168, *170*
    ganglios basales, 145-146, 168,
        171, 175
    qué ocurre en la enfermedad de
        Parkinson, 171, 248, 279-280
    sistema de control de la actividad
        motriz, 167-171, *166, 170*
    sustancia negra, 21-24, *22, 24,*
        145-146, *170,* 171-172, 285
    técnicas de diagnóstico por
        imagen del cerebro, 61, 129,
        145, 164, 277
Enfermedad de Alzheimer, 23, 28t,
    102, 137, 163, 288
Enfermedad de Huntington, 155
Enfermedad de Lou Gehrig, 23
Enfermedad de Parkinson de inicio
    en el adulto joven, 115-123
    afrontamiento, 118-119
    cobertura del seguro sanitario,
        118-119
    definición, 115-116
    diagnóstico, 117-118
    efectos sobre la familia, 120-121
    en mujeres, 119-120

problemas relacionados con la
    carrera, 118, 121
servicios, 122
síntomas, 116-117
tratamiento, 122-123
Enfermedad de Parkinson en estadio
    avanzado, 83-100, 85t, 287-288
Enfermedad de Parkinson en estadio
    moderado, 65-82, 287
Enfermedad de Parkinson en estadio
    precoz, 51-63, 52t, 287
Enfermedad de Parkinson idiopática,
    25
Enfermedad de Wilson, 159-160
Enfermedad difusa de los cuerpos de
    Lewy, 28t, 102, 137, 163
Enfermedades degenerativas, 19, 39
Ensayo DATATOP, 218-220, 235
Ensayos clínicos, 30-31, 275-276, 282
Ensayos de los fármacos en animales,
    274
Entacapona, *174,* 191, 214-216
    pauta de dosificación, 214
    efectos secundarios, 78, 113, 214-
        216
Envejecimiento, 40-41
Epidemiología, 277-278
Erupciones, 81
Esclerosis lateral amiotrófica (ELA),
    232
Escritura, 56, 72-73, 88, *132*
    en el temblor esencial, 154-155,
        154
Espasmo (calambre) del escritor, 157-
    158
Espasmos (calambres) de la mano, 55,
    86
Espasmos (calambres) del pie, 54-55,
    70, 86, 116-117
Espasmos (calambres) musculares,
    229-230
Espasmos distónicos, 54-55, 70, 86,
    116-117, 157-159, 230
Especialista en trastornos del
    movimiento, 30-31, 130
Esperanza de vida, 83, 265, 299

Estimulación cerebral profunda, 253-256, *254*

Estreñimiento, 77, 94, 187, 230-231

Estrés, 288-289

Estriado, 168, *170*

Estrógenos, 119

Estudios en gemelos, 42

Etopropacina, 90, 112, 221

Examen médico, 127-129

Examen neurológico, 128, 130, *131-135*

Exámenes (tests) neuropsicológicos, 102, 129

Expresión facial, 55, 71, 83, 104, *134*

Factor neurotrófico derivado de la glía (FNDG), 260

Factores genéticos, 37-39, 41-43, 48, 277-279, 286

Factores medioambientales, 37-39, 43-48, *47*
   drogas ilegales, 45, 142-143
   infecciones, 45-46
   toxinas industriales, 44-45

Factores neurotróficos, 260, 280

Factores raciales, 40

Falta de motivación, 61, 106

Familia:
   ayuda en la investigación, 282-283
   enfermedad de inicio en el adulto joven, 120-121
   factores genéticos, 37-39, 41-43, 48, 277-279, 286
   revelar que se padece la enfermedad, 32
   síntomas observados, 31-32, 130, 151-152

Fármacos anticolinérgicos, 220-222
   efectos conductuales/psiquiátricos, 112-113
   efectos secundarios, 188, 221-222
   interrupción del tratamiento, 222
   mecanismo de acción, 112, 172-173, 221
   para el babeo, 90, 221

para pacientes de edad avanzada, 112-113, 222

Fármacos antiparkinsonianos, 98, *133*, 167-224, 198t
   alcohol y, 153-154, 234, 289
   cambio de régimen de tratamiento, 186
   cuándo iniciar el tratamiento, 202-204, 294
   dosis, 184-185
   durante la hospitalización, 266-267
   efectos conductuales y psiquiátricos, 98-99, 107-113, 193-195, 210-211, 295
   efectos secundarios, 96-97, 184-185, 188-195
   efectos sedantes, 79-80, 227
   elección de las medicaciones correctas, 181-195
   en el embarazo, 120
   fármacos específicos, 197-224
   interacciones farmacológicas, 187, 226, 293-294
   interrupción del tratamiento, 185, 211, 222, 229
   investigación, 280-281
   mecanismo de acción, 172-180
   nombres comerciales/genéricos, 291-292
   olvido de una dosis, 297
   para el dolor, 68-69
   pauta de administración, 297
   régimen individualizado, 182-184
   utilización a largo plazo, 122-123
   viajes y, 291

Fatiga, 79-80, 98, 107

Fluctuaciones motrices, 189-191
   dieta de redistribución de proteínas y, 204-206, 236-237, 289

Fluctuaciones *on/off*, 190-191, 201-202
   dieta de redistribución de proteínas y, 204-206, 236-237, 289

Fluctuaciones por deterioro de fin de
la dosis, 190, 201
Flufenacina, 148t
Fluoxetina, 225
Fobia social, 59, 60, 226

Ganglios basales, 145-146, 168, 171,
175
Gastrostomía endoscópica
percutánea (GEP), 91
Globo pálido, 168, *170*, 248
Glutamato, 171

Habla, 33, 55, 59, 72, 87
Haldol, *véase* Haloperidol
Haloperidol, 147, 148t, 293
Hendidura sináptica, 168, *169*, 178,
207
Higiene, 99
Hipertrofia prostática benigna, 93, 222
Hipotensión ortostática, 95-96
Hombro congelado, 54, 69

Impotencia, 78, 94-95, 299
Incidencia de la enfermedad de
Parkinson, 39-40
Inderal, *véase* Propranolol
Infecciones:
de las vías urinarias (IVU), 93
y desarrollo de la enfermedad de
Parkinson, 45-46, 286
Inflamación (edema) del tobillo, 224
Inhibidores de la catecol-O-
metiltransferasa (COMT), 213-
216
efectos secundarios, 214-215
para las fluctuaciones motrices,
191, 214
pautas de dosificación, 214
mecanismo de acción, *174*, 188,
213
Inhibidores de la dopa-
descarboxilasa (IDD), 200-202
mecanismo de acción, 177, 199
Inhibidores de la monoaminooxidasa
(MAO), 214, 216-220

efecto del queso, 216
ensayo DATATOP, 218-220, 235
interacción con los ISRS, 226
mecanismo de acción, 179, 214,
216-217
Inhibidores selectivos de la
recaptación de serotonina
(ISRS), 61, 106, 225-226
Interacciones farmacológicas, 187,
226, 293
Interrupción del tratamiento
farmacológico, 185, 211, 222, 229
Investigación, 271-283
ayuda del paciente/familia,282-
283
básica y clínica, 272-273
ensayos clínicos, 30-31, 275-276,
282
financiación, 283
pruebas en animales, 274
sobre la terapia sintomática, 280-
282
sobre las causas, 277-280
vías prometedoras de
investigación, 277-282

Kemadrin, *véase* Prociclidina

Laxantes, 77, 187, 231
Lenguaje corporal, 71
Lentitud de los movimientos, 20, 26,
57, 70, 85-86, *134*
Lesión de las células, 20-24, *22, 24*,
279-280
Lesiones debidas a caídas, 75, 88, 183
Levodopa, 198-199
cuándo iniciar el tratamiento,
202-204
dieta de redistribución de
proteínas, 204-206, 236-237,
289
efectos secundarios comparados
con efectos deseados, 111-112
eficacia, 294-295
fluctuaciones motrices y, 189-191
historia, 176

inhibidores de la dopa-
descarboxilasa, 177, 199
limitaciones, 198-199
mecanismo de acción, 173-177,
174
náuseas/vómitos, 201
para el diagnóstico, 199
Lioresal, *véase* Baclofeno
Lisurida, 209
Lívedo reticular, 223-224
Lodosyn, *véase* Carbidopa
Logopedia, 74, 240
Lorazepam, 147, 227, 234
Loxapina (Loxitane), 148t

Madopar, *véase*
Benseracida/levodopa
Mellaril, *véase* Tioridacina
Mesoridacina, 148t
Metilfenidato, 80
Metoclopramida, 148t, 149, 294
Micrografía, 56, 72, 88, *132*
Mirapex, *véase* Pramipexol
Moban, *véase* Molindona
Molindona, 148t
Monoaminooxidsa (MAO), 179, 216-
218
Motilidad gastrointestinal, 77
Movimientos involuntarios, 191-193,
210, 295
Mysoline, *véase* Primidona

Náuseas/vómitos, 198-202, 210
Navane, *véase* Tiotixeno
Nerviosismo, 81-82
Neumonía, 90, 269-270
Neumonía por aspiración, 90, 269-
270
Neurolépticos, 147, 148t, 229, 268,
293, 295
Neuronas:
comunicación entre sí, 167-171,
169, 171-172, 178
degeneración, 20-24, *22*, *24*, 279-
280, 285
Neuroprotección, 279-280

Neurotransmisores, 24-25, *169*, 171-
172, 178
Noradrenalina, 171-174
Nortriptilina, 224
Núcleo caudado, 168, *170*, 175

Olanzapina, 147, 148t, 268, 295
Olvidos de la medicación, 297
Orap, *véase* Pimocida
Órdenes anticipadas de asistencia
sanitaria, 84
Organizaciones de mantenimiento de
la salud, 31
Oxibutinina, 90, 92

Pacientes hospitalizados, 265-270
complicaciones médicas, 268-270
medicaciones, 266-267
tiempo de restablecimiento, 270
Palidotomía, 248-252
Pamelor, *véase* Nortriptilina
Parálisis supranuclear progresiva
(PSP), 28t, 137, 151, 161, 162-163
Pargilina, 216
Parkinson atípico, 127, 139-140, 160-
164
Parkinsonismo, 26-27, 28t
apoplejía y, 144-145
de la mitad inferior del cuerpo,
145
inducido por fármacos, 147-150,
148t, 156
inducido por MFTP, 45, 142-143,
217
síntomas, 127, 134, 137-140
tipos, 141-150, 160-164
traumatismos craneales, 145-147
vascular, 145
Parlodel, *véase* Bromocriptina
Paroxetina, 225
Parsidol; Parsitan, *véase*
Etopropacina
Pauta de administración de la
medicación, 297
Paxil, *véase* Paroxetina
Pérdida de memoria, 103

Pérdida de peso, 99
Perfenacina, 148t, 225, 293
Perfenacina/amitriptilina, 147, 148t, 225
Pergolide, 191, 208-213
Permax, véase Pergolide
Permitil, véase Flufenacina
«Personalidad parkinsoniana», 61-62
Pesadillas, 108, 194
Pimocida, 148t
Piperacetacina, 148t
Piridoxina, 235-236, 296
Poderes perdurables de asistencia sanitaria, 84
Postura, inestabilidad, 20, 57-58, 74-75
    encorvada, 56, 76
Pramipexol, 191, 208-213
Primidona, 154
Problemas conductuales, 97-98
Problemas de comunicación, 71
    cambios de la voz, 33, 55, 59, 72, 87
Problemas de deglución, 73-74, 90-91, 269-270
Problemas de la vida diaria, 99-100, 288
Problemas intestinales e
    incontinencia fecal, 77-78
    diarrea, 77-78, 215
    estreñimiento, 77, 94, 187, 230-231
Problemas laborales, 33, 59, 118, 121, 290
Problemas urinarios, 78, 92-94, 187, 298
Prociclidina, 112, 221
Proclorperacina, 148t, 149
Progresión de la enfermedad, 20, 27-29, 83-84, 286-289
Proketazine, véase Carfenacina
Prolixin, véase Flufenacina
Prolopa, véase Benseracida/levodopa
Promacina, 148t
Pronóstico, 286-289
Propranolol, 154

Prozac, véase Fluoxetina
Putamen, 168, 170, 175

Quetiapina, 147, 148t, 229, 268, 295
Quién padece la enfermedad de Parkinson, 37-48, 286

Radiografía baritada, 90-91
Rasgos de la personalidad, 61
Reacciones cutáneas a los medicamentos, 81, 223
Receptores de dopamina (dopaminérgicos), 178, 208-209
Reflejos posturales, 57, 74
Régimen individual de medicación, 182-184
Reglan, véase Metoclopramida
Relajantes musculares, 229-230
Remedios fitoterápicos, 237
Repoise, véase Butaperacina
Requip, véase Ropinirol
Reserpina, 148t, 149, 294
Restoril, véase Temazepam
Revelación de la enfermedad a los demás, 31-33, 121
Rigidez, 20, 25, 68, 85, 132, 229
Rigidez en rueda dentada, 68, 132
Rigidez en tubería de plomo, 68
Risperidona (Risperdal), 147, 148t
Ritalin, véase Metilfenidato
Ropinirol, 191, 208-213

Sedantes:
    efectos conductuales y psiquiátricos, 113
    para problemas del sueño, 80-81, 187, 228
Selegilina, 191, 217-226
    efectos secundarios, 113
    ensayo DATATOP, 218-220, 235
    tasa de mortalidad y, 220
    interacción con los inhibidores selectivos de la recaptación de serotonina, 226
    mecanismo de acción, 179, 214
Serentil, véase Mesoridacina

Seroquel, *véase* Quetiapina
Serotonina, 171-172
Sertralina, 225, 226
Signos de la enfermedad de
    Parkinson, 21
Sildenafilo, 95, 299
Síndrome de la serotonina, 226
Síndrome de la Tourette, 156-157
Síndrome de Shy-Drager, 28t, 161
Síndromes Parkinson plus, 127, 160-
    164
Sinemet; Sinemet CR, *véase*
    Carbidopa/levodopa
Síntomas, 20-21, 21t, 285-286
    causas, 23-26
    conductuales y psiquiátricos, 58-
        61, 97-98, 101-123
    en enfermedad de Parkinson de
        inicio en el adulto joven,
        116-117
    en enfermedad de Parkinson en
        estadio avanzado, 83-100,
        85t, 287-288
    en enfermedad de Parkinson en
        estadio moderado, 65-82, 287
    estrés y, 288-289
    inducidos por fármacos, 96-97,
        98-99, 107-111
    precoces, 51-63, 52t, 287
    régimen de medicación
        adaptado, 182-184
    sólo en un lado, 52
Síntomas conductuales/psiquiátricos,
    34
    aislamiento social, 71
    ansiedad, 60-61, 71, 78
    apatía, 61, 71
    delirio postoperatorio, 268
    depresión, 58-60, 98, 103-105
    disfunción cognitiva, 97-98, 101-
        103
    efectos secundarios comparados
        con efectos deseados de las
        medicaciones para síntomas
        conductuales/psiquiátricos,
        111-112, 187

fatiga, 98, 107
inducidos por fármacos, 98-99,
    107-113, 193-195, 210-211,
    295
medicaciones, 224-226
Síntomas psicóticos, 98-99, 109-110,
    163, 193-195, 229
Sistema de control de la actividad
    motriz, 167-171, *169, 170*
Somnolencia diurna, 79-80, 107, 227-
    228. *Véase también* Crisis de
    sueño
Sparine, *véase* Promacina
Stelazine, *véase* Trifluoperacina
Sudoración, 78-79
Sueño:
    babeo durante el sueño, 73, 89-90
    medicaciones como ayuda para
        dormir, 80-81, 187, 228
    perturbaciones, 79-81
    sueños vívidos, 108-109, 113, 194
    temblor y, 67
    trastorno conductual REM, 108-
        109
    tratamiento de las perturbaciones
        del sueño, 227-229
Sulpiride, 148t
Sustancia negra, 21-24, *22, 24*, 146,
    170, 171-172, 285
Symmetrel, *véase* Amantadina

Tai chi, 241-242
Tálamo, 169, *170*, 248
Talamotomía, 248-253
Taractan, *véase* Clorprotixeno
Tasmar, *véase* Tolcapona
Técnicas de diagnóstico por imagen
    del cerebro, 61, 129, 145, 164,
    277
Técnicas de reducción del estrés, 244
Temazepam, 147, 228
Temblor, 20, 25, 34, 65-68, 85
    cinético, 153-155
    de reposo, 65, 153
    esencial, 152-154
    interno, 52-53

leve, 53
Temblor de la cabeza, 153
Terapia de quelación, 242-243
Terapia de rehabilitación, 239-240
Terapia ocupacional, 99-100, 239-240
Terapias complementarias y
  alternativas, 244
  acupuntura, 244
  bisturí gamma, 252-253
  investigación sobre, 281-282
  preocupación por, 244-245
  tai chi, 241-242
  terapia de quelación, 242-243
  tratamientos en balnearios, 243-
    244
Tics, 156-157
Tigan, *véase* Trimetobenzamida
Tindal, *véase* Acetofenacina
Tioridacina, 147, 148t, 293
Tiotixeno, 148t
Tocoferol, 218, 235, 295
Tolcapona, *174*, 191, 214-216
  efectos secundarios, 78, 113, 214-
    216
  pauta de dosificación, 214
Tolterodina, 90, 92
Toracina, *véase* Clorpromacina
Tortícolis espasmódico, 158
Toxicidad hepática de los fármacos,
  215-216
Toxinas industriales, 44-45
Tranquilizantes, 147, 148t
Tranxeno, *véase* Cloracepato
Trasplante de células fetales, 257-259
Trasplante de células fetales humanas,
  257-258
Trasplante de células fetales porcinas,
  258-259
Trasplante de células nerviosas, 256-
  259
Trasplante de células suprarrenales,
  256
Trastorno conductual REM, 108-109
Tratamiento, 30-31
  complementario y alternativo,
    241-244

de la ansiedad, 226-227
de la depresión, 224-225
de las perturbaciones del sueño,
  227-229
de los espasmos (calambres)
  musculares, 229-230
de los síntomas psicóticos, 229
del estreñimiento, 230-231
dieta, 234-237
ejercicio, 238
fármacos antiparkinsonianos,
  167-224
investigación sobre el
  tratamiento, 280-282
logopedia, 240
objetivos, 185-186
quirúrgico, 247-261
terapia de rehabilitación, 239-240
Tratamientos en balneario, 243-244
Tratamientos quirúrgicos, 247-260
  estimulación cerebral profunda,
    253-256, *254*
  factores neurotróficos, 259-260,
    280
  investigación sobre la cirugía,
    281
  preguntas sobre el tratamiento
    quirúrgico, 260-261
  riesgos de la cirugía, 250
  talamotomía y palidotomía, 251-
    253
  trasplante de células nerviosas,
    256-259
Traumatismos craneales, 145-147
Trazodona, 228-229
Triavil, *véase*
  Perfenacina/amitriptilina
Trifluoperacina, 147, 148t, 293
Trihexifenidilo, 90, 112, 221
Trilafon, *véase* Perfenacina
Trimetobenzamida, 148t, 149
Trombosis venosa profunda, 269
Tronco cerebral, 168, *170*

Utilización de un bastón, 89
Utilización de una silla de ruedas, 89

Vacaciones de fármaco, 299-300
Valium, *véase* Diazepam
Venlafaxino, 225
Vestirse, 56, 73, 99
Vía nigroestriada, 172
Viagra, *véase* Sildenafilo
Viajes, 291
Vitaminas, 234-236

vitamina B_6, 235-236, 296
vitamina C, 235, 295-296
vitamina E, 218, 235, 295

Xanax, *véase* Alprazolam

Zoloft, *véase* Sertralina
Zyprexa, *véase* Olanzapina